2021 대한부정맥학회

심방세동
진료 지침

2021 대한부정맥학회

심방세동 진료 지침

Guideline of Atrial Fibrillation Management

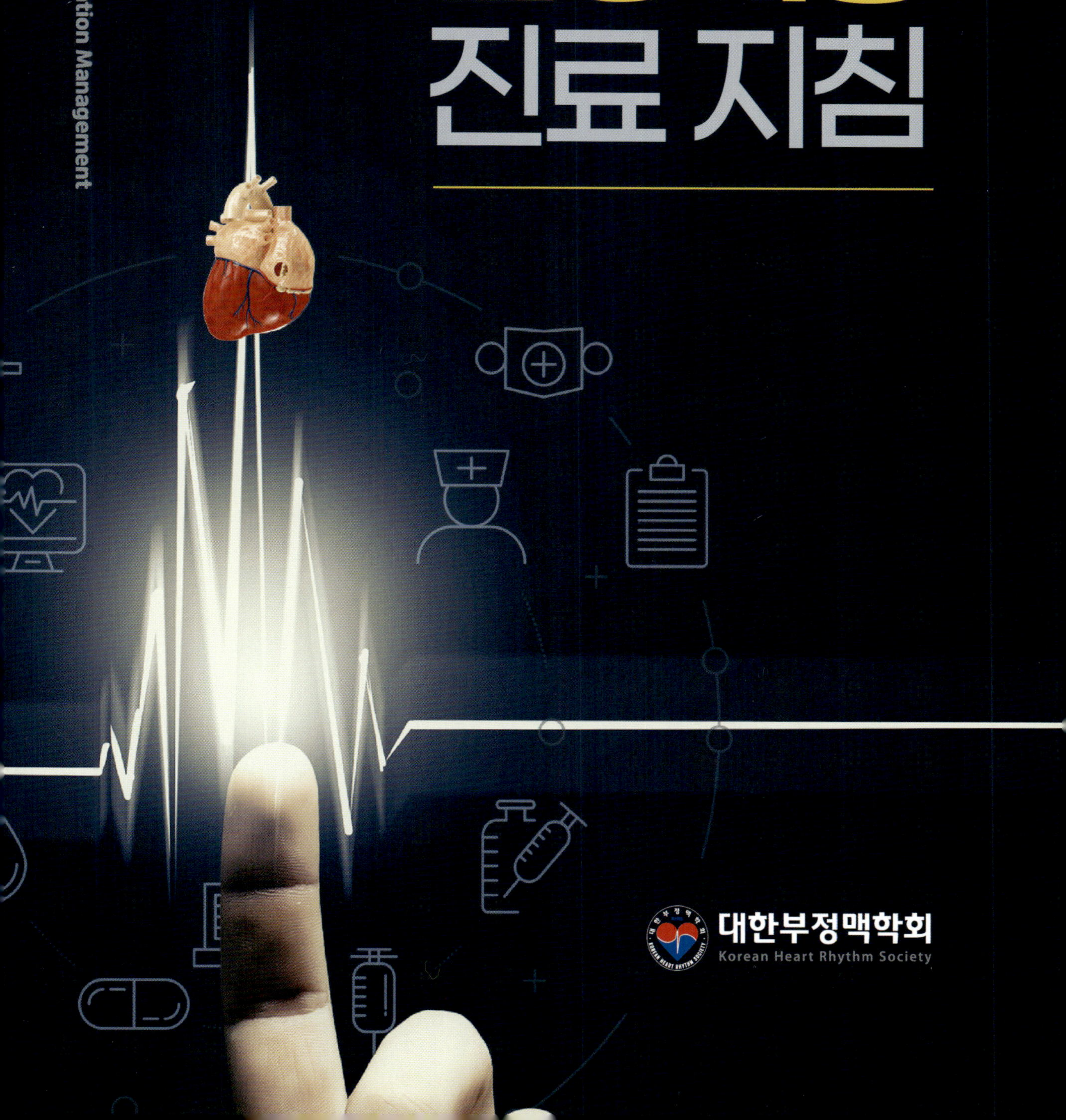

대한부정맥학회
Korean Heart Rhythm Society

2021 심방세동 진료 지침 개발위원회 및 저자

위원장

정보영 연세대학교

간 사

이기홍 전남대학교

이정명 경희대학교

위 원

강기운 중앙대학교

김진배 경희대학교

김태훈 연세대학교

박예민 가천대학교

박준범 이화여자대학교

박진규 한양대학교

박형욱 전남대학교

박환철 한양대학교

백용수 인하대학교

신승용 중앙대학교

심재민 고려대학교

양필성 차의과대학교

엄재선 연세대학교

유희태 연세대학교

이대인 충북대학교

이소령 서울대학교

이영수 대구가톨릭대학교

이지현 서울대학교

임우현 서울대학교

임홍의 한림대학교

차명진 울산대학교

최의근 서울대학교

황유미 가톨릭대학교

머리말

심방세동은 인구의 고령화와 함께 우리나라에서 유병율이 크게 증가하고 있는 대표적인 부정맥 질환으로, 특히 뇌경색의 위험도를 증가시키기 때문에 조기 진단과 치료가 중요한 질환입니다. 그러나, 외국의 진료 지침에 대부분의 치료를 의존하고 있어, 이들 진료 지침이 실제 국내현실과 잘 부합하지 않는 부분이 있을 수 있어 우려가 되었습니다. 대한부정맥학회에서는 2018년 국내외의 진료 지침 및 근거들을 종합하여 심방세동 치료 가이드라인을 출판한 바가 있으며, 최근 새롭게 업데이트된 근거와 진료 지침을 반영하여 2021 심방세동 진료 지침을 출판하게 되었습니다.

본 진료 지침은 대한부정맥학회 주관으로 국내 30여 명의 심방세동 전문가들이 참여하여 심방세동의 진단과 치료에 대한 문헌적 근거 및 국내외 여러 임상 경험에 따른 성과를 검토하여 완성하였고, 이번 임상 진료 지침을 바탕으로 현장에서 환자 진료에 임하는 의료진이 더욱 확신을 갖고 환자들에게 더 양질의 표준화된 치료를 제공할 수 있게 되기를 기대합니다. 마지막으로 본 진료 지침의 개정을 위해 노력해 주신 연세대학교 정보영 위원장님을 비롯한 많은 분들의 노고에 특별한 감사를 드립니다.

대한부정맥학회 이사장 최기준

2021 대한부정맥학회

심방세동 진료 지침

01 전 문

가이드라인과 추천은 의료 전문가의 진료시 결정에 도움이 되고자 하며, 책임 의료인이 개별 환자의 상태를 고려하여 최종 결정을 해야 한다. 추천 단계(표 1) 및 근거 수준(표 2)의 결정 근거가 제시되어 있다. 본 가이드라인은 2016, 2020년 유럽심장학회 가이드라인,[1,2] 2019년 미국 가이드라인(AHCA/ACC/HRS) 업데이트,[3] 2018년 대한부정맥학회 가이드라인,[4] 2020년 캐나다 가이드라인,[5-7] 심방세동 절제술 가이드라인[8] 등 다양한 가이드라인을 참조하였다. 또한 국내 환자를 기반으로 발표된 논문을 참조하여 국내 환자 데이터를 제시하고자 하였다.

표 1. 추천 단계

추천 단계	정 의	제 안
Class Ⅰ	치료 혹은 시술이 이롭거나, 유용 혹은 효과적임이 증명되거나 일반적 합의됨	추천됨/ 적응증임
Class Ⅱ	치료 혹은 시술의 유용성 혹은 효과에 대한 증거가 상반되며 의견이 불일치	
Class Ⅱa	유용 혹은 효과적으로 근거 혹은 의견을 줌	고려되어야 함
Class Ⅱb	유용 혹은 효과가 근거 혹은 의견으로 잘 확립 안됨	고려될 수 있음
Class Ⅲ	치료 혹은 시술이 유용 혹은 효과적이 않다는 증거 혹은 일반적 의견, 그리고 일부에서는 해로움	추천되지 않음

표 2. 근거 수준

근거 수준	내용
근거 수준 A	다수의 무작위 임상 연구 혹은 메타분석에서 유도된 자료
근거 수준 B	하나의 무작위 임상 연구 혹은 대규모 비무작위 임상 연구에서 유도된 자료
근거 수준 C	전문가의 의견, 소규모 연구, 후향적 연구, 레지스트리의 합의

02 서 론

심방세동은 인구의 고령화에 따라 유병률이 점차 증가하고 있으며, 최근 진단을 위한 다양한 심전도 측정 방법이 출시되면서 이에 대한 관심도 증가하고 있다. 그럼에도 현재까지의 심방세동에 대한 진단 및 치료 방침은 심방세동의 시간에 따른 변화를 반영하고 있지 않다.[4, 9-11] 이에 따라 심방세동에 대한 통합적인 접근법은 가이드 라인에 근거한 심방세동의 일반적인 치료의 근간이 되며 환자의 치료 성적을 향상시키는데 도움을 준다. 통합적 치료를 통한 예후 향상에 대해서는 국내 환자를 통한 분석에서도 잘 보고되고 있다.[12-14] 심방세동 환자에 대한 통합 관리에서는 모든 심방세동 팀 구성원과 환자와 가족을 포함한 주요 이해 관계자의 행동 변화를 포함하며, 다학제적 접근을 수행하기 위한 기존의 접근 방법까지도 일부 변경해야 한다.

본 가이드라인은 30명의 전문가가 참여하여 제작하였다. 이 가이드라인이 심방세동의 최신 치료의 근거를 잘 반영할 것으로 기대한다. 본 지침에서 제시하는 점은 모두 전문가 의견 및 기존의 연구 결과를 바탕으로 하였으나 일부 제안의 경우 그 근거가 불충한 부분이 있으며, 최근 그 근거가 늘어나고 있으므로 이에 따른 개편이 필요함을 고려하며 참조하여야 한다.

03 심방세동의 정의 및 진단

3.1. 정의

정 의	
심방세동 (Atrial fibrillation)	상심실성 빈맥의 일종으로, 불규칙적이고 부조화된 심방의 전기적 활성화로 인해 비효율적인 심방수축을 초래하는 질환 심방세동의 심전도 특징 : • R-R 간격이 불규칙적(irregulary irregular)이다. (단, 방실전도에 문제가 없는 경우) • 뚜렷한 P 파가 보이지 않는다. • 심방의 활성화가 불규칙적이다.
현재 사용되는 용어	
임상적 심방세동 (Clinical AF)	• 증상 유무에 관계 없이 심전도로 증명된 심방세동. • 심전도 스트립에서 최소한 30초 이상 지속되거나, 12유도 심전도 전체에서 지속되어야 함.
심방빈맥사건/ 잠복성심방세동 (AHRE/subclinical AF)	• 심방세동으로 인한 증상이 없고, 심전도로 심방세동이 증명된 적이 없어야 함. 심방빈맥사건 - 심방의 전기적 활동을 기록할 수 있는 유도가 있는 심장 내 전기장치에서 심방빈맥사건의 진단기준을 충족하는 사건이 기록되었을 때를 말하며, 위양성/전기적 잡음이 있을 수 있기 때문에 반드시 기록의 확인이 필요하다. • 잠복성 심방세동은 심장내 전기장치나 웨어러블 모니터링에서 발견된 심방빈맥사건 중 심방세동, 심방조동, 심방빈맥으로 확인된 사건을 말한다.

- 심장내 전기 장치에서는 일반적으로 분당 175회 이상일 때 심방빈맥사건으로 분류하며, 잠복성 심방세동에는 특별한 맥박수 기준은 없다.

- 심방빈맥사건의 지속시간 기준은 일반적으로 5분 이상이다(전기적 잡음 등 인공물에 의한 위양성을 줄이기 위해). 반면에 잠복성 심방세동의 지속시간 기준은 보고된 연구들마다 10초에서 24시간까지 다양하다. 보고된 지속시간은, 가장 긴 사건을 기준으로 하거나, 특정 기간 동안의 총 발생기간의 총 합을 사용하였다.
- 심방빈맥사건과 잠복성 심방세동의 완벽히 같은 용어는 아니지만, 상호교환적으로 많이 사용되며, 본 지침에서는 '심방빈맥사건/잠복성심방세동'으로 사용하였다.
- AHRE = atrial high-rate episode; AF = atrial fibrillation;

3.2. 심방세동의 진단 기준

- 심방세동 진단에는 심전도에서 심방세동이 최소 30 초 이상 기록되어야 함.

심방세동 진단의 권고 사항

권고사항	권고등급	근거수준
심방세동 진단에는 심전도 기록이 필요함 표준 12유도 심전도 혹은 단일 유도 심전도에서 30초 이상의 심방세동 심전도 소견(분명한 P파가 관찰되지 않으면서 RR 간격이 불규칙적임)을 보임	I	B

3.3. 잠복성심방빈맥사건/잠복성 심방세동의 진단

다양한 삽입형 장비와 웨어러블 모니터를 통하여 심방빈맥사건/잠복성잠복성심방세동을 발견할 수 있다(그림 1). 짧은 기록 시간 때문에 일반적인 심전도로 심방빈맥사건/잠복성 심방세동을 발견할 수 있는 가능성은 낮다.

심방빈맥사건/잠복성 심방세동이 장치를 통하여 발견되면 저장된 심전도를 조사하여 artifact 제거와 부적절한 발견을 확인하는 것이 필요하다.

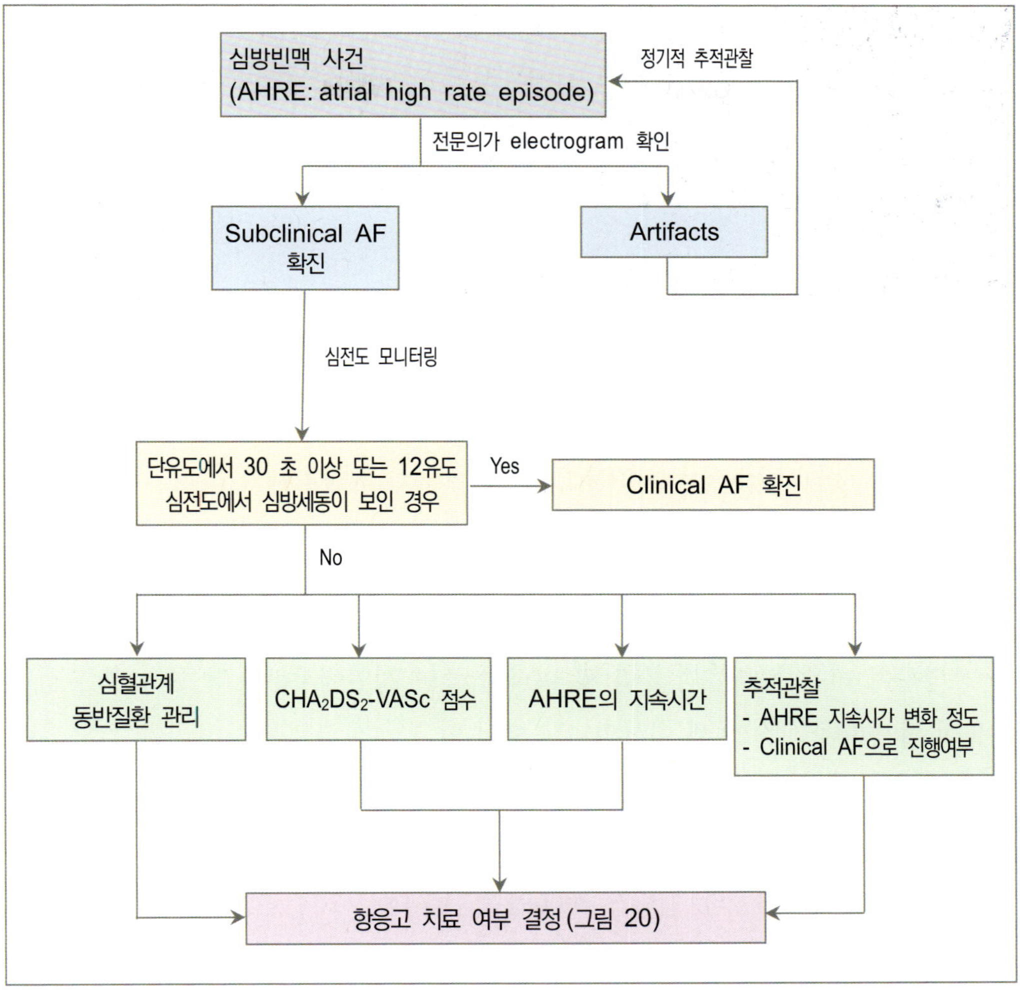

KHRS AF guideline

그림 1. 심장내 전기장치로 발견된 심방빈맥사건 / 잠복성 심방세동의 진단과 관리 방법

04 심방세동의 빈도와 유병률

심방세동은 임상에서 접하는 지속성 부정맥 중 가장 흔하다. 2010년 전 세계적으로 2천만 명의 남자, 1.2천만 명의 여자 환자가 예상되며, 특히 선진국에서 빈도와 유병률이 더욱 높다.[15-16] 유럽 및 미국의 중년 성인에서는 4 명 중 1 명은 심방세동이 발생한다.[17-19] 20 세 이상의 인구에서 약 3 %의 유병률을 보이며,[20, 21] 고령, 고혈압, 심부전, 관상동맥질환, 판막질환, 비만, 당뇨병, 또는 만성신장질환자에서 유병률이 높다.[22-28]

우리나라도 심방세동의 빈도가 2006년 0.73 %에서 2015년 1.53 %로 증가하였다.[29-31] 2060년에는 5.6 % 환자가 심방세동을 가질 것으로 예상된다. 심방세동에 의한 입원은 백만명당 2006년 767명에서 2015년 3,986명으로 4배 이상이 증가하였고, 대부분이 70세 이상으로 고혈압, 심부전, 만성폐질환등의 합병증을 동반하는 경우가 많았다. 더불어 병원을 정기적으로 방문하는 심방세동의 환자도 점점 증가하고 있다 (그림 2).[30,32]

유병률의 증가는 연령 증가와 심방세동과 연관된 질환의 증가[33] 뿐만 아니라, 검진 증가로 인해 지금까지 발견하지 못했던 심방세동을 좀 더 잘 찾아내서 그럴 수 있다.[34-36]

심방세동의 위험은 나이, 유전적 요인, 그리고 다른 임상적 요인이 관련되어 있다. 국내 심방세동도 유사한 인자가 관여되어 있다 (표 3).

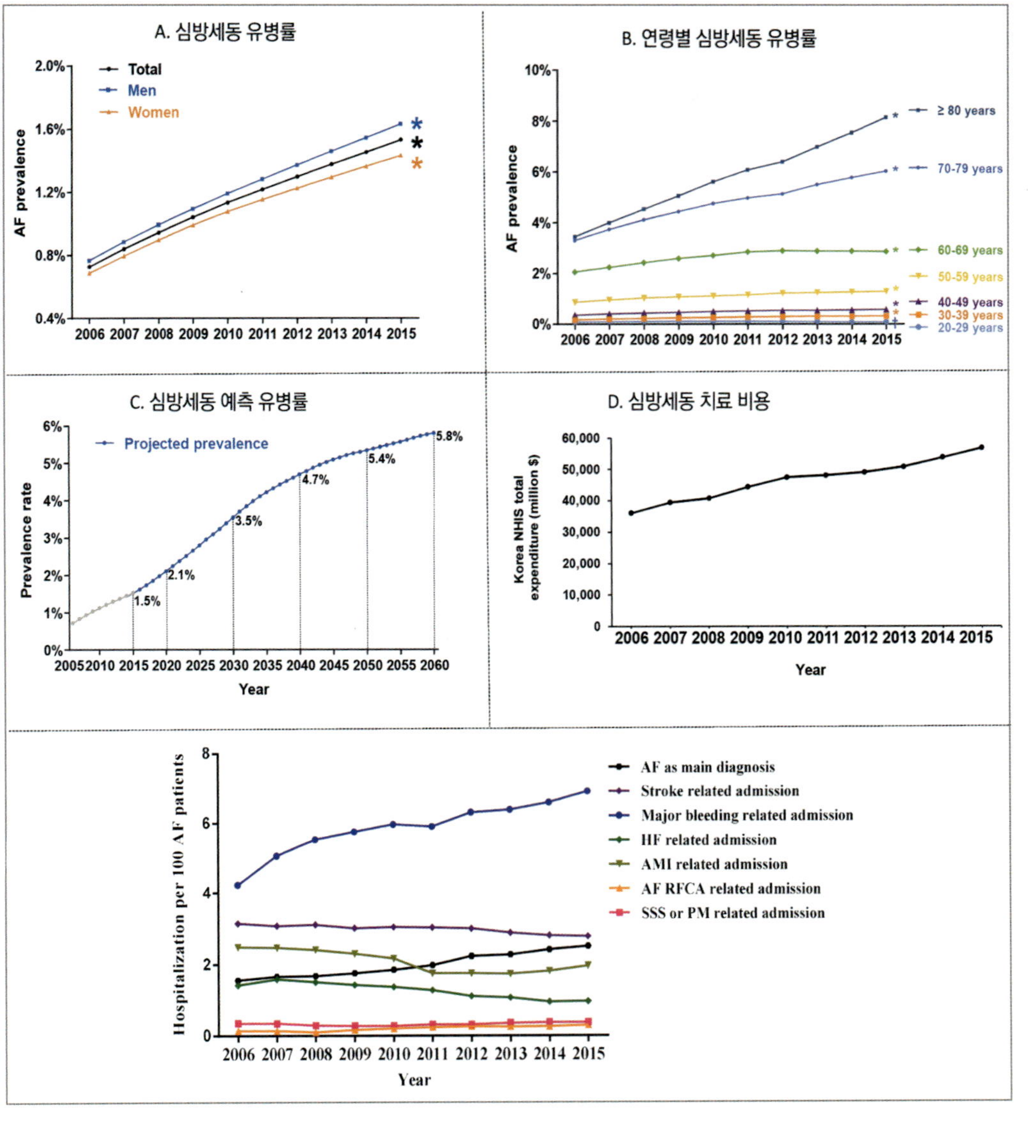

KHRS AF guideline

그림 2. 국내 심방세동의 역학. A, 심방세동 유병률. B, 연령별 심방세동 유병률 C, 심방세동 예측 유병률. D, 심방세동 치료 비용. E, 심방세동 입원 원인.

표 3. 국내 심방세동 위험도

	N (total=171,324)	위험비[a] (95% 신뢰구간)	*P*- value
성별			
여성	67,142	1	
남성	104,182	1.65 (1.49-1.82)	<.001
연령			
40-49	100,269	1	
50-59	47,917	1.67 (1.49-1.87)	<.001
60-69	19,215	3.60 (3.19-4.07)	<.001
70-79	3,923	5.04 (4.18-6.06)	<.001
체질량 지수 (kg/m^2)			
<18.5	3,141	1.10 (0.87-1.39)	.97
18.5-19.9	9,322	1.06 (0.84-1.35)	.93
20.0-22.4	41,575	1	
22.5-24.9	59,984	1.03 (0.91-1.17)	.60
≥ 25	57,302	1.24 (1.10-1.41)	<.001
고혈압			
무	113,929	1	
유	57,395	1.80 (1.62-1.99)	<.001
당뇨병			
무	156,609	1	
유	14,715	0.95 (0.83-1.10)	.53
고지혈증			
무	123,995	1	
유	47,329	1.12 (1.02-1.24)	.01
심근경색			
무	169,470	1	
유	1,584	1.60 (1.17-2.18)	<.003
음주 (≥5 회 / 주)			
무	165,296	1	
유	6,028	0.99 (0.80-1.22)	.99
운동 (≥ 5회 / 주)			
무	160,315	1	
유	11,009	0.95 (0.80-1.12)	.55
흡연 (≥ 30 갑년)			
무	153,404	1	
유	19,374	1.10 (0.96-1.26)	.13

[a] 위험비는 연령, 성별, 체질량지수, 고혈압, 당뇨병, 고지혈증, 음주, 운동, 흡연등의 임상적 변수로 보정되었다.

05 심방세동의 질환, 사망, 의료부담

심방세동은 여성에서 사망 위험도를 2배 정도 올리며, 남성의 경우 1.5배까지 올린다 (그림 3).[28] 뇌졸중에 의한 사망은 항응고제 사용으로 대부분 감소 될 수 있는 반면에 심부전, 급성심장사 등의 다른 심혈관계 사망의 경우 유지된다.[39] 심방세동은 또한 심부전과 뇌졸중과 같은 질환 발생을 올리게 된다.[38,40,41]

허혈성 뇌졸중 환자의 20~30 %는 심방세동과 연관되며,[35,42,43] 뇌 백질의 병변, 인지도 손상,[44-46] 삶의 질의 감소,[47,48] 우울증이 흔하며,[49] 10~40 %의 심방세동 환자는 매년 입원하게 된다.[50-52]

심방세동에 따른 입원비의 경우도 영국의 경우 약 1 %에 이르며, 미국의 경우 2008년 60~260억 달러에 육박한다.[53,54] 한국의 경우도 지난 10년간 의료비는 5.7배 이상이 증가하였고, 2015년 전체 입원 의료비의 0.8 %가 심방세동과 연관되었다.[55] 이러한 비용은 심방세동의 예방과 치료가 적절하고, 효과적이지 않으면 심각하게 증가할 것이다 (그림 3).

지난 10년간 우리나라에서 심방세동의 전체 사망률은 30 % 감소, 심부전은 52 % 감소한데 반하여 허혈성 뇌졸중은 9 % 밖에 감소하지 않았다. 이러한 점은 뇌졸중 예방 치료를 좀 더 적극적으로 해야 함을 보여준다.[31]

임상 발현

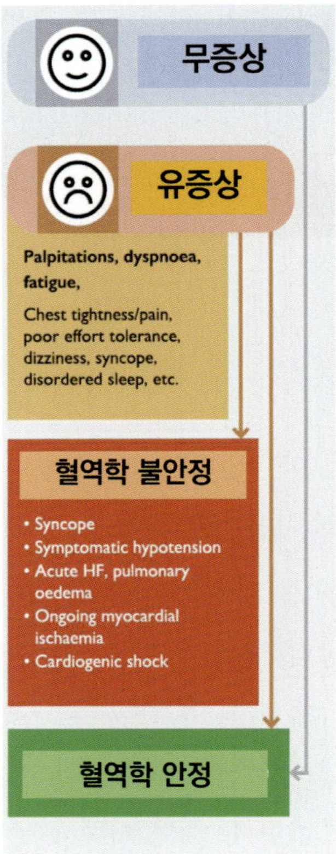

심방세동 관련 결과

심방세동 관련 결과	심방세동에서 빈도	기전
사망	1.5-3.5 배 증가	사망률 증가는 특히 급사, 심부전 혹은 뇌졸중에 의한 심혈관계 사망률 증가
뇌졸중	전체 뇌졸중 중 20-30%, 원인 미상 뇌졸중의 10%	심장에서 기인한 혈전 동반된 혈관의 동맥경화와 연관됨
좌심실 기능 저하 및 심부전	전체 심방세동 환자 중 20-30%에서 관찰됨.	심실박동수의 증가 불규칙적인 심실 수축 심방세동의 원인 질환에 기인함
인지도 저하/ 혈관성 치매	각각 1.4배 및 1.6배 상승시킴 (뇌졸중과 무관함)	뇌의 white matter의 손상, 염증 혈액 순환 감소 Micro-embolism
우울증	16-20% (심한 경우 자살 충동)	심한 증상 및 삶의질 감소 약물 부작용
삶의 질 감소	〉60% 환자	심방세동의 부담, 동반질환, 심리적 기능 및 투약과 연관됨 고심 많은 인격 유형
입원	10-40%의 연간 입원률	심부전, 심근경색 및 심방세동 관련 증상의 치료 치료 관련 합병증

KHRS AF guideline

그림 3. 심방세동의 임상발현과 관련 결과

06 심방세동의 분류, 양적평가 및 진행

6.1. 심방세동의 분류

다양한 심방세동 분류 방법들이 있으나 전통적으로는 임상양상, 유병기간, 그리고 저절로 종료되는 지의 여부에 따라 아래와 같이 분류된다 (표 4). 발작성 심방세동의 경우 7일 이내에 정상 동율동으로 전환되는 형태를 말하며, 지속성 심방세동의 경우, 7일 이상 지속되며, 항부정맥제나 전기적 동율동 전환술등의 방법을 사용해야만 심방세동이 종료되는 경우를 말한다. 그 외 장기간의 지속성 심방세동 (Long standing persistent)의 경우 진단 당시 이미 1년 이상의 심방세동이 지속된 경우를 말하며, 영구적 심방세동의 경우는 환자와 주치의가 정상 동율동으로 전환하기 위한 시도를 더 이상 하지 않기로 동의한 경우로 정의한다. 그리고 고독한심방세동, 판막성심방세동, 그리고 만성심방세동의 경우 의료진과 환자에게 혼란을 일으킬 우려가 있으며, 정의가 주관적인 부분이 포함되어 있어 사용을 권고하지 않는다.

발작성과 지속성 심방세동이 둘 다 있는 경우, 보다 우세한 표현형을 사용해야 한다. 심방세동의 다른 분류로는 증상의 여부나 (무증상 심방세동 등) 심방세동의 원인 (수술 후 심방세동 등)에 따라 분류하기도 하며 이러한 분류는 치료 선택에 도움이 될 수는 있으나 임상적 유용성은 높지 않다.

하지만 이러한 심방세동의 분류만으로 리듬 치료 이외에 전반적인 심방세동의 치료방향을 결정하기는 어렵다. 또한, 심방세동 모니터링의 발전, 위험도 예측 도구의 다양화, 치료의 발전, 그리고 심방세동의 복잡성 등으로 인해 간단하면서도 통합된 심방세동 분류 체계를 만드는 데 있어 어려움이 많다. 이러한 한계를 극복하기 위해, 최근에는 심방세동을 치료 및 예후에 따른 영역으로 구분 짓고 구조적 특성화를 이루고자 한다.

표 4. 심방세동의 유형

심방세동의 유형	정의
처음으로 진단된 심방세동 (First diagnosed AF)	부정맥의 지속기간이나 심방세동 관련 증상의 유무 및 경중에 상관없이, 이전에는 한 번도 진단된 바 없는 심방세동.
발작성 심방세동 (Paroxysmal AF)	대부분 48시간 이내에 자발 종료됨. 일부에서는 7일까지 지속되기도 함. 7일 이내에 심율동전환되어 동율동으로 회복이 되는 경우.
지속성 심방세동 (Persistent AF)	7일 이상 지속되는 심방세동. 7일 이상 지속되던 심방세동이 직류 심율동전환이나 약물로 심율동전환되어 동율동으로 회복한 경우도 포함.
장기간의 지속성 심방세동 (Long standing persistent AF)	1 년 이상 지속되는 심방세동으로 심율동전환 치료를 하기로 한 경우
영구적 심방세동 (Permanent AF)	환자와 의료진이 심방세동을 받아들이고 심율동전환을 고려하지 않는 경우. 만약 심율동전환을 고려한다면 다시 장기간의 지속성 심방세동으로 분류.
사용하지 말아야 하는 용어	
고독한 심방세동 (Lone AF)	과거에 사용되던 용어로, 특별한 원인/위험인자가 없이 발생한 심방세동을 지칭하였으나, 심방세동의 병태생리에 대한 지식이 축적되면서, 모든 심방세동에는 원인이 존재한다는 것이 밝혀졌으며, 따라서 본 용어는 혼동을 야기할 수 있어 사용하지 않는 것을 추천.
판막성 심방세동 (Valvular AF)	중등도 이상의 승모판 협착이나 기계적 인공판막을 가지고 있는심방세동환자를 구별하기 위해 사용되어 왔으나, 혼동을 야기할 수 있어 사용하지 않는 것을 추천.
만성 심방세동 (Chronic AF)	정의가 명확하지 않아 사용하지 않는 것을 권장.

6.2. 4S-AF (뇌졸중 위험도, 증상, 심각성, 기질)

2020년 발표된 유럽심장학회 진료 지침에서는 심방세동과 관련된 네 가지 영역을 4S-AF로 제시하였다 (그림 4).[56] 개별 심방세동 환자를 뇌졸중 위험도 (Stroke risk), 증상 (Symptom severity), 심방세동의 양적평가 (Severity of AF burden), 그리고 심방세동 기질 (Substrate severity)를 측정하게 된다. 일반적으로 심방세동의 처음 진단당시 환자에게 발생 가능한 뇌졸중의 위험을 평가하고, 질병의 치료에 대한 필요성을 환자에게 설명하는 것이 중요하며, 실제 환자가 느끼는 증상의 심각성을 객관화해서 보여주는 것은 환자의 치료 순응도를 높이는데 중요할 것으로 생각된다. 그리고 환자의 심방세동에 대한 양적 평가는 증상 발현의 빈도, Holter 및 심전도를 통한 심방세동의 기간 및 주기에 대한 객관적인 지표를 통해 확인이 가능하다. 심방세동과 관련된 기질은 심장에 대한 영상학적 검사 (Cardiac MRI, CT, 심초음파)와 혈액 검사 등을 이용하여 평가할 수 있다.

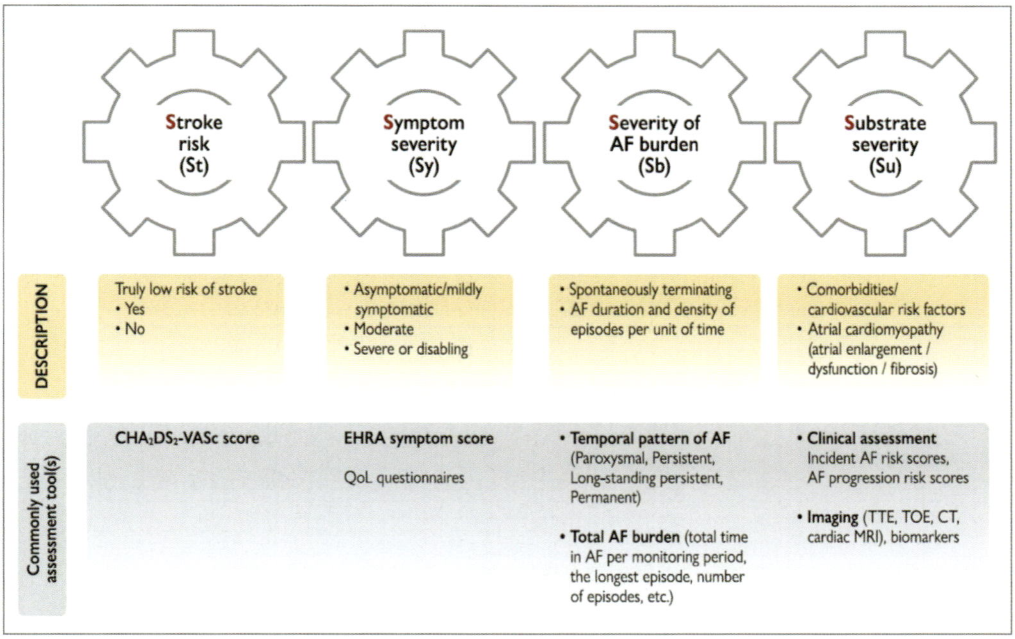

KHRS AF guideline

그림 4. 심방세동의 구조적 특성화 방법 제안 (4S-AF)

6.3. 심방세동의 양적평가

심방세동의 양적평가라는 용어는 다양한 역학적, 경제적 요소들을 포함하고 있다. 연속적인 기기 모니터링에서 측정된 심방세동의 양적인 평가는 모니터링 기간 동안에 심방빈맥사건/잠복성심방세동 기간으로 정의한다. 대부분의 연구들이 24시간 모니터링 기간을 보고하고 있으나 가장 적절한 모니터링 방법에 대해서는 아직 논란이 많다.[57] 최근 무작위 배정 연구들에서는 발작성 심방세동이 지속성 심방세동에 비해 혈전 색전증 비율이 낮은 경향을 보이며, 이는 과거 무작위 배정 혹은 관찰 연구들과는 다소 다른 결과를 보이고 있다. 항응고 치료를 하지 않은 환자들에서 발작성 심방세동은 지속성에 비해 뇌경색 위험도가 낮으며, 심방세동의 양적 평가의 증가는 혈전 색전증 위험도의 증가와 독립적인 연관성을 보였다.[58,59] 1주일에 6시간 이상, 특히 24시간 이상 심방세동이 지속될 경우 특히 여성에서 사망률을 증가시킬 수 있다.[60] 그러나 아직까지 심방세동 양적평가와 관련된 합병증의 증가에 대한 근거 연구는 부족하며, 치료 결정에서의 역할은 제한적이다. 즉 심혈관계 위험인자 및 동반질환에 대한 통합적인 치료를 통해 심방세동에 대한 치료 부담을 줄일 수 있다.

07 심방세동 환자의 선별검사

심방세동은 뇌경색의 강한 위험 인자로써, 심방세동이 진단되면 뇌경색 위험도에 따라 적절한 항응고 치료를 통해 뇌경색을 예방할 수 있다. 그러나, 상당수의 심방세동은 무증상이며, 뇌경색이 발생한 후에 비로소 심방세동이 발견되는 경우가 많다. 따라서, 무증상 심방세동에 대한 체계적인 선별검사와 적절한 항응고치료가 필요하다. 최근에는 다양한 웨어러블 모니터링 기기와 모바일 헬스 어플리케이션들이 개발되면서, 심방세동의 진단률을 향상시킬 수 있을 것으로 기대되고 있으나, 임상적 검증 및 사용 지침의 정립이 필요하다. 무증상 심방세동은 뇌경색 위험도를 증가시키지만, 심전도로 진단된 임상적 심방세동에 비해서는 위험도가 낮다. 뇌경색 위험도는 무증상 심방세동의 지속 시간에 따라서 증가하는 것으로 알려져 있으나, 정확히 어떠한 기준으로 항응고 치료를 시작할 지에 대해서 현재까지 확립된 지침은 없다. 대한부정맥학회에서는 심방세동을 조기에 발견하기 위한 선별검사 전략과, 무증상 심방세동 환자에게 적절한 항응고 치료는 어떠한 것인지, 현재까지 발표된 증거를 바탕으로 관리 지침을 제시하고자 한다.

7.1. 선별검사 방법들

심방세동의 진단을 비롯한 다양한 모바일 헬스 기술들은 빠르게 발전하고 있으며, 현재 100,000개 이상의 모바일 헬스 어플리케이션과 400개 이상의 웨어러블 모니터링 기기들이 사용 가능하다. 그러나 아직 충분한 임상적 검증이 이루어지지 않은 기기들이 많으므로 임상적 사용에는 주의가 필요하겠다. 스마트워치를 이용한 심방세동 진단에 대한 연구들이 발표된 이후로 심방세동 위험도가 높은 환자군을 대상으로 한 심방세동의 선별검사가 주요 관심사로 떠오르고 있다. 최근에는 머신러닝, 인공지능 등을 이용해 동율동 심전도만으로도 발작성 심방세동 환자를 감별하는 연구가 발표되어 심방세동 진단의 중대한 발견으로 여겨지고 있다.[64]

Apple Heart 연구[65]는 스마트워치 어플리케이션 사용자 419,297명 (평균 40세)의 자원자를 대상으로 미국에서 시행되었으며, 이 중 0.5 % 의 사용자에서 불규칙한 맥박이 발견되었다 (40세 미만 0.15 %, 65세 이상 3.2 %). 이 0.5 % 의 환자들을 대상으로 1주일간의 패치형 심전도 감시를 진행한 결과 34 % 에서 심방세동이 발견되었다. Huawei Heart 연구는 187,912명 (평균 35세, 86.7 % 남성) 중 0.23 % 에서 '심방세동 의심' 소견이 보고되었는데, 그 중 적절히 추적 관찰이 이루어진 대상자들 중 87.0 % 가 심방세동으로 확진되었고 이러한 과정에서 광용적맥파 (Photoplethysmography) 신호의 양성예측도가 91.6% (95 % 신뢰구간 91.5 %~91.8 %)에 달하는 것으로 보고되었다. 또한 이 연구에서 심방세동으로 확진된 대상자의 95.1 % 가 모바일 심방세동 어플리케이션을 이용한 심방세동의 통합적 관리 프로그램에 참여하는 결과를 도출하였다.

심전도 기록이 가능한 웨어러블 디바이스 (단일유도 심전도 기기 등)에서 30초 이상의 심방세동이 의사에 의해 확인된 경우, 심방세동의 확진이 가능하다. 심방세동의 발견이 심전도에 의한 것이 아닐 경우 (예: 광용적맥파를 이용한 기기의 경우)나 심전도 측정기기에서 확보된 심전도 기록의 해석이 불분명할 경우에는 확진을 위해 추가적인 심전도 기록이 필요하다. (예 : 12-유도 심전도, 홀터검사 등).

표 5에서 보고되는 민감도, 특이도 등의 수치들은 일반적으로 대부분의 연구들이 소규모의 관찰 연구에서 도출되었으며 신호의 선택에 있어 상당한 편향이 이루어졌을 가능성이 있기 때문에 해석에 신중해야 한다. 한편으로는 이미 상용화 되어 있는 기기들의 알고리즘이나 기술들 역시 지속적으로 발전하고 있기 때문에 이 역시 해석에 고려되어야 할 것이다. 최근에 발표된 2개의 메타분석 연구에서 단순 심전도만을 통한 심방세동 선별검사는 맥박 촉지를 통한 선별검사 대비 큰 진단율의 이득이 없다고 보고된 바 있다.[67,68] 심방세동 선별검사에 사용되는 시스템들은

표 5와 그림 5에 정리되어 있다.

표 5. 12유도 표준 심전도와 비교한 다양한 심방세동 선별검사 방법들의 민감도와 특이도

	민감도 (Sensitivity)	특이도 (Specificity)	참고문헌
맥박 촉지	87-97 %	70-81 %	9
자동 혈압계	93-100 %	86-92 %	
단일유도 심전도	94-98 %	76-95 %	
스마트폰 어플리케이션	91.5-98.5 %	91.4-100 %	
시계 (스마트워치)	197-99 %	83-94 %	

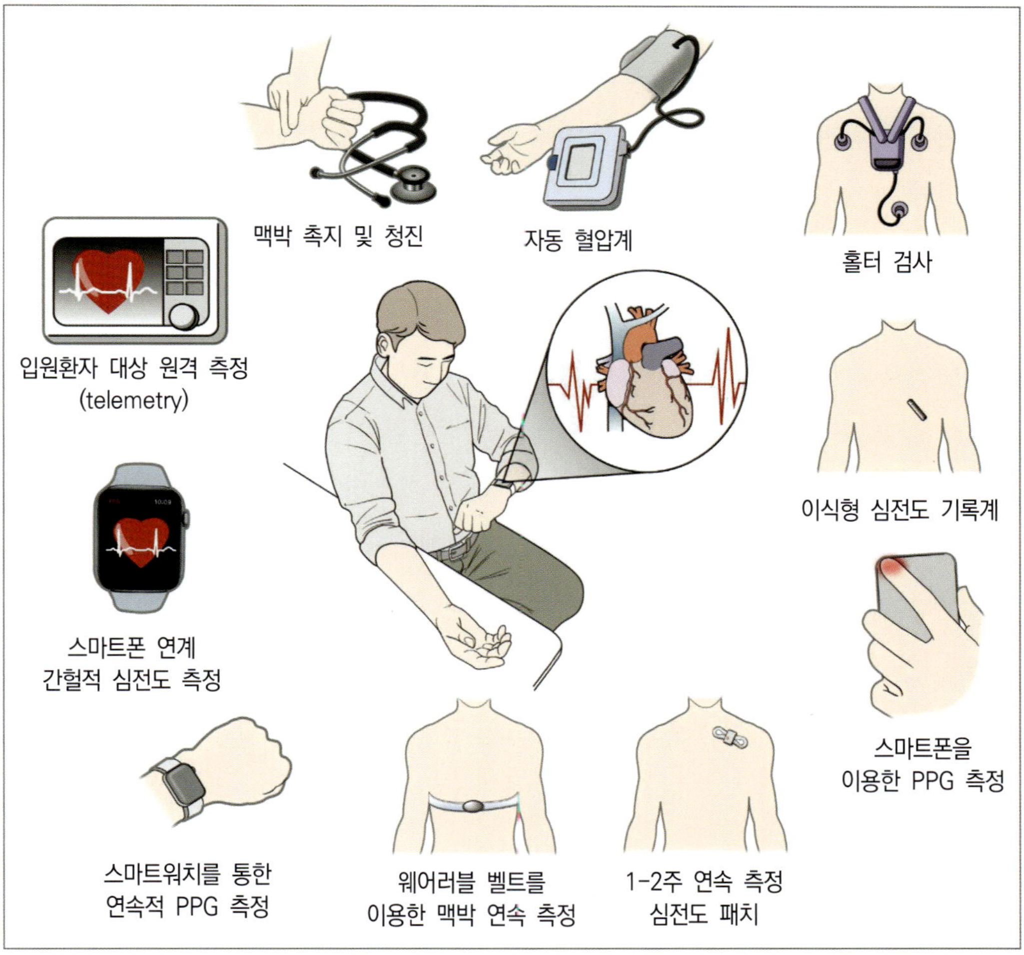

KHRS AF guideline

그림 5. 심방세동의 선별검사에 사용될 수 있는 다양한 방법

7.2. 선별검사 방법과 전략

일반적으로 심방세동의 선별검사에 주로 사용되는 방법으로는 기회적 선별검사, 그리고 조직적 선별검사 방법이 있는데, 조직적 선별검사는 주로 고령자(주로 65세 이상)을 대상으로 간헐적인 일정 시점 또는 반복적인 30초 간의 심전도 기록을 2주간 반복하게 된다. 스마트폰이나 스마트워치를 통한 모니터링을 얼마나 자주 하는 것이 적절한지에 대해서는 아직 정해진 바가 없다. 일차 의료기관, 약국, 또는 특별한 행사 등을 통한 지역사회 선별검사 등은 심방세동의 선별검사의 좋은 예시이다.[85,86] 메타분석 연구들에서는 대체로 조직적 선별검사와 기회적 선별검사, 일반적 진료시의 진단과 지역사회 선별검사 간에 큰 차이는 보이지 않으나, 반복적인 검진이 일회성 검사보다는 확연히 나은 진단율을 보여주고 있다. 선별검사로 심방세동이 발견되었거나 의심되는 환자에 대한 의뢰를 통한 추가적 검사의 진행까지의 체계가 잘 정립되는 것이 환자의 적절한 치료에 중요하다.

7.3. 심방세동 선별검사의 장점과 위험성

선별검사를 통해 아직 진단되지 않은 심방세동을 진단할 때의 잠재적인 이점과 위험성은 표 6에 정리되어 있다. 심방세동의 선별검사는 진단은 이미 되었으나 충분히 관리 받지 못하고 있던 심방세동 환자들을 재조명해주는 효과가 있다.[87] 간헐적인 심전도의 확인은 심방세동의 발견율을 4배 올리게 된다.[87] REHEARSE-AF 연구(Remote HEArt Rhythm Sampling using the AliveCor heart monitor to screen for Atrial Fibrillation)에서는 스마트폰이나 태블릿을 통해 단일유도 심전도를 1주일에 2회 측정하는 방식을 1년간 지속하였더니 65세 이상 환자군에서 대조군 대비 심방세동 발견율이 3.9배 증가하였다고 보고하였다.[88] 적절한 정보 제공 및 빠른 심전도 판독결과를 제공하는 선별검사 체계의 정립은 확진을 받지 못한 환자의 불안감을 적절히 감소시킬 수 있다. 그러나, 선별검사로 시행하는 심전도의 오판독으로 인한 과잉 진단 및 과잉 치료가 초래될 수 있는 가능성, 비정상 결과로 인한 환자의 불안감이나 침습적 검사의 증가 가능성 등, 선별검사의 잠재적인 위험성에 대해서도 주의가 필요하다.

표 6. 심방세동 선별검사의 잠재적인 이점과 위험성

심방세동 선별검사	
위험성	이 점
• 비정상 결과에 의한 불안감 발생 • 심전도 오판독으로 인한 과잉 진단 및 과잉 치료 • 비정상 결과로 인해 발생하는 침습적 검사 및 치료 증가	**예방효과** • 항응고제 사용에 의한 뇌경색/색전증의 예방 • 심방세동 증상 발생 예방 **예방/회복 효과** • 전기/구조적 심방 리모델링의 회복 • 심방세동 관련 혈역학적 장애의 회복 • 빈맥 유발성 심근증 예방 및 회복 **예방/감소 효과** • 심방세동에 의한 입원률, 사망률의 감소 **감소 효과** • 심방세동과 밀접하게 연관된 컨디션/질환의 빠른 발견 및 치료로 인한 예후 향상

7.4. 심방세동 선별검사의 비용-효과

심방세동을 미처 진단 및 치료받지 못해 발생하는 의료 비용이 증가하므로 아직 진단되지 않은 심방세동 환자를 찾아 치료하는 것은 합당하다.[89] 심방세동에 대한 선별검사는 조직적 선별검사에 비교하여 기회적 선별검사가 적은 비용이 든다.[86] 또한 심방세동을 선별하고자 할 때는 도구와 절차를 적절하게 선택하는 것이 중요하다.[90] 맥박측정, 휴대용 심전도 측정 장치 그리고 스마트폰을 활용한 선별검사가 비용면에서 효과적이었다. 65세 이상의 경우 조직적 선별검사와 기회적 선별검사 모두 비용대비 효과적이었으나 기회적 선별검사가 더 비용대비 효과적이었다.[91]

7.5. 고위험군에서의 선별검사

심방세동은 무증상일 수 있으며 뇌졸중 또한 고령일수록 발생 위험이 증가하므로 고령에서 심방세동을 선별 검사하는 것은 합당하다.[92-94] 65세 이상의 노인 인구 집단에서 기회적 선별검사와 75세 및 76세에서 2주간의 휴대용 심전도 측정장치를 활용한 자가 측정은 비용대비 효과적이었다.[95,96] 65세 이상에서 맥박 측정 후

심전도를 시행해 본 결과 심방세동의 유병율은 4.4 %이었으며 1.4 %는 심방세동을 진단받지 않은 상태였다. 한 명의 심방세동 환자를 선별하기 위해 70명의 선별검사가 필요하였다.[97] 뇌졸중의 위험인자가 2개이상인 75-76세의 인구집단에서 2주간 휴대용 심전도 기록장치를 활용한 선별검사에서는 7.4 %에서 무증상의 심방세동이 확인되었다.[98] 따라서, 65세 이상에서는 기회적 선별검사를 추천하며, 75세 이상이거나 뇌졸중의 고위험군에서는 체계적인 심방세동 선별검사를 고려해야 한다. 30초 이상의 단일유도 심전도나 12-유도 표준 심전도에서 심방세동이 발견되면 임상적 심방세동을 확진할 수 있다 심방세동 선별검사에 대한 권고사항은 아래에 정리되어 있다.

심방세동 선별검사에 대한 권고사항

권고사항	권고등급	근거수준
65세 이상에서 맥박측정이나 심전도 리듬 스트립을 활용하여 기회적 선별검사를 하는 것을 권장한다.[74,78,96,98]	I	B
규칙적으로 심박동기와 자동 제세동기를 검사하여 심방빈맥사건 발생 여부 확인을 권장한다.[97,99]	I	B
선별검사시 다음을 권장한다.[87,88] • 선별검사 대상에게 심방세동 발견의 중요성과 치료 의미에 대해 인식시킨다. • 선별검사에서 양성으로 나타난 경우 심방세동의 확진과 최적의 치료를 위해 의사 주도로 추가적인 검사가 이루어질 수 있도록 체계화된 진료의뢰 시스템을 수립한다. • 선별검사에서 양성인 경우 심방세동은 30초 이상의 단일유도 심전도나 12-유도 표준 심전도를 기반하여 의사의 판단을 통해 확진된다.	I	B
75세 이상이거나 뇌졸중의 고위험군에서는 심전도를 통한 체계적인 심방세동 선별검사를 고려해야 한다.[81,97,100]	IIa	B

요약하면 무증상 심방세동의 조기 진단을 위해, 65세 이상에서 맥박측정이나 심전도 리듬 스트립을 활용하여 기회적 선별검사를 하는 것을 권장한다. 75세 이상이거나 뇌졸중의 고위험군에서는 심전도를 통한 체계적인 심방세동 선별검사를 고려해야 한다. 잠복성심방세동이 발견된 환자에서는 심전도, 뇌경색의 위험인자, 동반질환 평가 등을 비롯하여 심혈관계의 면밀한 평가를 하도록 권장한다. 잠복성심방세동이 발견된 환자는 정기적으로 추적 관찰하여 임상적 심방세동으로 진행 여부, 잠복성심방세동의 양 변화(특히 24시간 이상으로 증가하는지) 및 기저질환의 변화를 평가해야 한다. 잠복성심방세동에서 항응고 치료의 시작 여부는 잠복성심방세동의 지속 시간, CHA_2DS_2-VASc score를 고려하여 결정한다. 심방세동의 지속시간이 길고 CHA_2DS_2-VASc score가 높은 경우 항응고 치료가 임상적으로 이득이 될 것으로 생각되나, 대규모 무작위 대조 연구가 필요하다.

08 심방세동의 진단적 접근

심방세동 환자는 건강한 성인들보다 훨씬 삶의 질이 저하된다. 환자들이 느끼는 증상은 매우 다양하여 피로감, 두근거림, 호흡곤란, 흉부 불편감, 수면 장애와 정신적인 스트레스도 경험하게 된다.[48, 101-104] 약물치료 혹은 전극도자절제술을 통해 삶의 질이 향상된다는 보고는 있지만,[105-109] 이러한 치료가 삶의 질에 미치는 영향을 비교 분석한 연구는 부족하다.[48, 110] 또한 심방세동 환자에서 삶의 질을 평가하는 다양한 지표가 있지만 그 지표들을 비교 연구한 데이터가 부족하여 삶의 질 평가에 제한이 따른다.[111-115] 유럽 부정맥 학회에서는 심방세동 환자의 증상 정도의 평가를 위하여 "EHRA symptom scale"을 사용하도록 제안한다 (표 7).[116] 캐나다에서 사용되는 유사한 증상 지표 (the Canadian Cardiovascular Society Severity of Atrial Fibrillation Scale)도 있다.[117] EHRA 증상 지표는 다양한 연구에서 그 유용성이 확인된 바 있다.[52, 92, 118-120] EHRA 증상 지표는 2014년에 약간 수정되어 class2가 경증 (2a)과 중등도 (2b)로 나누어졌다.[120] 이 연구에서 증상 2b에 해당하는 경우 리듬 조절이 유용할 수 있음이 증명되었기 때문에, 이 수정된 EHRA 지표는 개별 환자에서 심방세동 치료법을 결정할 수 있는 하나의 독립적인 지표로 사용될 가능성이 있겠다.[120] 연구에 따르면 25~40 %의 심방세동 환자들은 무증상이거나 거의 증상이 없는 반면 15~30 %의 환자들은 매우 심각하거나 활동이 불가능한 수준의 증상을 호소한다.[119, 121] 이러한 수정된 EHRA 증상 지표를 증상에 따른 치료 방향 설정과 환자 증상 추적에 사용하여야 하겠다.

표 7. Modified European Heart Rhythm Association symptom scale

EHRA score	증상	
1	없음	심방세동 증상이 전혀 없음
2a	경증 (mild)	심방세동 증상이 있으나 일상생활에 지장을 받지는 않음
2b	중등도 (moderate)	심방세동 증상이 있고 일상생활에 지장을 받지는 않으나, 환자가 증상으로 인한 불편감을 호소함
3	심각 (severe)	심방세동 증상이 있고 일상생활에 지장을 받음
4	활동 불가 (Disabling)	심방세동 증상으로 인해 일상생활이 불가능함

09 심방세동의 통합적 관리

심방세동 환자의 통합적 관리 지침은 환자 중심의 심방세동에 대한 다학제적 팀 접근 방식을 통해 최적의 치료 성과를 만들어 내는 데 목적이 있다. 이를 위해서는 환자의 질병에 대한 인식과 교육이 필요할 것으로 보이며, 다학제적 팀에 속해 있는 전문가 집단들 간의 원활한 의사소통과 협진을 통한 의료 결정을 위한 시스템의 개발도 필요하다. 심방세동의 관점에서는 단순한 질병의 분류를 넘어 치료 및 예후에 따른 심방세동의 특성화를 위한 4S-AF 체계화가 중요하며, 환자의 치료 부담에 대한 자가 보고 결과를 활용한 임상적 적용과 연구가 필요할 것으로 보인다.

9.1. 심방세동의 통합적 관리의 정의 및 구성

심방세동의 통합적 관리 지침은 심방세동 환자 중심의 진단과 치료를 위한 다학제적 팀 접근 방식을 통해 최적의 치료 성과를 만들어 내는 과정을 말한다(그림 6). 이러한 접근 방식의 중심에는 환자가 있으며, 새로운 질병의 위험 요인, 증상 발현, 심방세동의 진행과 새로운 치료 방식의 적용에 대한 전문가들의 협진과 토론 과정이 이루어진다(그림 6).

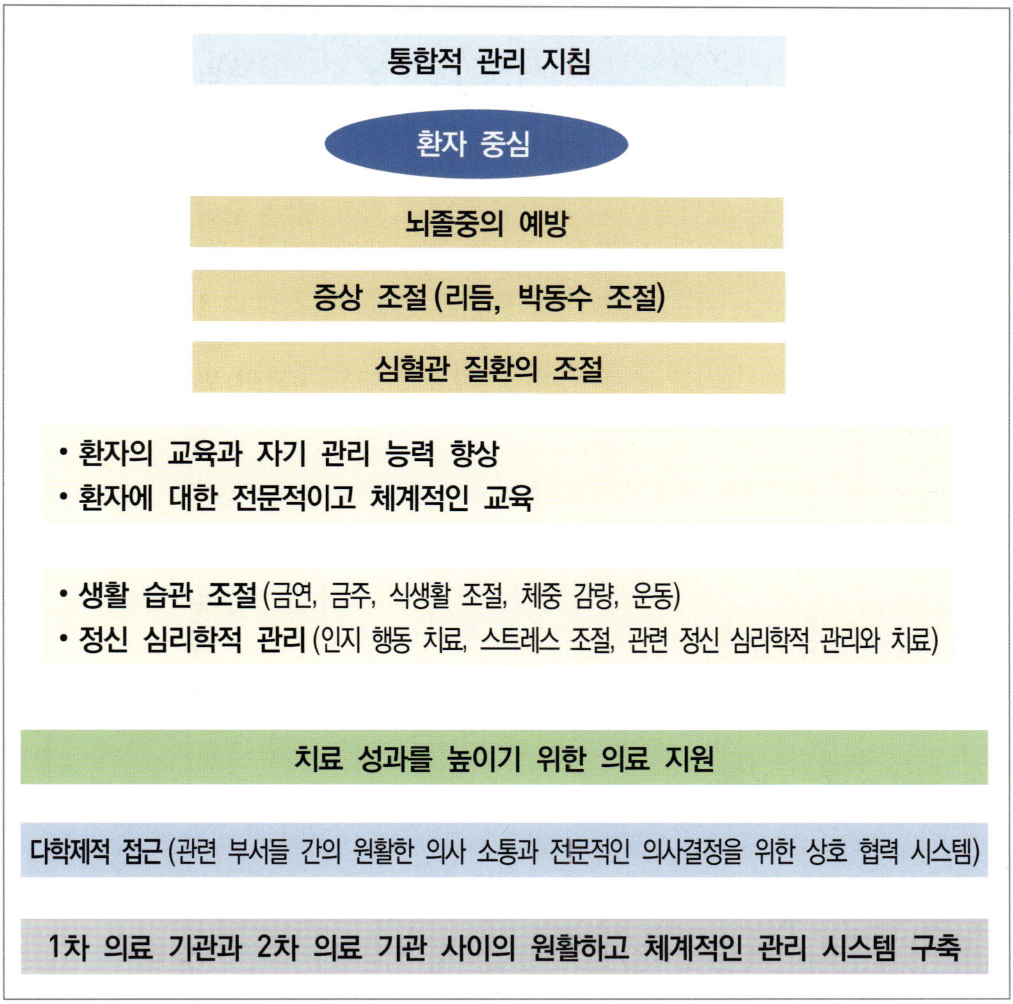

KHRS AF guideline

그림 6. 심방세동의 통합적 관리 방법

9.2. 다학제 심방세동 팀

심방세동의 통합적 치료를 위해서는 다학제 팀 접근 방식이 필요하다(그림 7). 여러 가지의 위험요인을 가지고 있는 환자일수록 일차 의료인과 관련 의료 종사자, 그리고 부정맥 관련 전문가를 포함한 다학제 접근 방식의 혜택을 많이 받게 된다. 최적의 심방세동 치료는 이러한 체계화된 의료 전달 시스템과, 관련 의료인들 간의 원활한 의사 소통을 기본으로 하며, 궁극적으로는 뇌졸중의 감소, 심방세동 증상의 감소 그리고 관련 심혈관 질환을 적절히 관리하는데 그 목적이 있다.

9.3. 환자 참여 및 공유된 의사 결정

환자 참여 의사 결정을 위해서는 환자의 가치, 목표, 그리고 선호 사항을 먼저 확인해야 한다.[122, 123] 이전의 연구에 따르면 의사 중심적인 의사 결정과정을 경험한 환자들과 보호자들 사이에 의견 불일치가 있어 왔고, 많은 환자들이 치료를 위한 의사 결정에 관여하지 않고 오히려 그 결정을 의사에게 미루기도 한다.[56] 의사 결정을 공유하기 위해서, 환자가 뇌졸중 예방과 리듬 조절에 두는 의미와 그에 상응하는 사망, 뇌졸중 그리고 출혈 위험 및 치료에 대한 부담이 철저하게 평가 및 고려되어야 한다.

환자가 가진 심방세동 질병과 치료에 대한 지식 수준은 특히 진단 초기에 가장 낮을 수밖에 없는데, 이 시기에 주로 치료 방침이 논의되고 결정된다. 심방세동에 대한 다양한 일반인 교육 자료를 부정맥학회 홈페이지 (http://www.k-hrs.org/)에서 다운로드 받을 수 있다.

9.4. 의료 전문가 교육

통합적 치료를 위해서는 의료인의 교육도 중요하다. 스마트 기술을 이용하거나 온라인 소스를 이용하기도 하며 대면 워크숍을 하기도 하는 등 개개인의 요구도에 따른 맞춤형 교육이나 트레이닝이 복합적이고 다양한 방법이 있다.[124] 심방세동과 관련하여 개원의 및 전문가를 위한 각종 교육 자료를 내과학회지 혹은 대한부정맥학회 홈페이지 (http://www.k-hrs.org/)에 다운로드 받을 수 있다. 하지만, 단지 교육만으로 의료 전문가들의 치료 행태를 변화시키기는 어렵다.[125] Integrated Management Program Advancing Community Treatment of Atrial Fibrillation (IMPACT-AF) 연구에 따르면,[126] 의료 전문가를 대상으로 교육과 피드백을 포함하는 다각도의 교육 개입을 하게 되었을 때 항응고치료를 받는 환자의 비율이 크게 증가했다는 것이 확인되었다.

9.5. 치료 순응도

치료 순응도에 영향을 미치는 요소는 크게 환자 요인 (나이, 성별, 동반질환, 인지기능, 다약제 복용, 치료 부작용, 정신 건강, 치료 방침에 대한 환자의 이해도), 의사 요인 (지식, 가이드라인 숙지, 다학제팀적 접근법), 그리고 의료 시스템 요소 (업무 환경, 의료 접근성, 비용) 등이 있다.[127] 여러 치료 옵션, 어떻게 치료에 순응할지, 치료에 순응하지 못할 때 발생할 수 있는 결과에 대해서 환자에게 적절한 정보를 제공하는 것은 치료 목표에 대한 환자의 기대치를 충족시켜주는 것에 더하여 치료 순응도를 올리는 데에도 무척 중요하다. 다학제 팀의 정기적인 검토를 통하여 순응도가 낮은 경우를 식별해내고 이를 개선하기 위한 전략을 짜도록 노력해야 한다.

9.6. 디지털 기술의 도입

임상진료 지원 시스템은 시기에 맞는 환자 맞춤형 근거 중심 치료를 용이하게 해주는 알고리즘과 임상 진료 과정 및 가이드라인을 디지털화하고 제공해주는 지능형 시스템이다. 많은 나라에서 이러한 모바일 프로젝트와[128] 몇 가지 어플리케이션들은 환자 교육을 강화하고 환자와 의료 전문가 사이의 의사 소통을 원활하게 하며 환자 참여를 활발히 할 목적으로 활용되고 있다. 이렇게 환자의 의사 결정을 보조하는 기술이 발전하게 되면 치료 방침 결정시 발생할 수 있는 의사 충돌을 줄여준다고 알려져 있다.[129] 그럼에도 불구하고, 이러한 개입과 실제 환자 예후의 관련성에 대해서는 아직 명확한 결론이 나지 않은 상태이므로[130] 향후 보다 주의 깊게 디자인된 연구가 필요할 것이다.

9.7. 심방세동 통합적 관리의 장점

지금까지 심방세동의 통합적 관리 효과에 대한 발표된 연구들은 적용된 통합 관리의 내용과 수가 매우 다양하여 비교가 어려우며 다양한 결과를 보여주고 있다. 심방세동의 일반적 관리보다 간호사 주도의 전문적 통합 관리를 하거나 심방세동 클리닉으로 보내서 간호사와 의사의 관리를 받는 것이 심혈관 관련 입원 및 사망률이 통계적으로 의미 있게 낮아진다고 보고를 한 임상연구와 메타분석 연구가 있다.[131-133] 반면, 다른 연구에서는 통합 치료가 이러한 결과에 미치는 영향이 없다고 보고했다.[134] 한 무작위 연구에서는 다각적이그 다면적 환자 교육의 개입이 뇌졸중의 위험이 있는 심방세동 환자의 경구용 항응고제 치료 비율을 의미 있게 높인 결과를 보여주었다.[135] 그러나 IMPACT-AF 연구는 응급실 방문 혹은 심혈관관련 입원 또는 주요 출혈위험 결과에서 중재 그룹과 일반 치료 사이에 유의한 차이가 없음을 보고하였다.[136]

9.8. 심방세동 통합적 관리의 구현 방법

심방세동 통합 관리는 모든 심방세동 팀 구성원 (간호사, 순환기 전문의, 일반의, 약사)과 환자와 가족을 포함한 주요 이해 관계자의 행동 변화를 포함하여, 스마트폰 앱을 활용한 다양한 소프트 웨어 및 병원 검사 기구 등의 다양한 기술적인 지원이 이루어져야 한다 (그림 7). 그리고 다학제적 접근을 수행하기 위해서는 환자

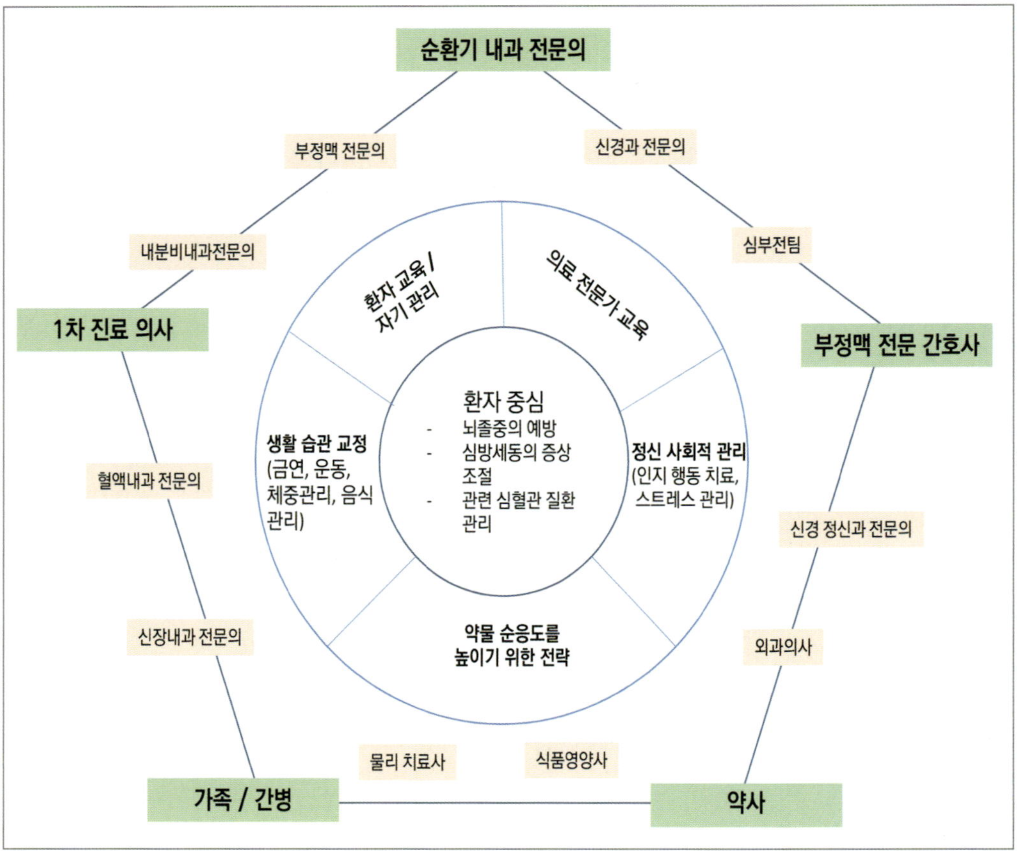

KHRS AF guideline

그림 7. 심방세동의 통합적 관리 팀의 예시

치료의 현재 접근 방식을 근본적으로 변경해야 한다.[137, 138] 심방세동의 통합관리가 임상 진료에 적용되고 이러한 접근법이 인해 사망, 뇌졸중, 입원, 삶의 질, 증상 감소 등의 주요 임상 결과에 어떠한 영향을 미쳤는지 이해하기 위해서는 국제 표준 결과에 대한 측정이 동시에 이루어져야 한다.

9.9. 치료 부담 (Treatment burden)

환자가 인지하는 치료 부담 (Patient-perceived treatment burden)은 특정 치료 부작용과는 별도로 환자의 기능과 삶의 질에 미치는 영향으로 치료 과정에서의 부담으로 정의 내릴 수 있다. 여기에는 환자가 건강을 위해 수행하는 약물관리, 자가 모니터링, 의사 방문, 혈액 검사, 생활 습관 변화 등이 포함된다. 또한 입원이나 생존율 등의 치료결과와 치료 순응도 및 삶의 질에 영향을 주는 잠재적 사회적 관계에 대한 치료 과정의 영향도 포함된다. 환자가 인지하는 치료 부담은 질환에 대한 지식의 영향을 받는다.

여러 만성질환을 가진 환자들의 치료부담은 가중될 수 있다. 최근 심방세동에 대한 비용 부담에 대한 대한민국의 연구 자료는 2006년 이후 환자가 부담하는 입원을 비롯한 전체 의료 비용 부담이 지속적으로 증가하는 것으로 나타났다.[4, 55] 특히, 심방세동 환자는 치료 관련 측면의 병원 방문과 생활습관 변경의 요구에 대한 치료부담이 가장 높은 비율을 차지했다. 여성과 젊은 연령 및 영구형 심방세동일수록 높은 치료 부담과 관련이 높은 것으로 나타났으며, 비 비타민 K 길항제 경구 항응고제 (non-vitamin K oral anticoagulant, 이하 NOAC) 및 전기적 동율동 전환술은 치료부담을 50% 이상 감소시켰다.[139] 치료 부담에 대한 논의는 치료의사 결정에 공유되어야 하고 검증된 설문지를 사용하여 평가할 수 있다.

9.10. 환자 보고 결과 (patient-reported outcomes)

환자의 관점에서 치료를 개선하고 치료 성공을 평가하기 위해 환자 보고 결과 (patient-reported outcomes)가 일상적 데이터로 수집되어야 하고 임상의 최종결과로 포함시켜야 한다는 의견이 증가하고 있다. 심방세동에 대한 환자의 경험 및 관리는 매우 주관적이다. 심방세동의 관리는 점점 복잡해지고 있어 잠재적으로 상당한 치료 부담과 건강관련 삶의 질의 저하를 초래할 수 있다. 사망, 뇌졸중, 주요 출혈 등의 임상 평가 변수와 함께 환자에게 중요한 결과를 측정하면 심방세동 관리에 도움이 될 수 있다. 심방세동 환자들과 헬스케어 전문가들로 구성된 국제 컨소시엄에서는 건강 관련 삶의 질, 신체 및 정서 기능, 인지 기능, 증상의 정도, 운동능력과 작업 능력과 같은 심방세동의 측정에 중요한 환자 보고 결과를 확인하였다. 건강 정보 시스템은 환자 보고 결과 데이터를 획득하는 데 도움이 될 수 있다. 의료 관리에서 환자 보고 결과 측정의 역할에 대한 지지가 증가함에도 불구하고 검증된 도구를 사용하여 환자 보고 결과 데이터를 수집하는 연구 및 레지스트리는 거의 없는 실정이다.[140]

10 ABC pathway 치료 지침

대한부정맥학회에서는 심방세동의 통합적 치료를 위해서 2018년부터 ABC pathway를 권장하고 있다 (그림 8).[4] 심방세동 환자의 통합적 치료가 가능하고 간단하여 실제 임상에서 사용이 쉽기 때문이다. 또한 ABC pathway는 국내 환자에서 사망률, 복합사건, 치매 발생을 줄이고, 뇌쇠한 환자에서도 효과적임이 보고되었다.[12-14]

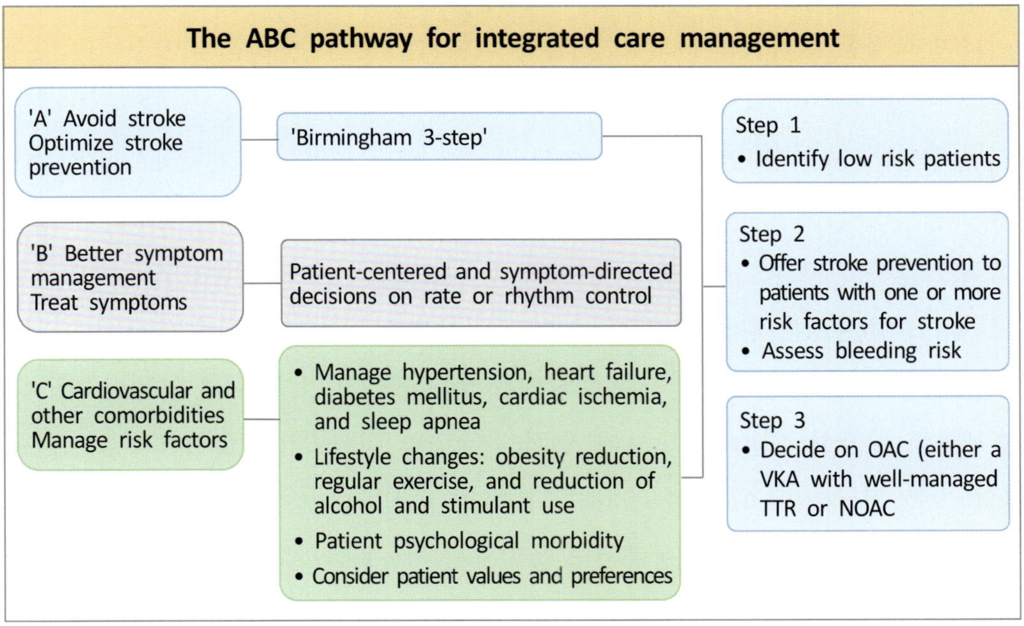

KHRS AF guideline

그림 8. 심방세동의 통합적 치료 (ABC pathway)

10.1. 'A' - Anticoagulation/Avoid stroke

심방세동은 허혈성 뇌졸중과 전신색전증의 강력한 위험인자로서, 이를 예방하기 위한 항응고치료는 필수적이다. 항응고치료는 환자의 기저 질환과 뇌졸중 및 출혈 위험도에 따라 결정된다. 뇌졸중과 출혈 위험도는 각각 관련 임상 위험인자를 종합한 점수제에 따라 결정되고, 항응고제로서 비타민 K길항제(vitamin K antagonist; VKA)와 NOAC을 적응증에 따라 사용할 수 있다.

심방세동 환자에서 항응고 치료 전략은 1) 환자 기저 질환 (기계판막 치환술을 시행받거나 중등도 이상의 승모판 협착), 2) 저위험군 환자 선별, 3) 고위험군 환자에서 항응고제의 선택, 4) 출혈 위험도의 최소화에 따라 시행된다. 대한부정맥학회에서는 현재까지 발표된 문헌 고찰을 통해 뇌졸중 위험도와 출혈 위험도에 사용되는 임상 인자에 대한 적절성을 평가하고, 이를 종합한 위험도 점수제에 따른 적절한 항응고 치료 전략을 제시하고자 한다.

10.1.1. 뇌졸중 위험의 평가

대체적으로, 심방세동은 뇌졸중 위험을 5배 증가시키는데 이는 항상 그런 것은 아니며 특정한 위험인자나 조정인자들에 의해 결정된다. 주요한 뇌졸중 위험인자는 20여 년 전부터 역사적인 임상 연구를 통해 확인되고 있으나 이러한 연구들이 선별 환자의 10%이하만 포함하고 여러 주요한 위험 인자들이 기록되지 않았거나 정의가 일정치 않은 문제가 있었다.[141] 이런 문제점은 기존 무작위 임상연구에 포함되지 않은 환자들을 대상으로 한 대규모 코호트를 이용한 관찰연구의 데이터로 보완되고 있는 상황이다. 결과적으로 여러 영상자료나 혈액, 소변의 생체 표지자들이 뇌졸중 위험 인자와 연관됨이 밝혀지고 있다(표 8).[141, 142] 더불어 비발작성 심방세동이 발작성 심방세동에 비해 혈전/색전증의 위험도가 높았다 (보정 위험도 1.38; 95% CI 1.19-1.61; $p < 0.001$).[58] 특히 많은 심방세동 관련 합병증의 위험 인자가 우연히 발견된 심방세동에서도 동일하게 적용됨을 알 수 있었다.[143]

표 8. 심방세동 환자의 뇌졸중 위험인자

임상 위험 인자 (체계적 논문 고찰)	양성 연구/전체 연구	동반 임상 위험 인자	영상 표지자	혈액/소변 생체 표지자
뇌졸중/일과성 허혈성 발작/전신 색전증	15/16	신장기능저하/만성 콩팥 질환	심초음파	
고혈압	11/20	수면 무호흡증	좌심방 확장 자발 에코 혹은 좌심방 혈전 낮은 좌심방이 속도 복잡 대동맥 프라크	심장 트레포닌 T와 I 나트륨 이뇨 펩타이드 시스타틴 C 단백뇨 크레아틴 청소율/사구체 여과율 C반응 단백질 인터루킨-6 성장분화인자-15 von Willebrand 인자 D-dimer
나이 (10년단위)	9/13	비후성 심근병증		
구조적 심질환	9/13	퇴행성 심질환, 뇌질환의 아밀로이드증		
당뇨	9/14	고지혈증		
혈관질환	6/17	흡연	뇌 영상	
심부전/좌심실기능부전	7/18	대사 증후군	소혈관 질환	
성별(여성)	8/22	악성 질환		

뇌졸중 위험 인자는 임상 위험 인자 기반 CHA_2DS_2-VASc [울혈성 심부전, 고혈압, 연령 75세 이상, 당뇨병, 뇌졸중, 혈관 질환, 연령 65-74세, 성별 카테고리 (여성)] 점수가 가장 많이 사용된다 (표 9).[144, 145] CHA_2DS_2-VASc는 혈전 색전증을 지속 발생하는 고위험 환자를 예측하는 것은 조금 약하나, 뇌졸중 위험이 낮은 환자 [CHA_2DS_2-VASc 0 (남성) 또는 점수 1 (여성)]를 찾아내는데 우수하다.[146, 147]

표 9. CHA_2DS_2-VASc 점수제와 임상 위험인자

C	**울혈성 심부전** 임상적 심부전, 혹은 중등도 이상의 좌심실 기능 저하가 증명되었거나 비후성 심근 병증	1	좌심실 구혈율에 상관없이 최근 보상되지 않는 심부전이 발생하였거나 심장 촬영검사상 중등도 이상의 좌심실 수축 기능저하가 존재하는 (비록 증상이 없더라도) 경우; 비후성 심근병증은 뇌졸증 고위험도 이며 경구 항응고제가 뇌졸증 예방에 효과적으로 추정됨[148-150]
H	**고혈압** 혹은 항고혈압 치료받는 환자	1	고혈압의 병력은 뇌졸중에 걸리기 쉬운 혈관 변화를 초래할 수 있으며 최근 잘 조절된 혈압도 시간이 지남에 따라 잘 조절되지 않을 수 있다. 조절되지 않은 혈압-최적의 혈압 목표 120-129 / 〈80 mmHg유지시 허혈성 뇌졸중, 사망 및 기타 심혈관 위험이 가장 낮다.[151, 152]

A	**나이 - 75세 이상**	2	연령은 강한 뇌졸중 예측 인자로 대부분의 집단코호트 연구에서 65세 이상에서 위험도가 증가하는 것을 보여주었다. 나이 관련 위험도는 연속변수로 증가하나 간편성과 실용성르 고려하여 75세 이상은 2점, 65세-74세는 1점을 부과하였다.
D	**당뇨** 인슐린이나 경구 혈당 강하제 치료를 받거나 공복 혈당이 125 mg/dL (7 mmol/L) 이상	1	당뇨는 잘 밝혀진 뇌졸중 위험 인자이며 최근에는 뇌졸중의 위험 당뇨의 유병 기간(이환기간이 길수록 혈전증 위험도 증가함)과 표적 장기 손상이 있으면 증가함이 밝혀짐. 위험도가 1형 환자에 비해 65세 미만의 2형 환자가 약간 더 높을 수 있으나 1형과 2형 당뇨가 대체적으로 비슷한 혈전증 위험도를 가진 것으로 추정됨.
S	**뇌졸중**, 일과성 허혈성 발작 혹은 혈전색전증 병력	2	뇌졸중이나 전신색전증 혹은 일과성 허혈성 발작 등의 병력은 뇌졸중 발생의 고위험군으로 2점을 부과함. 무작위 임상 연구에서는 배제 되었지만 최근 관찰연구를 통해서 출혈성 뇌졸중의 환자도 후속으로 허혈성 뇌졸중 발생의 고위험군으로 경구 항응고제가 도움이 될 수 있음을 시사함.
V	**혈관 질환** 조영술상 의미있는 관상동맥 질환, 심근경색의 병력, 말초혈관 질환, 대동맥 프라크	1	혈관질환(말초혈관 질환이나 심근경색)은 특히 아시안에서 17-22% 위험도를 지닌다(위험도 1.29, 95% 신뢰구간 1.08-1.53). 하행 대동맥의 복잡 프라크는 의미있는 혈관질환의 표지자이며 허혈성 뇌졸중의 강한 예측인자이다.
A	**나이 65-74 세**	1	최근 아시아에서의 연구에서 50-55세 이상에서 뇌졸중 위험도가 증가하므로 아시안 환자에는 조정된 CHA_2DS_2-VASc score가 사용 가능함.[153]
Sc	**성별 (여성)**	1	뇌졸중 위험인자라기 보다 위험 조정인자.
최고 점수		**9**	

비후성 심근 병증의 경우 뇌졸중 위험도가 다른 질환에 비해 상대적으로 높아 2점 정도로 계산하는 것이 적정하나 현재의 CHA_2DS_2-VASc 체계가 복잡해져 현실적인 사용이 어려운 점이 있어 유럽 학회의 진료지침과 마찬가지로 심부전의 일환으로 간주하여 점수를 배정하는 것으로 하였다.[148-150] 여성은 연령에 따른 뇌졸중 위험 인자 그 자체라기보다는 위험 수정 인자이다.[154, 155] 관찰 연구들에 따르면 여성은 다른 위험인자가 없는 경우(CHA$_2$DS$_2$-VASc 점수 1점) CHA_2DS_2-VASc 점수가 0 인 남성과 유사한 낮은 뇌졸중 위험도를 가진 것으로 확인되었다.[156] 성을 고려하지 않은 CHA_2DS_2-VASc 점수는 초기 항응고 치료를 결정하는데 도움이

되나, 여성 심방세동 환자의 뇌졸중 위험도를 과소평가할 수 있다.[157, 158] 성별 외 뇌졸중 위험 인자 1 개 이상 있는 여성은 지속적으로 남성보다 훨씬 더 높은 뇌졸중 위험을 가지고 있다.[159-162]

신장 장애, 수면무호흡증, 좌심방 확장 등 많은 임상 뇌졸중 위험 요소는 CHA_2DS_2-VASc 점수와 밀접한 관련이 있지만 단독으로 뇌졸중 위험의 예측 정도를 향상시키지 않는다.[156, 163-167] 흡연 또는 비만과 뇌졸중 위험의 관계도 아직 논쟁의 여지가 있다.[168-171] 트로포닌, 나트륨 이뇨 펩티드, 성장 분화 인자 (GDF) -15, von Willebrand factor 등 다양한 생체 표지자는 뇌졸중과 출혈 모두를 예측하는 인자이고,[172, 173] 또한 비특이적으로 다른 심질환을 반영함에도 불구하고 임상 점수에 기반한 것보다 우수한 성능을 보여 주었다.[172, 174]

10.2. 출혈 위험도 평가

항응고 치료를 시작할 때는 반드시 출혈 위험인자에 대한 평가도 동시에 수행해야 한다. 교정 가능한 인자와 함께 교정 불가능인자 또는 부분적 교정 가능 인자가 만나게 되면 출혈 위험도는 급격히 상승한다 (표 10).[175] 특히 낙상의 기왕력은 출혈의 위험인자가 아님을 주지해야 한다. 낙상으로 인한 출혈 위험도가 항응고제 치료로 인한 허혈성 뇌졸중 감소 효과를 상쇄하려면 연간 295번 이상 낙상해야 한다는 결과가 이를 반영해준다.[176]

HAS-BLED 점수제는 출혈 저위험군 (HAS-BLED 점수 0-2)을 선별하는데 우수한 결과를 보여주었다.[177] 38개의 출혈 위험도 평가 점수제의 출혈 위험 예측 정확도를 평가한 PCORI review에서[178] HAS-BLED 점수제가 가장 강력한 예측도를 보였고, 다른 메타 분석 역시 HAS-BLED 점수제의 예측력이 가장 좋았다.[179-181] 생체 표지자를 기본으로 제작한 ABC 출혈 위험도 평가 점수제는 나이 (Age), 생체 표지자 (Biomarker; GDF-15, cTnT-hs, hemoglobin 등), 임상 상황 (Clinical history; 과거 출혈)로 구성되어 있다.[182, 183] 이 점수제는 몇몇 연구에서 우수한 출혈 예측력을 보인 반면, 다른 연구들에서 HAS-BLED 점수제에 비하여 장기간 예측력에 예측도가 미치지 못하였다 (표 11).

표 10. 심방세동 환자의 출혈 위험인자

교정불가능 인자	부분적 교정 가능 인자	교정 가능 인자	생체 표지자
나이 〉 65세 주요 출혈 기왕력 중증 신장애 (투석 또는 신장 이식) 중증 간기능장애 (간경변) 악성 종양 유전적 요인 (CYP2C9 다양성) 뇌졸중, 소혈관질환 기왕력 당뇨병 인지기능장애/치매	극도의 취약함과 극도의 낙상 위험도[a] 빈혈 혈소판 수치 또는 기능 감소 신기능 장애 CrCl 〈 60 mL / min VKA 치료[b]	고혈압/수축기 혈압 상승 항혈소판제제/NSAIDS 동시 사용 낮은 항응고제 치료 순응도 위험한 취미/직업 헤파린 가교 요법 INR 2.0-3.0 조정, TTR 〉 70%[c] 적절한 항응고제 선택과 용량[d]	GDF-15 Cystatin C/CKD-EPI cTNT-hs von Willebrand factor (+ 기타 항응고 지표)

CKD-EPI = Chronic Kidney Disease Epidemiology Collaboration; CrCl = creatinine clearance; cTnT-hs = high-sensitivity troponin T; CYP = cytochrome P; GDF-15 = growth differentiation factor-15; INR = international normalized ratio; NSAID = non-steroidal anti-inflammatory drug; TTR = time in therapeutic range; VKA = vitamin K antagonist.

[a] 보행 보조; 적절한 신발; 위험요소 제거를 위한 가정 방문; 신경학적 평가.

[b] INR 검사 주기 증대; 병원 및 자가 항응고 치료 모니터링에 대한 관심; 교육적/행동학적 중재.

[c] VKA 치료 환자군.

[d] 환자 나이, 몸무게, 신기능에 따른 용량.

출혈 위험도 점수가 높다고 해서 항응고치료를 중단하는 일은 없어야 한다. 항응고치료로 얻을 수 있는 임상적 이익이 훨씬 크기 때문이다. 오히려 출혈 위험도 점수를 평가하여 점수가 높은 환자는 더 일찍, 그리고 더 자주 내원하게 하여 교정가능 위험인자를 재평가하고 관리해야 한다.[175, 184] 출혈 고위험군 환자 파악은 경피적 관상동맥 중재술과 같은 특별한 심방세동 환자 그룹에서 항응고치료를 결정하는데도 필요하다.

표 11. HAS-BLED 점수제와 임상 위험인자

약어	위험인자	정의	점수
H	조절되지 않는 고혈압 (Uncontrolled hypertension)	SBP 〉 160 mmHg	1점
A	비정상 신/간 기능 (Abnormal renal and/or hepatic function)	투석, 신장이식, 혈장 Creatinine 〉 200 μmol/L, 간경변, Bilirubin 〉 2X 정상상한치, AST, ALT, ALP 〉 3X 정상상한치	각 1점
S	뇌졸중 (Stroke)	허혈성 또는 출혈성 뇌졸중a 과거력	1점
B	출혈 과거력 또는 출혈 경향 (Bleeding history or predisposition)	주요 출혈 기왕력 또는 중증 빈혈 또는 중증 혈소판 감소증	1점
L	INR 수치 조절 실패 (Labile INRb)	비타민 K 길항제 사용 후 TTR 〈 60%	1점
E	노인 (Elderly)	65세 이상 또는 취약한 환자	1점
D	약제 또는 과도한 알코올 복용 (Drugs or excessive alcohol drinkingc)	항혈소판제제나 NSAID 동시 복용; 매주 과도한 알코올 섭취	1점
최고점			9점

ALP = alkaline phosphatase; ALT = alanine aminotransferase; AST = aspartate aminotransferase; SBP = systolic blood pressure; INR = international normalized ratio; NSAID =Non-steroidal anti-inflammatory drug; TTR = time in therapeutic range

[a] 출혈성 뇌졸중은 'B'점수에서도 1점을 획득함

[b] 비타민 K 길항제를 복용하는 환자에 한함

[c] 과도한 알코올 섭취는 일주일에 14단위 이상의 과다 섭취를 의미하고, 임상의가 건강 또는 출혈 위험도에 영향을 미친다고 판단한 경우에 한함

10.1.3. 항응고제 사용의 절대적 금기증

항응고제를 사용해서는 안되는 절대적 금기증은 현재 진행 중인 중증 출혈 (출혈 부위는 반드시 확인하고 치료되어야 함), 중증 혈소판 감소증 (혈소판 < 50/uL), 검사를 요하는 중증 빈혈, 뇌출혈과 같은 최근에 발생한 고위험 출혈 사건 등이다. 이러한 경우 약제가 아닌 다른 치료 방법을 고려해볼 수 있다.

10.1.4. 뇌졸중 예방 치료

10.1.4.1. 비타민 K 길항제

비타민 K 길항제 (대부분 warfarin을 의미함)는 대조군 또는 위약군에 비하여 뇌

졸중을 64%, 사망률을 26% 감소시킨다.[185] 비타민 K 길항제는 여전히 전 세계에서 많은 환자들에게 사용 중이고, 류마티스성 승모판막 질환, 인공판막 환자에서 사용할 수 있는 유일한 항응고 치료법이다.

비타민 K 길항제는 international normalized ratio (INR) 모니터링을 통하여 지속적으로 용량을 변경해야 하며, INR 수치의 좁은 치료 구간으로 인하여 사용이 제한적이다.[186] 치료 농도 유지 시간 (time in therapeutic range; TTR > 70%)를 유지하는 비타민 K 길항제 치료는 효과적이고 비교적 안전하다.[187] 비타민 K 길항제 적정 혈중 농도 조절 (Rosendaal 방법에 의한 TTR 계산, 치료 범위 내 INR 빈도수)은 혈전색전증 사건, 주요 출혈 사건과 비례한다.[189] TTR 수치가 높은 경우, 비타민 K 길항제의 뇌졸중 예방효과는 NOAC과 비슷하다.[190] 반면 NOAC은 TTR에 영향을 적게 받으므로, 뇌출혈과 같은 주요 출혈 위험도는 비타민 K 길항제에 비하여 낮다. 하지만, 두 약제 사이의 출혈 위험도 발생의 절대적 차이는 작다.[191, 192]

유전적 요인, 동시 사용 약제 등 많은 인자들이 비타민 K 길항제의 항응고효과에 영향을 미친다. 이러한 인자 중 가장 많이 사용하는 인자를 모아서 SAMe-TT2R2 점수제를 제안하였고, 이 점수가 2점을 초과하는 경우 적절한 TTR 획득이 어렵다고 알려져 있다. 이런 경우 NOAC을 사용하거나, TTR 점수를 향상시키기 위해 INR 검사를 더 자주하거나, 환자를 더 자주 면담하는 등의 노력을 기울여야 한다. SAMe-TT2R2 점수제에 포함된 인자는 Sex (female), Age (< 60세), 두가지 이상의 동반 질환력 (Medical history; 고혈압, 당뇨병, 관상동맥질환, 말초혈관질환, 뇌졸중의 과거력, 폐질환, 간질환, 신질환), 치료 약제 (Treatment; 아미오다론과 같은 상호 작용 약제), 담배 (Tobacco), 인종 (Race, 백인이 아닌 인종)으로 구성되어 있다.[194]

10.1.4.2. 비 비타민 K 길항제 항응고제

아픽사반 (Apixaban), 다비가트란 (dabigatran), 에독사반 (edoxaban), 리바록사반 (rivaroxaban) 각각 NOAC에 대한 무작위 전향적 연구에서 이들 약제는 와파린에 비하여 뇌졸중과 전신색전증 예방에 있어 비열등함이 증명되었다.[195-198] 이들 무작위 연구를 종합한 메타 분석에서 NOAC은 와파린에 비하여 뇌졸중과 전신색전증 위험도는 19 %, 출혈성 뇌졸중 위험도는 51 % 감소시켰지만,[199] 허혈성 뇌졸중 위험도는 비슷하였다. 하지만, 모든 원인에 의한 사망률은 NOAC 사용으로 10 % 감소하였다. 주요 출혈 위험도는 14 % 감소하였으나, 통계적으로 차이를 보이지 않았고, 뇌출혈 위험도는 유의하게 52 % 감소하였으나, 위장관 출혈은 오히려 25 % 위험도가 증가하였다.[199]

NOAC 사용과 관련한 주요 출혈 위험도 감소는 와파린 사용에 따른 INR 관리가 좋지 못할 때 (TTR < 66 %) 유의하게 증가하였다. NOAC 연구를 메타 분석한 연구는 표준 용량 NOAC 사용은 와파린과 비교하여 동양인에서 비동양인에 비하여 훨씬 효과적이고 안전함을 보여주었다.[200, 201] 비타민 K 길항제를 사용할 수 없거나 거부했던 심방세동 환자를 대상으로 했던 AVERROES 연구는 아픽사반 5 mg 하루 2회 사용이 아스피린과 비교하여 유의한 뇌졸중과 전신색전증 위험도 감소와 유사한 주요 출혈 및 뇌출혈 위험도를 보여 주었다.[202]

아픽사반, 다비가트란, 에독사반, 리바록사반의 시판 후 관찰연구에서 와파린과 비교한 유효성과 안전성 평가는 무작위 전향적 연구와 동일한 결과를 보였다.[203-209] 이러한 정보는 심방세동 환자에게 반드시 제공되어서 항응고 선택에 이용될 수 있게 해야 한다.

치료 지속성은 와파린 대비 NOAC 치료가 우월하다고 알려져 있다. 이는 NOAC의 우수한 약동학적 특성과 우수한 유효성과 안전성 (노인, 신질환, 뇌졸중 기왕력이 있는 취약군 포함)에 기인한다.[210-212] 말기 신질환이 주요 무작위 전향적 연구에서 제외되었으나, 리바록사반, 에독사반, 아픽사반의 경우 Cockcroft-Gault equation을 이용한 사구체 여과율 (creatinine clearance, CrCl) 15-30 mL/min을 보이는 중증 신질환 환자군에서 용량을 감량하여 사용해 볼 수 있다.[213, 214] 실제 진료 현장에서는 NOAC 용량이 부적절하게 감량되어 처방되고 있다.[209, 215] 이는 뇌졸중/전신색전증 위험도 증가, 입원률 증가, 사망률 증가와 관련되고, 출혈 위험도 감소 효과는 기대할 수 없다.[216-219] 따라서, NOAC 치료는 각기 다른 환자군에서 유효성 및 안전성 인자에 따라 최적화되어야 한다 (표 12).[220]

표 12. NOAC 용량 감량 기준

	다비가트란	리바록사반	아픽사반	에독사반
표준용량	150 mg 하루 2회	20 mg 하루 1회	5 mg 하루 2회	60 mg 하루 1회
저 용 량	110 mg 하루 2회			60 mg 하루 1회
감량용량		15 mg 하루 1회	2.5 mg 하루 2회	30 mg 하루 1회
용량감량 기 준	110 mg 하루 2회 사용: • CrCl 30-50 mL/min • 나이 ≥ 75세 • Verapamil 사용 • 출혈 위험도 증가*	• CrCl 15-49 mL/min • 출혈 위험도 증가 (항혈소판제 사용)	아래 3가지 기준 중 2가지 이상인 경우: • 나이 ≥ 80세 • 몸무게 ≤ 60 Kg • 혈청 creatinine ≥ 1.5 mg/dL	아래 기준 중 하나 이상인 경우: • CrCl 15-50 mL/min • 몸무게 ≤ 60 Kg • Dronedarone, ciclosporine, erythromycin, ketoconazole 동시 사용

CrCl = creatinine clearance

* 출혈 위험도 증가: 클로피도그렐, 아스피린, 비스테로이드성 소염제 복용, 선천적 또는 후천적 응고이상, 혈소판감소증 또는 기능적 혈소판 결손, 최근의 생검 또는 주요 외상

아픽사반과 에독사반이 60 kg 이하 저체중 환자와 고령 환자에서 선호되는 약제임.

10.1.4.3. 기타 항혈전 약제

ACTIVE W 연구에서 아스피린과 클로피도그렐을 이용한 이중 항혈소판요법과 와파린을 비교하였고, 이중 항혈소판요법은 와파린 보다 뇌졸중과 전신색전증, 심근경색증, 혈관성 사망(연간 발생 위험도 5.6 % vs. 3.9 %, p=0.003) 예방에 있어 열등하였고, 주요 출혈 위험도는 비슷하였다.[221] ACTIVE-A 연구는 항응고치료에 적합하지 않은 환자를 대상으로 하여 아스피린 단독 요법과 아스피린과 클로피도그렐을 이용한 이중 항혈소판요법을 비교하였고, 이중항혈소판요법은 아스피린 단독 요법에 비하여 혈전색전증 위험도는 감소시켰지만, 주요 출혈은 유의하게 증가시켰다.[222] 아스피린 단독요법은 항응고치료를 받지 않는 대조군과 비교하여 뇌졸중 예방에 있어서는 효과적이지 못하였고, 노인 환자에서 허혈성 뇌졸중 위험도를 증가시켰다.[223]

결론적으로, 항혈소판 단독 요법은 뇌졸중 예방에 효과적이지 못하고, 오히려

해로운 효과만 증가시킨다. 이 효과는 특히 노인 환자에서 두드러진다.[224, 225] 이중 항혈소판 요법은 항응고치료와 비슷한 출혈 위험도를 보인다. 따라서, 항혈소판요법은 심방세동 환자에서 뇌졸중 예방을 위해 사용해서는 안된다.

10.1.4.4. 항혈소판제와 항응고제 복합 사용

항혈소판제는 심방세동이 아닌 말초혈관질환, 관상동맥질환, 뇌혈관질환 등에 광범위하게 사용되고 있다. 하지만, 항혈소판제와 항응고제 복합 요법이 심방세동 환자에서 뇌졸중 예방 효과에 대한 근거는 부족하고, 뇌졸중, 심근경색증, 사망률 감소 효과 역시 근거가 부족하다. 이러한 이득 없이 오히려 주요 출혈과 뇌출혈만 증가시킨다고 보고된다.[224, 225]

10.1.4.5. 좌심방이 폐색술과 배제술

10.1.4.5.1 좌심방이 폐색 기구들

오직 Watchman 기구만이 무작위 대조군 연구인 PROTECT AF (WATCHMAN Left Atrial Appendage System for Embolic Protection in Patients With Atrial Fibrillation) 연구와 PREVAIL (Watchman LAA Closure Device in Patients With Atrial Fibrillation Versus Long Term Warfarin Therapy) 연구에서 비타민 K 길항제와 비교되었는데, 뇌졸중 위험도가 중등도 이상인 환자군에서 좌심방이 폐색술은 비타민 K 길항제와 비교했을 때, 열등하지 않음을 보여주었고, 장기간의 추적에서도, 출혈 위험을 감소시킬 수 있는 것으로 나타났다.[226-229] 항응고치료의 금기증에 해당하는 환자들에서 좌심방이 폐색술은 뇌졸중 위험도도 낮추어 줄 수 있는 것으로 나타났다.[227, 230]

유럽에서 진행된 대규모 등록 연구에서 높은 시술 성공률(98 %)을 보고하였으며, 1개월 이내의 시술 관련 합병증 발생은 4 %이었다.[231] 그러나, 시술 과정에서 심각한 합병증이 발생할 수 있고 (실제 임상 현장에서는 기업이 후원한 연구에서보다 더욱 많은 합병증의 발생을 보고하였고, 보고 편향의 가능성이 있다.) 폐색기구 관련된 혈전은 심각한 결과로 이어질 가능성이 있다.[232-235] 좌심방이 폐색술 후 항혈전 치료에 대해서는 무작위 대조군 연구에서는 다루어지지 않았으며, 역사적인 연구들을 근거로 하고 있으며 최소한 아스피린을 포함하고 있다(표 13). 어떤 항혈소판제도 견디지 못하는 환자라면 심외막 접근법이나 흉강경을 이용한 좌심방이 클립술 선택을 고려해볼 수 있다.[236, 237]

주목할만한 점은, 비타민 K 길항제와 비교했을 때 좌심방이 폐색술의 비열등성은 대부분 출혈성 뇌졸중 발생 감소에 의한 것이며, 허혈성 뇌졸중은 증가하는 경향을 보이고 있었다는 점이다. 따라서, 좌심방이 폐색술을 심방세동 관련 뇌졸중을 감소시키는 효과가 제한적일 수 있다는 것을 간과해서는 안된다는 것이다. 좌심방이 폐색술 후 경구 항응고제를 중단하는 것은 심방 심근병증과 연관된 총 뇌졸중 위험을 불충분하게 치료하는 결과가 될 수 있다.

표 13. 좌심방이 폐색술 이후의 항혈전 치료

기구/대상환자	아스피린	경구 항응고제	클로피도그렐	특이사항
Watchman/ 출혈 저위험군	75-325 mg/day 중단 없이 투약	시술 후 45일까지 경식도 심초음파에서 적절한 폐색이 확인될 때까지 와파린(목표 INR 2-3) 투약. NOAC으로 대체 가능.	경구 항응고제 중단 후 75 mg/day 투약, 시술 후 6개월까지 유지	일부 기관들에서 시술 전에 경구 항응고제를 중단하지 않는다(이에 관해서는 근거 자료가 없다.)
Watchman/ 출혈 고위험군	75-325 mg/day 중단 없이 투약	없음	좌심방이의 적절한 폐색[a]이 확인될 때까지 1-6 개월간 75 mg/day 투약	초고위험군에서 클로피도그렐을 종종 더 짧은 기간 투약
ACP/Amulet	75-325 mg/day 중단 없이 투약	없음	좌심방이의 적절한 폐색a이 확인될 때까지 1-6 개월간 75 mg/day 투약	환자 순응도에 따라서 아스피린을 클로피도그렐로 대체

ACP = Amplatzer Cardiac Plug; INR = international normalized ration; NOAC = non-vitamin K antagonist oral anticoagulant.
치료를 받지 않았던 환자에서 시술 전 아스피린 혹은 클로피도그렐을 부하용량으로 투여함. 모든 환자에서 심방중격천자 시행 전 또는 직후에 헤파린은 활성화 응고시간(activated clotting time) 〉250을 유지하며, 와파린이 필요한 경우에는 저분자량 헤파린을 이어서 투약한다.
[a] 5 mm 미만의 기구 주변 누출

10.1.4.5.2. 수술적 좌심방이 폐색술 혹은 배제술

수술적 좌심방이 폐색술 혹은 배제술의 타당성과 안전성을 보여주는 여러 관찰 연구들이 있지만 잘 통제된 연구는 그 수가 매우 적다.[238-240] 좌심방이의 불완전한 폐색은 뇌졸중의 위험을 증가시킬 수 있다.[241] 대부분의 기존 연구에서는 좌심방이 폐색술 혹은 배제술은 다른 개심술과 함께 시행되었으나, 최근에는 외과적인 심방세동 절제술과 함께 시행되었거나 흉강경 단독시술로 시행되었다.[240, 242] 심장 수술과 함께 좌심방이 폐색술을 진행하는 대규모 무작위 대조군 연구가 진행 중이다.[243]

좌심방이 폐색술/배제술의 가장 흔한 임상적 치료 근거는 높은 출혈 위험성이고, 그 다음으로 흔한 사유는 경구 항응고제의 금기증이다.[231] 그러나, 그와 같은 환자들을 대상으로 좌심방이 폐색술은 무작위 연구로 시험한 것은 없었다. 수년 전에는 경구 비타민 K 길항제를 이용한 항응고치료에 부적절할 것으로 여겨졌던 환자들이 현재는 NOAC 치료로 잘 지내고 있는 것처럼 보인다.[244-246] 좌심방이 폐색술은 출혈 위험이 있는 환자에서 NOAC과 비교된 적이 없고, 수술적 좌심방이 폐색술 혹은 배제술과도 비교된 적이 없다. 이와 같은 환자들에서 장기적인 치료법으로는 아스피린이 흔한 치료법인데,[247] 아스피린을 잘 유지할 수 있다면 NOAC이 더 좋은 치료법일지도 확인이 필요하다. 항응고 치료 중에 발생한 허혈성 뇌졸중 환자들과 항응고치료의 상대/절대 금기증에 해당하는 환자들에서 좌심방이 폐색술/배제술과 NOAC 치료를 비교한 적절한 통계적인 검정력을 가진 연구가 필요하다. 그리고 좌심방이 폐색술 후의 적절한 항혈전 치료에 대한 연구도 필요하다.

10.4.4.6. 심방세동 부담에 따른 장기적인 경구 항응고치료

발작성 심방세동과 비교했을 때, (오래된) 지속성 심방세동에서 허혈성 뇌졸중, 전신성 색전증의 위험이 높고, 심방세동의 진행은 많은 부작용과 관련이 있다.[248, 249] 임상적으로 심방세동의 시간적인 양상(발작성, 지속성, 오래된 지속성)에 따라서 항응고치료를 결정해서는 안 되고, 뇌졸중 위험인자에 따라서 결정하여야 한다.[58] 심방빈맥사건 환자는 임상적으로 확진된 심방세동 환자보다 뇌졸중 위험도가 낮고,[250] 심방빈맥사건/무증상 심방세동과 뇌졸중 발생 사이에는 시간적인 연관성이 불분명하기 때문에 심방빈맥사건은 뇌졸중의 위험 인자라기보다는 위험 표지자로 보는 것이 적절하다.[85, 252] 심방빈맥사건과 무증상 심방세동이 임상적인 심방세동과 같은 치료를 필요로 하는지는 아직까지 불분명하지만[253] 24시간 이상 지속되는 심방빈맥사건과 무증상 심방세동에서 항응고치료의 임상적인 이득에 대해서 여러 무작위 대조군 연구가 진행 중이다.[252]

특히, 무증상 심방세동/심방빈맥사건을 갖고 있는 환자들은 24시간 이상 지속되는 심방 빈맥이나 임상적인 심방세동이 발생할 수 있다는 것이다. 따라서 주의 깊은 모니터링이 권장되며, 지속시간이 긴 심방빈맥사건과 고위험군에서는 원격 모니터링 사용도 고려해볼 수 있다.[254] 심방세동의 역동적인 특성과 뇌졸중 위험을 고려하였을 때, 한번 기록된 심방빈맥사건의 지속시간이 다음에는 똑같지 않을 수 있다.

10.4.4.7. 증상 조절 치료 전략에서의 장기적인 항응고요법

증상 조절은 환자의 상태에 맞게 증상에 따라서 심박수 또는 리듬을 조절한다. 증상 조절 전략이 무엇이냐에 따라서 장기적인 항응고요법을 결정해서는 안된다. 항응고치료는 동율동 유지 성공여부와 무관하게 뇌졸중 위험인자에 따라서 결정되어야 한다.

10.1.5. 항응고치료에 따른 출혈 위험 관리

10.1.5.1. 출혈 위험을 최소화하기 위한 전략

비타민 K 길항제 치료 농도 유지 시간을 (TTR > 70 %) 잘 유지하고 NOAC의 적정 용량(약제별 각각의 표준 용법에 따른 감량 기준)을 선택하는 것이 출혈 위험을 최소화하는데 중요하다. 앞서 언급하였듯이, 환자가 매번 외래를 방문할 때마다 변화시킬 수 있는 출혈 위험인자를 주기적으로 확인하는 것을 포함하여, HAS-BLED 점수와 같이 정형화된 형식에 따라 출혈 위험도를 체계적으로 평가하는 것이 출혈 위험도가 높은 환자를 발굴하고 더욱 자주 추적하고 확인해야 하는지 결정하는데 유용하다.[184] 항응고치료를 받고 있는 환자에서 정기적으로 항혈소판제나 비스테로이드 소염제를 투여하는 것은 피해야만 한다. 출혈 위험은 역동적이며, 출혈 위험도가 변화하는 것을 주의 깊게 관찰함으로써 특히, 첫 3개월 간의 주요 출혈 사건 발생을 예측할 수 있다.[175]

10.1.5.2. 고위험군

특정 고위험 심방세동 환자군(90세 이상의 초고령 환자들, 인지 기능장애/치매, 최근이나 이전의 뇌출혈, 말기 신부전, 간기능 장애, 악성 종양 등이 동반된 환자들)은 무작위 대조군 연구에서 적게 포함되어 있다. 관찰 연구들에서는 이와 같은 환자들이 허혈성 뇌졸중과 사망의 고위험군에 속해 있으며 대부분이 항응고치료로 이득을 볼 것이다.

간기능 장애가 동반된 환자들은 비타민 K 길항제 사용 시 출혈 위험이 높지만 NOAC 사용 시에는 출혈 위험이 낮아질 것으로 보인다. 간경변을 동반한 환자들에서의 관찰연구 결과, 허혈성 뇌졸중의 감소의 이득이 출혈의 위험을 상회하는 것으로 나타났다.[255-257]

최근의 출혈 사건이 있었던 환자들에서, 출혈을 일으켰던 원인 병태가 무엇이었는지(예를 들어, 위장관 출혈의 원인이 궤양 출혈이었는지, 용종에 의한 출혈이었는지) 밝히고, 경구 항응고제를 최대한 일찍 재투여하도록 결정하는 것이 다학제적 팀 치료의 일례이다. 약제를 결정할 때, 와파린과 비교해서 아픽사반이나 다비가트란 중 어떤 것이 위장관 출혈 위험이 적은지 등과 같은 점들을 고려해야 한다. 경구 항응고제 투여를 재개하지 않는 것이 투여를 재개하는 것에 비해서 뇌졸중과 사망의 위험이 높다.[258] 이와 유사하게, 암환자에서 혈전 예방치료에 대해서 심각한 출혈과 뇌졸중 감소 효과의 균형 잡힌 결정을 위해서 다학제 진료팀이 필요한데, 출혈 위험도는 암의 종류, 위치, 병기, 항암 치료 등에 따라서 결정되기 때문이다.

10.1.6. 뇌졸중을 피하기 위한 결정

관찰연구 코호트에서, 뇌졸중과 사망은 모두 임상적으로 의미 있는 사건이다. 왜냐하면 사망 사건 중 일부는 치명적인 뇌졸중 때문에 생길 수 있기 때문이다.

(인구 코호트에서는 사건들을 정확하게 분석하고 판단하지 않고 사건 발생에 관한 자료를 수집할 뿐이고, 뇌영상이나 부검이 강제적이지 않기 때문이다.) 경구 항응고치료를 통해서 뇌졸중과 사망이 대조군이나 위약군에 비해서 각각 64%와 26% 만큼 유의하게 감소했기 때문에,[185] 뇌졸중과 사망은 혈전 예방 치료의 적절성을 평가하기 위한 적절한 기준이다.

뇌졸중 예방과 뇌출혈의 위험 사이의 균형을 유지하면서 뇌졸중 예방을 위한 항응고치료를 시작하는 임계점은 와파린은 년 1.7 %이며, NOAC은 년 0.9 %이다.[259] 평균 치료농도 유지시간이 70 %를 넘게 잘 관리된 항응고치료 시에는 와파린의 임계점은 더욱 낮아질 수 있다.[260]

임상적 위험도 평가 점수의 한계, 뇌졸중 위험도의 역동적인 특성, 성별 이외의 위험인자를 1개 이상 보유한 환자에서 뇌졸중과 사망의 위험이 높은 것, 이와 같은 환자들에서 항응고치료의 임상적인 순 이득이 있다는 것을 고려했을 때, 전문가들은 인공적으로 정의된 고위험군에 과도하게 집중하는 접근방법보다는 임상적인 위험인자를 기반으로 한 뇌졸중 예방을 추천한다.

심방세동 환자에서 뇌졸중 예방을 위한 첫 번째 단계는 뇌졸중 발생 위험도를 CHA_2DS_2-VASc로 판정하고,[261] 두 번째 단계는 항혈전치료가 필요 없는 저위험군 감별하며, 세 번째 단계는 성별을 제외한 1개 이상의 위험인자를 갖고 있는 환자들에게 장시간 항응고제 사용 가능성을 판단하는 것이다. 네 번째 단계는 경구 항응고제 사용이 가능한 환자인 경우 경구 항응고제로서 NOAC 혹은 비타민 K 길항제 (TTR > 70%)사용을 시작하고, 경구 항응고제 사용이 불가능한 환자의 경우 좌심방이 폐색술을 고려할 수 있다. 상대적인 효율성, 안전성, 편의성 등을 고려하여, 심방세동 환자의 뇌졸중 예방을 위해서 일반적으로 1차 선택 약제로 추천된다. 다섯 번째 단계는 출혈위험도를 HAS-BLED 점수로 평가하고, 교정 가능한 출혈 위험인자를 파악하는 것이다. 교정 가능한 출혈 인자는 반드시 발굴하여 교정해주고, HAS-BLED 점수가 3점 이상인 환자의 경우 출혈 고위험군 환자로 분류하여 더욱 자주 추적 관찰해야 한다. 이와 같이 뇌졸중 위험도 층화와 치료 결정을 위한 심방세동 5단계 환자 치료 과정을 그림 9에 도식화하였고, 권고사항은 아래와 같이 정리하였다.

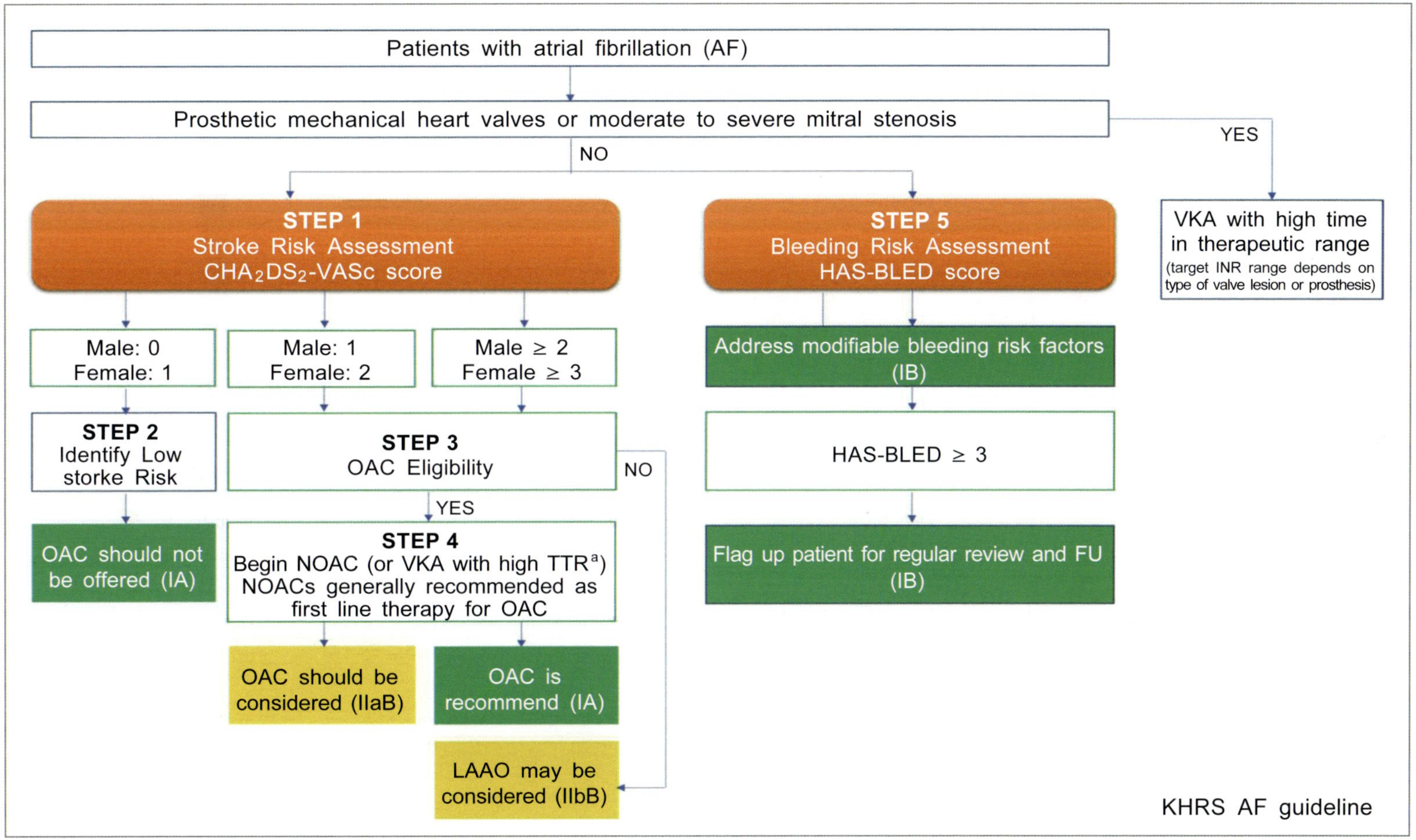

그림 9. 심방세동의 항응고 치료 방법

심방세동 환자에서 혈전색전증 예방을 위한 권고사항

권고사항	권고등급	근거수준	참고문헌
항응고제 사용 적응증이 되는 심방세동 환자에서 뇌졸중 예방을 위해 VKA보다 NOACs이 추천된다.	I	A	199, 200
뇌졸중 위험도를 임상 위험인자를 종합한 CHA_2DS_2-VASc 점수로 평가하고, 뇌졸중 저위험군 (CHA_2DS_2-VASc 점수 0점 (남자), 1점 (여자))를 감별하고, 항혈전제를 투여하지 말아야 한다.	I	A	178, 262
CHA_2DS_2-VASc 점수 ≥ 2점 (남자), ≥ 3점 (여자) 인 심방세동 환자의 경우, 뇌졸중 예방을 위해 항응고제 투여가 추천된다.	I	A	185
CHA_2DS_2-VASc 점수 1점 (남자), 2점 (여자)인 심방세동 환자의 경우, 뇌졸중 예방을 위해 항응고제 투여를 고려해야 한다. 치료는 임상적 득실과 환자 선호도에 따라 개별화되어야 한다.	IIa	B	146, 151, 263
출혈위험도 평가를 위해 규격화되어 있는 출혈 위험인자를 검토하여 교정 불가능 출혈 위험인자를 확인하고, 교정 가능한 출혈 위험인자를 모든 심방세동 환자에서 언급한다. 출혈 고위험군인 심방세동 환자는 일찍 그리고 더 자주 추적관찰이 요구된다.	I	B	178-180, 264
규격화되어 있는 출혈 위험도 평가는 HAS-BLED 점수로 계산하고, 교정 가능한 출혈 위험인자는 모든 심방세동 환자에서 언급하고, 출혈 고위험군 심방세동 환자 (HAS-BLED ≥ 3점)는 일찍 그리고 더 자주 추적 관찰이 요구된다.	IIa	B	178-180, 264
주기적인 뇌졸중 및 출혈 위험도 평가는 치료 결정 (예; 더 이상 뇌졸중 저위험군이 아닌 환자에서 항응고제 시작)을 위해 추천되고, 교정 가능한 출혈 위험인자를 언급해야 한다.	I	B	175, 265-267
뇌졸중 저위험군으로 평가된 심방세동 환자는 최초 평가 4-6개월 후 뇌졸중 위험도를 재평가해야 한다.	IIa	B	230, 268, 269
VKA를 사용하는 경우 목표 INR은 2.0-3.0로 조정하고, TTR ≥ 70% 이상으로 유지하기를 추천한다.	I	B	189
VKA를 사용하는 환자에서 INR 목표 치료 범위에 도달하지 못하는 경우 (예, TTR 〈 70%) 아래 두 가지 방법이 추천된다. NOAC으로 전환을 고려할 수 있으나, 반드시 높은 치료 순응도를 유지해야 한다.	I	B	191, 192
TTR 수치를 상승시키기 위해 노력한다 (예, VKA 복용 교육 및 상담과 INR 확인 빈도 증가).	IIa	B	270
항혈소판제 단독요법 (단일제제 또는 아스피린과 클로피도그렐 이중요법)은 심방세동 환자에서 뇌졸중 예방을 위해 추천되지 않는다.	III	A	223, 225, 270, 271
항응고제 사용 절대적 금기증이 없는 경우 평가된 출혈위험도는 뇌졸중 예방을 위한 항응고제 사용 결정에 사용되서는 안된다.	III	A	
심방세동의 임상 양상 (첫번째 발생, 발작성, 지속성, 장기간 지속성, 영구형)이 뇌졸중 예방을 위한 항응고요법의 조건이 되어서는 안된다.	III	B	272
좌심방이 폐색술/배제술 권고사항			
좌심방이 폐색술은 장기간 항응고제 사용의 금기증 (예, 교정가능한 원인이 없는 뇌출혈)이 있는 심방세동 환자에서 뇌졸중 예방을 위해 고려할 수 있다.	IIb	B	227, 230, 271, 273
수술적 좌심방이 폐색술/배제술은 심장수술을 시행하는 심방세동 환자에서 뇌졸중 예방을 위해 고려할 수 있다.	IIb	C	240, 274

INR = international normalized ratio; LAA = left atrial appendage; NOAC = non-vitamin K antagonist oral anticoagulant; TTR = time in therapeutic range; VKA = vitamin K antagonist

10.2. 'B' - Better symptom control

심박수를 조절 하거나, 심율동 리듬을 조절하는 것은 심방세동 치료에 있어서 주된 치료 전략이다. 먼저, 심박수를 조절하기 위해서 사용하는 약제로는 베타차단제, 칼슘통로차단제, 디곡신 또는 이들의 조합을 사용할 수 있으며, 심율동 리듬 조절을 위해서 전기적 혹은 약물적 심율동 리듬 전환 치료를 할 수 있다. 항부정맥제로는 프로파페논(propafenone), 플레카이니드(flecainide), 소타롤(sotalol) 및 아미오다론(amiodarone)이 있으며, 나이, 심방세동 관련 증세, 심방세동의 상태, 환자 구조적 심질환 및 기저 질환의 여부, 약물의 효과 및 안정성을 확인하면서 선택적으로 급성기 혹는 장기간 동안 사용될 수 있다.

10.2.1. 심박수 조절

심박수 조절은 심방세동 환자의 증상 조절을 위해 유용한 치료법이다. 심박수 조절을 위해 가능하면 심장초음파를 실시하여 좌심방 크기 및 좌심실 수축 기능에 대한 평가를 먼저 한뒤 이를 바탕으로 적절한 약물을 선택한다. 아직까지 심박수 조절 전략에 대한 정형화된 형태(type)나 정도(intensity)에 보고하는 대규모 연구는 거의 없다.

10.2.1.1. 목표 심박수 조절

심방세동에 치료에 있어서 최적의 목표 심박수로 명확히 보고된 것은 없다. 일반적으로 맥박수는 110회 밑으로 유지하고, 증상이 있거나 좌심실 기능이 악화되면 80회 밑으로 유지할 것을 권장한다(그림 10).

이러한 맥박수 조절 지침의 근거는 다음과 같다. 영구형 심방세동 환자 614명을 대상으로 엄격한 심박수 조절군(휴식시 목표 심박수 80회/분 미만, 중등도 운동시 110회/분 미만)과 느슨한(lenient) 심박수 조절군(안정시 심박수 110회/분 미만)으로 무작위 배정하여 두 군 간의 임상적 사건을 관찰한 RACE II 결과에 따르면 임상 사건의 복합 지표, NYHA class 호전 및 입원 치료 여부에 두군 간에 차이가 없었다.[275, 276] AFFIRM과 RACE 결과에서도 엄격한 심박수 조절이 관대한 심박수 조절에 비해 임상적 이득이 없었다.[277] 이와 함께 안정시 심박수가 60-100 회/

분으로 적절하게 조절되고 있더라도 상당수의 심방세동 환자에서 심한 증상을 호소하므로, 심박수 조절 이외에 추가적인 치료가 필요함을 보여주고 있다.[121] 또한, 동성 리듬을 갖는 박출률 저하의 심부전 (HFrEF) 환자들의 경우 베타차단제를 통해서 심박수를 감소시키면 사망률 감소 등 예후 개선 효과가 있으나, 심방세동 환자들에서는 베타 차단제 투약으로 인한 예후 개선 효과가 관찰되지 않는 연구도 있다.[39] 하지만 그와 반대로 스웨덴 심부전 등록 연구에서는 박출률 저하 심부전이 동반된 심방세동 환자들에서 심박수가 100회/분 미만으로 조절이 안될 경우 사망률이 증가하고, 베타차단제를 사용할 경우 사망률이 감소되었다.[278]

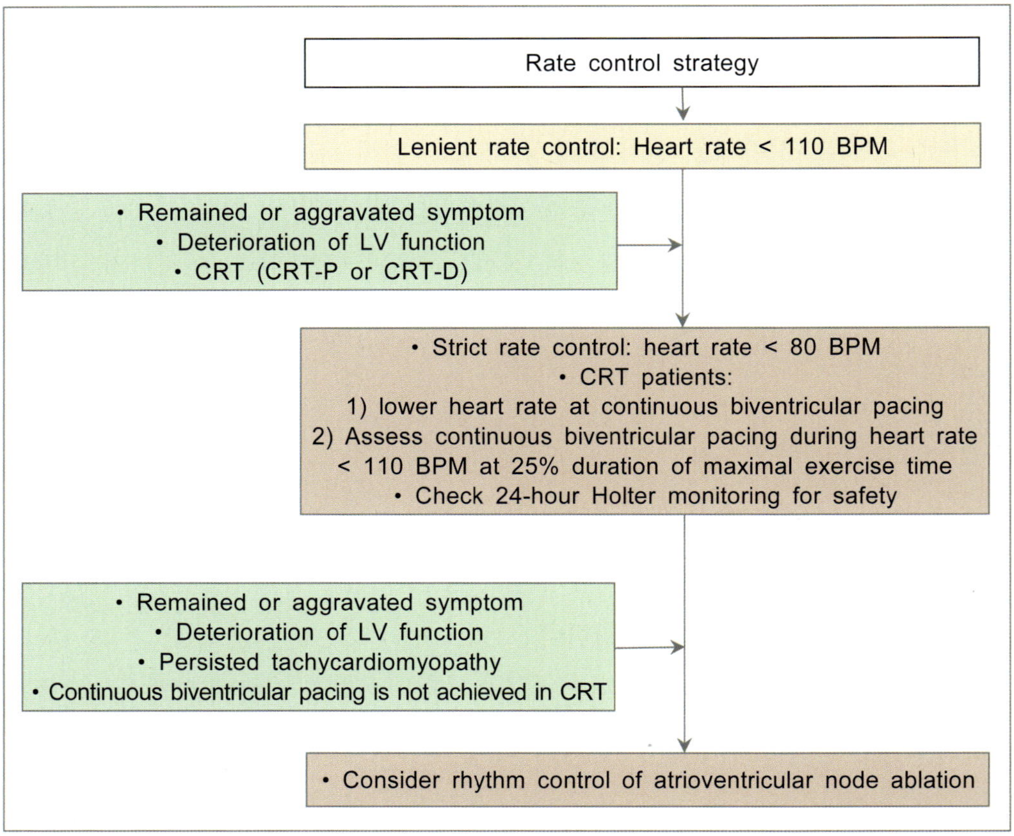

KHRS AF guideline

그림 10. 맥박수 조절 치료의 개요

10.2.1.2. 심박수 조절 약물

맥박수 조절 약제는 표 14에 나와 있다.

표 14. 심방세동 맥박수 조절 약제

	정맥주사	경구 유지 용량	금기증
베타 차단제			
Bisoprolol	Not available	1.25-10 mg QD or split	In case of asthma use beta-1-Blockers Contraindicated in acute HF and history of severe bronchospasm
Carvedilol	Not available	3.125-25 mg BID 8-64 mg QD (ER)	
Metoprolol	Not available	12.5-100 mg BID 25-200 mg QD (ER)	
Nebivolol	Not available	1.25-10mg QD or split	
Esmolol	500 mcg/kg IV bolus over 1 min, then 50-250 mcg/kg/min		
칼슘채널 차단제			
Diltiazem	0.25 mg/kg IV bolus over 2 min, then 5-15 mg/h	60-120 mg TID 90-360mg QD (ER)	Contraindicated in HFrEF Adapt doses in hepatic and renal impairment
Verapamil	0.075-0.15 mg/kg IV bolus over 2 min, then 5 mcg/kg/min	40-120 mg TID 120-480 mg QD (ER)	
Cardiac glycosides			
Digoxin	0.25 mg IV with repeated dosing to a maximum of 0.75-1.5 mg over 24h	0.0625-0.25 mg QD	High plasma levels associated with increased mortality Check renal function before starting and adapt dose in CKD patients
기타			
Amiodarone	300 mg IV over 1h, then 10-50 mg/h over 24h (preferably via central venous catheter).	100-200 mg QD	In case of thyroid disease, only if no other options

BID = twice daily; CKD = chronic kidney disease; ER = extended release; IV = intravenous, LV = left ventricular; LVEF = left ventricular ejection fraction; PO = per os; QD = once daily; TID = 3 times a day

베타차단제 : 심박수 조절을 위한 일차 선택 약제로서 베타아드레날린 수용체 차단효과를 가지고 있다. 베타차단제가 동리듬을 가지고 있는 박출률 저하 심부전 환자들에서 예후 개선 효과는 관찰이 되었으나, 심방세동을 가지고 있는 환자들에서는 관찰되지 않았다.[50] 10개의 무작위 대조시험들을 각 환자-수준에서 메타 분석 결과에 따르면 심방세동 환자들에서는 베타차단제는 위약과 비교하여 총사망률을 줄이지 못하였으나, 동리듬 환자들에서는 총사망률이 감소하였다.[39] 반면, 우리나라와 스웨덴의 심방세동을 가지고 있는 심부전 환자들의 치료에 있어서 베타차단제는 심박수 조절 약제를 사용하지 않는 경우와 비교하여 사망률을 유의하게 감소시키는 것으로 나타났다.[278, 279] 베타 차단제는 심박수 조절에 따른 증상 및 심기능 개선 효과가 있고, 약제에 대한 부작용이 미미하여, 모든 연령에서 양호한 내약성을 보이기 때문에 베타차단제를 모든 심방세동 환자들에서 심박수 조절 일차 선택 약제로 선택할 수 있는 근거가 될 수 있다.[39, 280]

칼슘통로차단제 : 베라파밀 또는 딜티아젬을 사용하여 심박수를 조절을 할 수 있으나,[281] 이 약제들은 박출률 저하 심부전 환자들에서는 음성 수축력 작용이 있을 수 있기 때문에 박출률 저하 환자에 있어서 사용을 피해야 한다.[282-284] 베라파밀 또는 딜티아젬은 부정맥 관련 증상을 개선시킬 수 있다고 보고되었으며, 정상 심기능을 갖는 만성 심방세동 환자를 대상으로 한 소규모 연구에 따르면 베라파밀 또는 딜티아젬은 운동능력을 증가시키고, B-형 나트륨이뇨펩티드 수치를 감소시키는 보고되었다.[286]

디지털리스 : 디곡신은 교감신경 항진된 상태에서는 그리 효과적이지 않을 수 있으며, DIG 연구에서 디곡신은 동리듬을 갖는 박출률 저하 심부전 환자들에서 위약과 비교하여 사망률 감소 효과는 없었으나, 입원률 감소 효과를 보였다.[287, 288] 동리듬과 달리 심방세동에서는 위약과 직접 비교한 무작위 대조시험 연구는 없으나, 국내외 연구 결과에 따르면 심방세동에서 디곡신 사용이 사망률 증가와 관련되 있을 수도 있었다.[289-292] 하지만 담당의에서의 선택 및 처방 치우침 (selection and prescription biases) 현상이 있었으며,[293-295] 기저 질환이 더 많은 환자들에서 디곡신이 더 흔하게 처방되는 경우가 많았다.[292, 296, 297] 추가적으로, 혈청 농도

0.5-0.9 ng/mL에 해당하는 저용량의 디곡신 (≤250 μg/d)을 사용의 경우가 예후가 더 좋을 가능성이 있었다.[296]

아미오다론 : 아미오다론은 심박수 조절의 마지막 수단으로 사용될 수 있다. 아미오다론은 다양한 심각한 심장외 부작용 때문에, 베타차단제 또는 베라파밀/딜티아젬과 디곡신의 조합 요법을 통해서도 심박수가 조절이 되지 않는 환자들에게서 사용될 수 있다.

10.2.1.3. 급성기 심박수 조절

급성기의 심방세동 심박수가 상승될 때 담당의는 원인이 될 수 있는 발열, 감염병, 내분비 장애, 빈혈 및 폐색전증 등의 원인 감별을 우선해야 한다.[298] 약제 선택과 목표 심박수는 환자의 특성, 증상 여부, 좌심실 박출률과 혈역학적 상태에 따라 달라질 수 있으나 급성기에는 느슨하게 심박수를 조절하는 것이 추천된다. 급성기 심박수 조절을 위해서는 베타차단제와 칼슘통로차단제가 효과가 빠르고 교감신경 항진상태에서 심박수 조절이 가능하기 때문에 디곡신보다 선호된다.[299-305] 박출률 저하 심부전의 경우 베타차단제와 디곡신 또는 이들의 병용 사용을 추천하며, 딜티아젬이나 베라파밀은 심실수축력을 저하시킬 수 있어 사용에 주의해야 한다 (그림 11).[283] 중환자이거나 심한 좌심실 기능 저하가 있는 환자에서 심박수 상승이 혈역학적 불안정성을 초래할 수 있을 경우 아미오다론 주사를 사용하거나 응급 심장율동전환을 고려해야 한다.[306-308]

10.2.1.4. 방실 결절 절제 및 심장 조율

약물을 통한 심박수조절이 효과가 없을 경우 방실 결절 및 히스속 (His-bundle)을 절제하고 인공 심박동기를 이식하여 심박수를 조절할 수 있다. 계획된 방실 결절 절제 시행 몇 주 전에 미리 인공 심박동기를 이식 하고 방실 결절 절제를 한뒤 인공심박동기를 70-90회/분으로 설정할 때 합병증 발생률이 낮고 장기 사망률도 낮은 것으로 보고되었다.[309-312] 이 시술은 좌심실 기능을 저하시키지 않고, 일부 환자들에서는 좌심실 기능을 호전 시킬 수도 있으나,[313-316] 박출률 저하 심부전을 갖는 선택된 환자들에서는 양심실 조율인 심실 재동기화를 이식하기도 한다. 최근

히스속 박동기가 방실 결절 절제술 이후 치료의 대안으로 보고되고 있다.[317] 증상이 심한 영구형 심방세동을 가지고 있는 박출률 저하 심부전 환자에 있어서는 방실 결절 절제술과 동시에 심실 재동기화 이식이 증상 감소 및 심부전 악화를 유의있게 감소시키는데 효과가 있었다.[318]

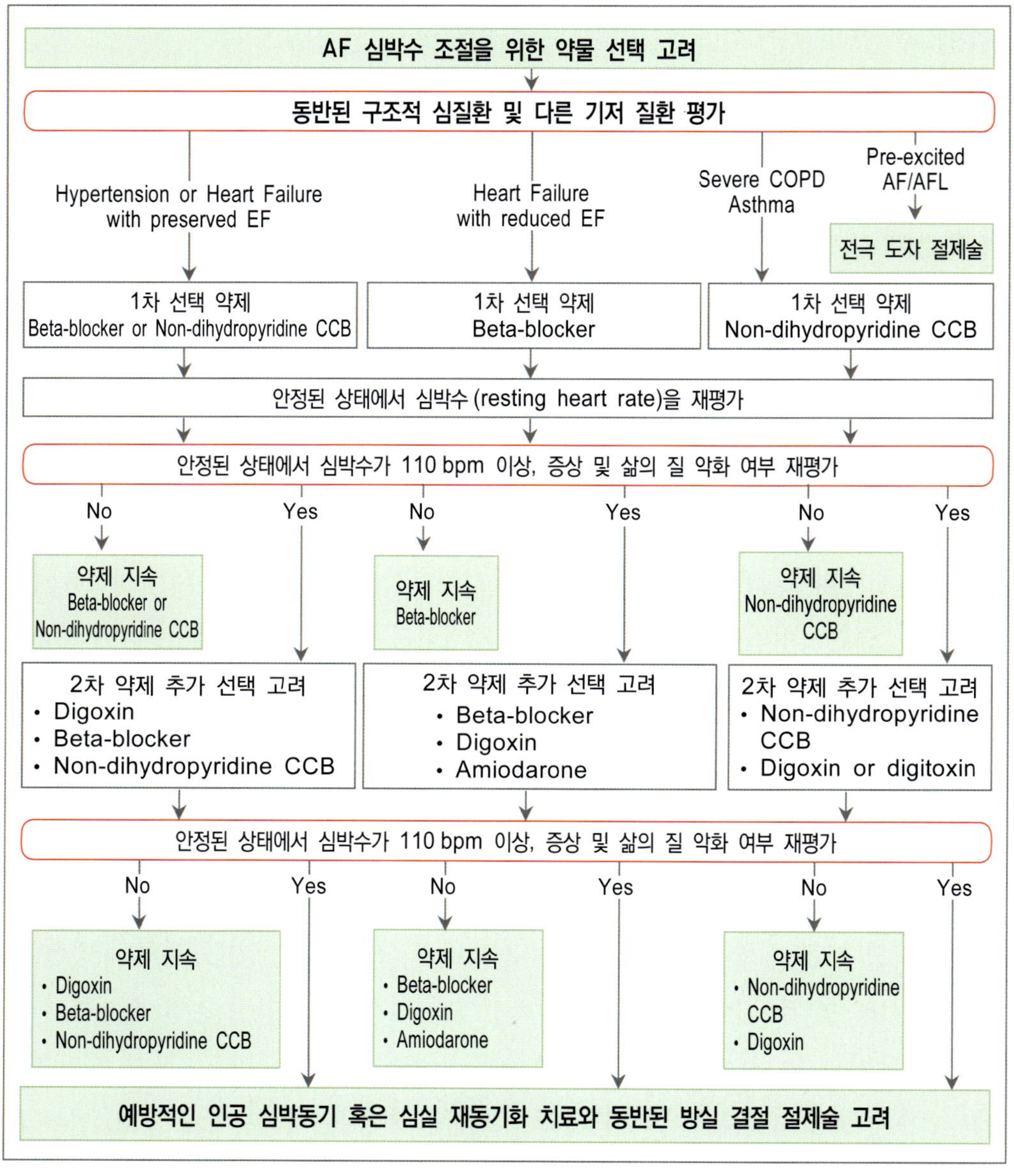

KHRS AF guideline

그림 11. 심박수 조절을 위한 약물 선택 고려

심방세동에서 심박수 조절 치료 권고 사항

권고 사항	권고 등급	근거 수준
좌심실 박출률 40% 이상인 환자의 심박수 조절을 위한 1차 선택으로 베타차단제, 디곡신, 베라파밀 및 딜티아젬이 추천된다.	I	B
좌심실 박출률 40% 미만인 환자의 심박수 조절을 위해 베타차단제 그리고, 또는 디곡신이 추천된다.	I	B
한가지 약제로 심박수 조절이 되지 않을 경우 다른 약제와 조합으로 심박수 조절을 고려해야 한다.	IIa	B
초기 안정시 심박동수를 110회/분 이하로 관대하게 심박수를 유지할 것을 추천한다.	IIa	B
집중적인 심박수 및 리듬 조절 치료에 반응하지 않거나 약물 치료를 잘 견디지 못하는 환자들에서 박동조율기에 의존을 받아들일 경우 방실 결절 절제술을 고려할 수 있다.	IIa	B
혈역학적으로 불안정하거나 심한 좌심실기능저하를 보일 경우 심박수 조절을 위해 아미오다론을 사용할 수 있다.	IIb	B

10.2.2. 리듬 조절

리듬 조절을 통해서 동율동 리듬으로 회복된 후에도, 지속적으로 동리듬을 유지하는 것은 장기적인 예후에도 좋은 것으로 알려져 있다. 현재까지의 항부정맥제는 대조군에 비해서 약 2배 정도 효과적으로 동리듬을 유지할 수 있다고 알려져 있으며,[319-323] 동성맥 회복에 실패하였더라도 전기적 심율동 전환 시행이나, 도자절제술을 동반하는 것이 훨씬 더 효과적이라고 알려져 있다.[324-326] 최근 항부정맥제를 사용한 리듬 조절 전략이 심방세동의 예후를 개선시킬 수 있으며,[327] 맥박수 조절 전략에 비해서 (적절한 항응고제 사용을 포함) 비슷하거나 더 좋은 예후를 보여주었다.[321, 328-334] 최근 리듬 조절 전략으로 약물 동반 혹은 초기에 도자절제술을 단독으로 시행하는 전략이 주요한 심혈관 및 뇌혈관 질환 발생률을 감소에 효과가 있었으며 (EAST-AFNET4와 CABANA),[335, 336] 국내 부정맥 전문의를 중심으로 하는 다기관 심방세동 코호트 약물 연구 (CODE-AF)에서도 비슷한 결과를 확인하였다.[337, 338]

항부정맥제는 심방세동 상태를 동성맥으로 전환시킬 수 있다는 것을 (약물에 의한 심장율동전환) 여러 연구들 혹은 메타 분석연구에서 보여 주었다.[331, 339-349] 전기적 심장율동전환은 약물에 의한 심장율동전환에 비해서 짧은 기간 동안 더 빠르고, 효과적으로 심방세동에서 동성맥으로 회복시킬 수 있으며, 입원 기간도 더 단축시킬 수 있다.[350-354] 약물에 의한 심장율동회복의 장점은 전기적 심장율동전환에 비해 진정 및 수면이나 금식들의 조치들이 필요치 않다는 것이다.

10.2.2.1. 리듬 조절 치료 적응증

리듬 조절 치료에 1차 적응증은 심방세동 관련 증상을 호전시키는 것 뿐만 아니라 삶의 질을 개선시키는 것이다.[331] 심박수 조절 전략보다 리듬 조절 전략이 심방세동 진행을 효과적으로 늦출 수 있기 때문에 경우에 따라서 심방세동 초기에 리듬 조절 치료가 중요할 수 있다 (그림 12).[355]

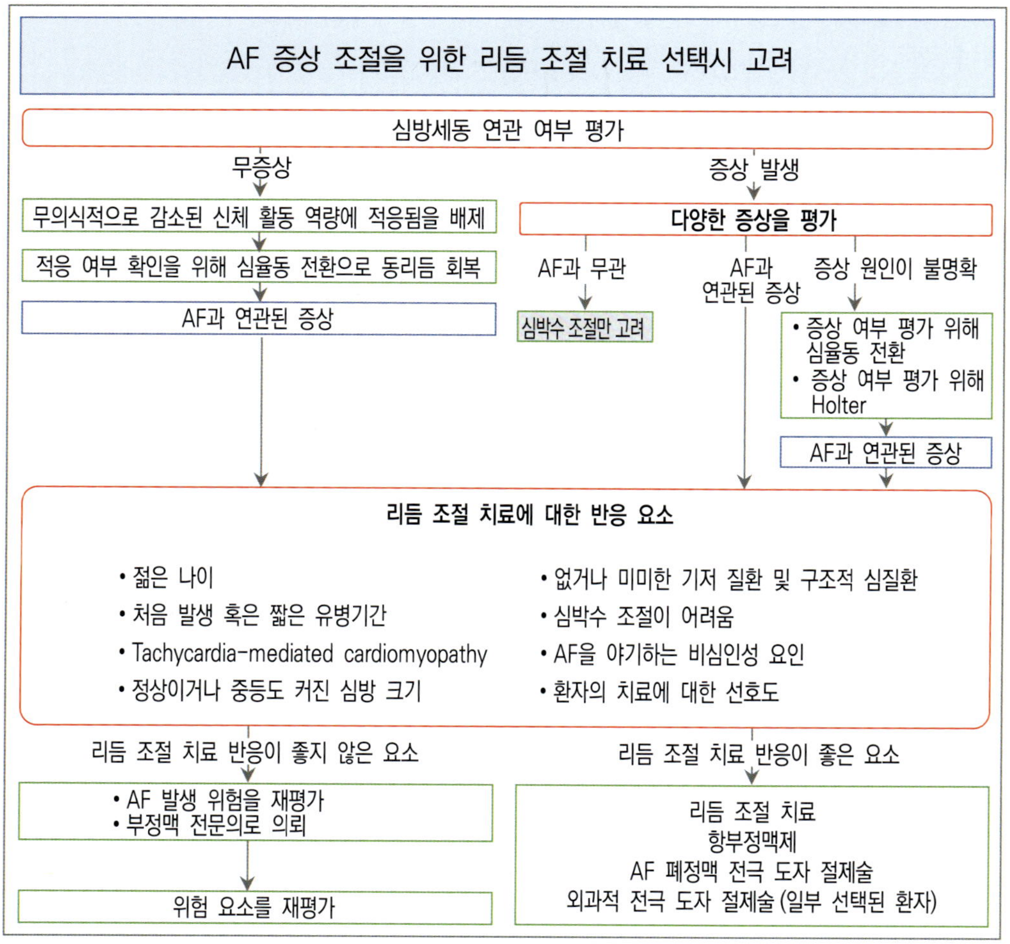

KHRS AF guideline

그림 12. 심방세동 증상 조절을 위한 리듬 조절 치료 선택 고려

하지만 심방세동 진행과 연관된 주요 인자로는 나이, 지속형 심방세동 및 기저 질환이므로, 리듬 조절 치료 전에 여러 가지 요소를 고려해야 한다.[356, 357] 추가적으로 리듬 조절 치료를 시작할 때에 증상의 여부, 증상의 정도, 항부정맥제의 부작용, 환자의 선호도의 균형을 잘 맞추어야 하며, 항부정맥제를 사용할 때의 다음 같은 사항을 고려해야 된다. 우선 정상 동율동을 유지하는 항부정맥제의 효과는 중등도 정도이다. 임상적으로 성공적인 항부정맥제 치료는 심방세동을 없애기보다는 감소시키며, 한 가지 항부정맥제가 실패했을 때는 다른 약제를 사용하여 임상적으로 만족할 만한 반응을 얻는 경우도 있다. 약제에 의한 부정맥의 유발 가능성 또는 심장 외의 부작용이 흔하므로, 효과보다는 안전성에 대한 고려가 항부정맥제의 선택에서 우선시 되어야 한다.

10.2.2.2. 심장 율동 전환 (Cardioversion)

10.2.2.2.1. 급성기 심장율동 전환

심장 율동 전환은 빠르고 효과적으로 심방세동을 동성맥으로 전환시킬 수 있으며, 최근에 발생한 심방세동으로 인한 혈역학적 불안정한 환자에게 유일하게 선택할 수 있는 치료법이다.[358-360] 혈역학적으로 안정한 환자들은 응급으로 동율동 전환을 통해서 리듬 조절을 하거나, 혈역학적으로 안정된 환자라면 경과 관찰 이후에 약물로 리듬 조절을 하는 방법을 상황에 맞게 시도 할 수 있다 (그림 13).[361, 362]

10.2.2.2.2. 전기적 심장 율동 전환

전기적 심장율동전환은 미다졸람, 프로포폴 혹은 펜토탈 정맥주사를 통해서 진정 및 마취된 환자들에게서 주로 시행된다.[363] 전기적 심장율동전환 치료 동안 지속적으로 혈압 및 산소포화도를 감시하는 것이 중요하며,[364] 치료 이후 간헐적으로 환자에게서 전기 패취 부위에 화상이 관찰되는 경우도 있기 때문에 피부도 관찰하는 것도 필요하다. 아트로핀 혹은 이소프레테레놀 정맥주사 및 체피형 임시 박동은 심장율동전환 이후에 발생할 수 있는 심한 서맥성 부정맥을 방지할 수 있다. 신체 가슴 앞쪽과 뒤쪽에 전기 패취를 위치시키는 것이 신체 가슴 앞쪽과 왼쪽 옆쪽으로 위치시키는 것보다 좌심방에 보다 더 강력한 전기적 충격장을 발생시켜 더 효과적으로 동성맥을 회복시킬 수 있다. 에너지는 125 J처럼 낮은 에너지로 시작하여 에너지를 점차 올리는 것보다 처음부터 360 J처럼 높은 에너지로 시행하는 것이 더 효과적이다.[359, 360, 365] 전처지로 투여하는 아미오다론 (경우에 따라서 몇주가 필요),[366, 367] 소타롤,[366] 플레카이니드 및 프로파페논[368]은 향후 시행하는 전기

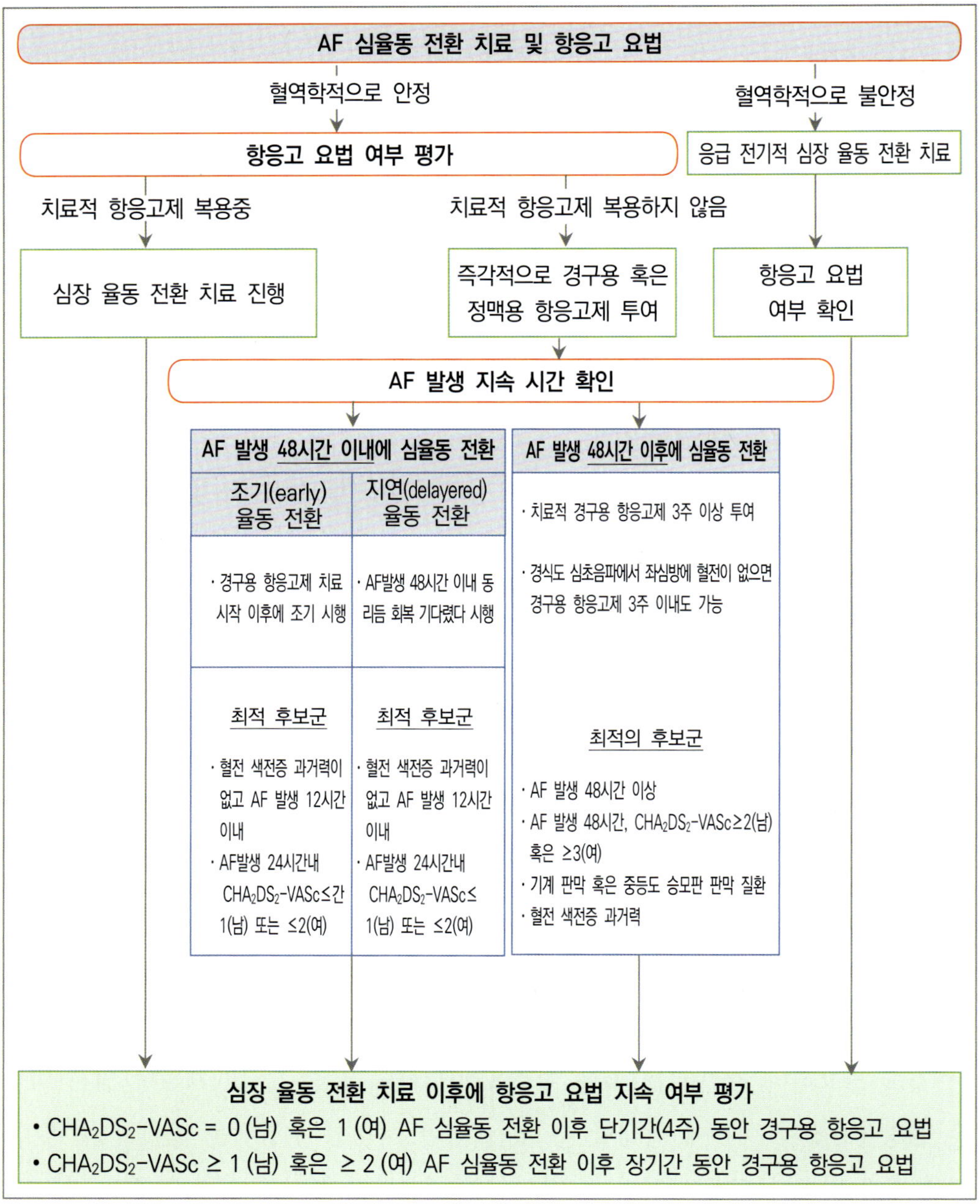

KHRS AF guideline

그림 13. 심방세동 심율동 전환 치료 및 항응고요법

적 심장율동 전환 치료 효과를 높일 수 있지만, 베타차단제, 베라파밀, 딜티아젬[369-371] 및 디곡신은[372, 373] 동성맥으로 회복시키거나, 전기적 심장율동전환 효율을 증대시키는 효과는 없는 것으로 알려져 있다. 최근에는 전기적 심장율동 전환 이후에 동성맥을 효과적으로 유지하기 위해서는 전기적 심장율동전환 1-3일 전에 (아미오다론은 몇 주 전) 항부정맥제를 전후에 투여하여 약물의 농도가 유지된 상태에서 전기적 심장율동전환을 시행하면 동성맥 유지 효과를 지속적으로 유지시킬 수 있다.[323, 345, 363] 전기적 심장율동 전환 이후에 재발의 위험요소는 고령, 여성, 심장율동 전환 과거력, 만성 폐쇄성 폐질환, 신장 기능 장애, 구조적 심장질환, 심부전, 확장된 좌심방이다.[374] 항부정맥제를 사용하면 사용하지 않았을 때보다 정상 동율동이 유지될 확률이 약 2배 정도 높으나,[375] 사망률이나 심혈관계 합병증을 발생에는 영향이 없고, 항부정맥제의 부작용으로 인해 입원을 경미하게 증가시킬 수 있다.[321, 328-332] 그러므로, 항부정맥제의 부작용을 줄이기 위해 항부정맥제의 사용 기간을 단축시키는 것이 바람직하다. 예를 들어, 전기적 심율동전환 치료 후에 플레카이니드를 이용한 4주간의 단기간 치료는 장기간 치료와 비교할 때 부작용이 적고 대부분의 심방세동 재발을 예방하였다.[323] 단기간의 항부정맥제 사용은 심방세동의 전극도자절제술 이후 조기 재발을 예방하기 위해서도 사용된다.[376] 항부정맥제의 단기간 사용은 부작용의 위험성이 높은 환자나 심방세동이 재발할 가능성이 낮은 환자에게도 합리적으로 사용될 수 있으며, 항부정맥제와 전극도자절제술 외에 체중 감량, 혈압 조절, 심부전 치료 등 동반된 심장 질환의 치료가 정상 동율동을 유지하기 위해 도움이 된다.

10.2.2.2.3 약물에 의한 심장 율동 전환 (Pill in the pocket" 치료 포함)

발작성 심방세동으로 인해 간헐적으로 발작적인 증상을 경험하는 일부 환자들에 있어서는, 병원 안에서 경구용으로 일회 사용 용량인 플레카이니드 200-300 mg 혹은 프로파페논 450-600 mg 이 안전하게 사용되었음을 확인하였다면, 병원 밖에서 경구용 플레카이니드 200-300 mg 혹은 프로파페논 450-600 mg를 간헐적으로 발생하는 발작적인 증상 발생시에 자가로 투여함으로써, 동성맥으로 회복시킬 수 있는 치료로 사용될 수 있다.[377] 이런 치료법은 병원 안에서 시행되는 심장율동전환보다 효과적이지는 못하지만,[378] 일부 환자들에게는 실질적인 도움을 줄 수도 있다.

심방세동에서 동율동 전환술 권고 사항

권고 사항	권고 등급	근거 수준
최근에 발생한 심방세동을 약물적 심장 율동 전환을 하기 위해서 구조적 심질환이 없는 경우 Vernakalant, 플레카나이드 혹은 프로파페논이 추천된다.	I	A
구조적 심질환이 있는 경우 아미오 다론 정맥 주사가 추천된다.	I	A
증상 있는 지속성 심방세동에서 리듬 치료 전략으로 전기적 혹은 약물적 심장 율동 전환 치료가 추천된다.	I	B
혈전색전증 위험을 고려한뒤, 혈역학적으로 안정화된 심방세동에서만 약물적 심율동 전환을 추천한다.	I	B
성공적인 전기적 심장율동 전환을 위해서 아미오다론, 플레카나이드, 프로파레논을 예방적으로 투여한다.	IIa	B
간헐적으로 혹은 최근에 발생한 심방세동에서 구조적 심질환이 없으면 효능및 안전성이 평가된 이후에 플레카나이드 혹은 프로파레논을 자가로 경구투여할 수 있다.	IIa	B
동기능 부전 증후군, 방실 결절 전도 장애 및 QT 연장을 가지고 있는 심방세동에서는 약물적 심율동 전환 전에 부정맥 및 서맥 발생 위험을 고려해야 한다.	III	C

10.2.2.3. 심방세동 전극도자절제술

심방세동 전극도자절제술은 심방세동 재발을 방지할 수 있는 잘 정립된 치료법이다.[379] 숙련된 시술자가 시행할 경우, 심방세동 전극도자절제술은 안전하고 동율동 유지 및 증상 개선 측면에서 항부정맥제보다 우월하다.[324, 380-394] 만약 장기적 치료로 율동 조절을 선택하였다면 심방세동 전극도자절제술과 항부정맥제의 효과와 부작용에 대해 환자와 논의할 것을 추천한다.

10.2.2.3.1. 적응증

심방세동 전극도자절제술 후 심방세동 재발의 위험요소로 알려진 것들에는 좌심방 크기, 심방세동 지속기간, 연령, 신기능 저하, 그리고 MRI로 관찰 가능한 기질 (substrate) 등이 있다.[395-399] 최근의 체계적 고찰에 따르면 전극도자절제술 후 심방세동 재발 예측모델들은 잠재적인 효과가 있는 것으로 보고되었으나 좀더 철저한 평가가 필요한 상태이다.[400, 401] 전극도자절제술 전 모델 변수들을 측정함으로써 심방세동 재발 가능성을 시술 전에 예측하고자 하는 것이지만, 현재까지 어떠한 점수체계도 다른 것들과 비교하여 우수하다고 입증되지 않았다. 따라서 현재로선 재발 위험이 있는 지속성 심방세동 환자에서 전극도자절제술의 적합한 적응증은 심방세동 지속기간과 같은 잘 평가된 위험 인자들을 고려하고, 각 환자의 선호도 등 개별 상황을 고려해서 결정되어야 한다. 특히, 심방세동 재발의 위험을 줄이기 위해 조절할 수 있는 위험 인자들에 대해 환자들에게 명확하게 설명해 주어야 한다.

심방세동 전극도자절제술의 적응증은 그림 14에 정리되어 있다. 심방세동 전극도자젤제술은 발작성 및 지속성 심방세동 환자에서 동율동을 유지하는데 효과적이다.[324, 380-385, 388-393, 418] 심방세동 전극도자절제술의 가장 중요한 임상적 효과는 부정맥과 관련된 증상을 감소시키는 것이다.[386, 387, 394, 419, 420] 이러한 점은 최근 무

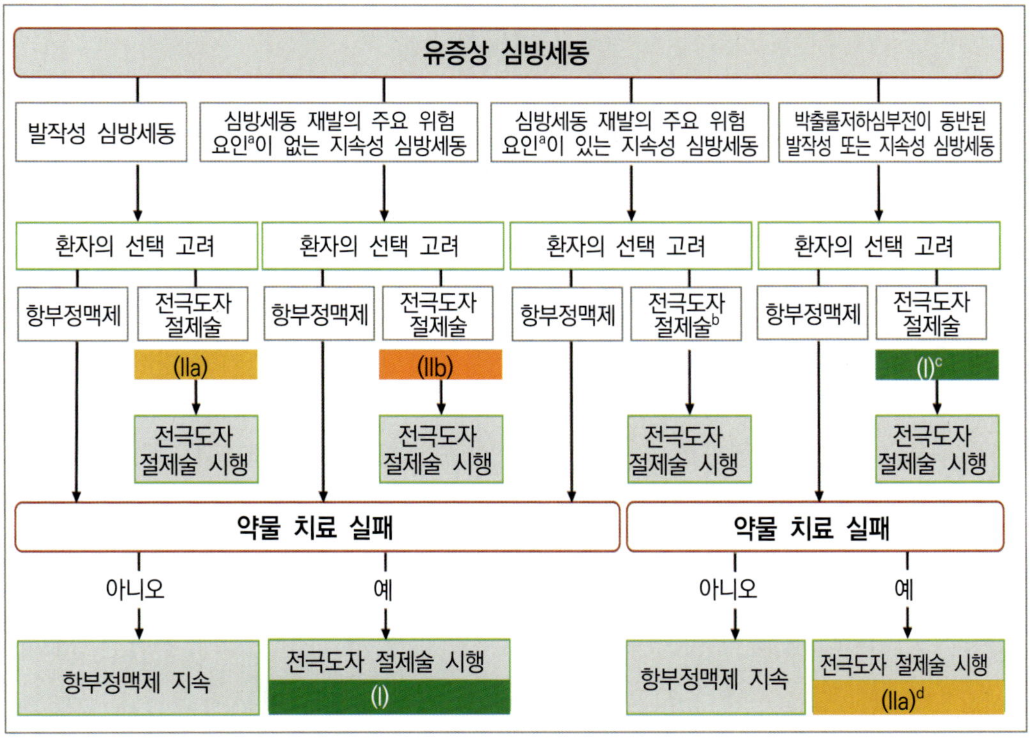

KHRS AF guideline

그림 14. 유증상 심방세동에서 전극도자절제술의 적응증

[a] 유의하게 확장된 좌심방, 고령, 긴 심방세동 지속기간, 신부전 및 기타 심혈관계 위험인자.
[b] 드문 개별적 상황에서 전극도자절제술은 1차 요법으로 신중하게 고려될 수 있다.
[c] 빈맥심근병증이 강하게 의심될 경우 좌심실 기능장애를 역전시키기 위해 추천됨.
[d] 생존률을 높이고 입원을 줄기이 위해

작위대조시험에서 입증되었는데 약물 치료 그룹과 비교하여 전극도자젤제술 그룹에서 삶의 질이 유의하게 높았고 이는 심방세동 부담(burden) 감소로 인한 것이다.[386] 증상 개선 효과는 최근에 발표된 대규모 CABANA (Catheter ABlation vs. ANtiarrhythmic Drug Therapy for Atrial Fibrillation) 무작위대조시험에서도 확인되었는데,[387] 이 연구에서 심방세동 전극도자절제술 전략은 사망, 중증 뇌졸중, 심각한 출혈, 또는 심정지 발생으로 이루어진 일차 목표를 약물 치료와 비교하여 유의하게 감소시키지 못하였다.[394] 반면, 가장 최근에 발표된 EAST-AFNET 4 (Early treatment of Atrial fibrillation for Stroke prevention Trial) 무작위 연구에 따르면 진단받은 지 1년 이내의 초기 심방세동 환자들을 대상으로 적극적으로 율동 조절을 할 경우 일반적 치료와 비교하여 일차 목표인 심혈관계 사망, 뇌졸중, 또는 심부전 악화 또는 급성 관동맥 증후군에 의한 입원이 유의하게 감소되었다.[421] 이 연구에서 조기 율동 조절 그룹은 항부정맥제 투여 또는 전극도자절제술을 통해 율동 조절을 하였고, 절제술은 연구 2년 시점에 19.4 %에서 시행되었다. 아직까지 일반적인 심방세동 환자군에서 전극도자절제술이 총사망률, 뇌졸중, 또는 주요 출혈을 유의하게 감소시킨다는 무작위대조시험은 없는 상태이므로 전극도자절제술의 적응증은 증상 조절 이상으로 확대되기 어렵고, 무증상 환자에서는 일반적으로 추천되지 않는다. 다만, 진단받은 지 1년 이내의 조기 심방세동의 경우 무증상이더라도 좀 더 적극적으로 전극도자절제술을 포함하여 율동 조절을 고려해 볼 수 있겠다.

박출률저하심부전 환자군을 대상으로 시행된 두 개의 무작위대조시험에서 심방세동 전극도자절제술은 총사망 및 입원을 감소시켰다.[390, 422] 다만, 이 두 연구 중 CASTLE-AF (Catheter Ablation vs. Standard conventional Treatment in patients with LEft ventricular dysfunction and Atrial Fibrillation) 연구에서만 사망률 및 심부전 입원을 연구의 일차 종점으로 설정하였다.[422] 이 연구 결과를 일반화 가능한지에 대해 최근 대규모 심부전 환자군을 대상으로 평가가 진행되었는데, CASTLE-AF 연구 선정 기준을 만족한 환자는 소수에 불가하였지만 (< 10 %) 연구와 비슷한 절제술의 효과가 관찰되었다. 더 진행된 박출률저하심부전 환자를 대상으로 소규모로 진행된 AMICA (Atrial Fibrillation Management in Congestive

Heart Failure With Ablation) 무작위대조시험에서는 1년 시점에서 심방세동 전극도자절제술의 효과를 보여주지 못하였으나, CABANA 하위그룹 분석 결과에서는 박출률저하심부전 환자에서 심방세동 전극도자절제술을 시행할 경우 연구의 일차 종점인 사망, 뇌졸중, 출혈 및 심정지 발생을 줄이고 사망률 또한 감소시킴을 보여주었다.[424, 425] 최근에 결과가 발표된 RAFT-AF (Randomized Ablation-based atrial Fibrillation rhythm control versus rate control Trial in patients with heart failure and high burden Atrial Fibrillation) 무작위대조시험에서는 좌심실 박출률이 저하되거나 보존된 심부전 환자 모두를 대상으로 심방세동 전극도자절제술의 효과를 평가하고자 하였다.[426] 그 결과 심방세동 전극도자절제술 그룹은 심박수 조절 그룹과 비교할 때 일차 종점인 총사망 및 심부전 사건 발생을 유의하게 감소시키지는 못하였다. 다만, 절제술 그룹에서 일차 종점 발생이 수치적으로 더 적었고(특히 박출률≤45 % 경우), 좌심실 기능이 개선되었으며, 삶의 질도 개선되었다. 전반적으로 박출률저하심부전 환자에서 심방세동 전극도자절제술은 심박수 조절과 비교하여 동율동 유지율이 높고, 좌심실박출률, 운동능력, 그리고 삶의 질을 더욱 향상시킨다.[109, 390, 422, 427-434] 따라서, 박출률저하심부전 환자에서 삶의 질 및 좌심실 기능을 개선시키고, 심부전 입원을 감소시키며, 잠재적으로 사망률까지 감소시키기 위해[435] 절제술을 고려할 수 있다.

만약 심방세동 관련 빈맥유발심근병증(빠르고 비동기적이며 불규칙적인 심근수축에 의한 심실 기능장애)이 강하게 의심될 경우 좌심실 기능 회복을 위해 심방세동 전극도자절제술이 추천된다.[434-439]

일반적으로 절제술은 class I 또는 III 항부정맥제 치료에 실패하거나 불내성을 보일 때 이차 치료로 추천된다. 이러한 지침은 약물 치료 실패 후 심방세동 전극도자절제술이 항부정맥제와 비교할 때 부정맥 재발 또는 증상, 운동 능력 및 삶의 질 개선 측면에서 우월함을 입증한 여러 무작위대조시험 결과에 바탕을 두고 있다.[324, 381-383, 386-388, 390, 392-394, 421, 440, 441]

항부정맥제 사용 전 심방세동 전극도자절제술을 고려하는 임상 시험 결과를 보면 동율동 유지에 있어 더 효과적이고, 경험 많은 센터에서 시행될 경우 합병증 발생도 수용할 수 있는 수준으로 보인다.[384, 385, 393, 442] MANTRA-PAF (Medical

ANtiarrhythmic Treatment or Radiofrequency Ablation in Paroxysmal Atrial Fibrillation) 연구의 5년 추적 결과에서 절제술 군에서 항부정맥제 사용군과 비교하여 심방세동 부담은 유의하게 줄었으나 삶의 질 향상으로 이어지지는 않았다.[392] CAPTAF (Catheter Ablation compared with Pharmacological Therapy for Atrial Fibrillation) 연구에서는 class I 및 III 항부정맥제를 사용한 적 없던 심방세동 환자를 대상으로 절제술 군은 항부정맥제 사용군과 비교하여 심방세동 부담이 감소하였고 이는 삶의 질 향상으로 이어졌다.[386] 이러한 연구 결과들 및 환자의 선호도를 바탕으로 발작성 심방세동 환자들에서 항부정맥제를 사용하기 전 심방세동 전극도자절제술은 고려될 수 있고 (class IIa), 재발의 위험이 낮은 지속성 심방세동 환자들에서도 고려될 수 있겠다 (class IIb).

10.2.2.3.2 절제술 기법 및 기술

심방세동 전극도자절제술의 기본은 고주파 절제 카테터를 이용하여 폐정맥 주변에 여러 개의 병변을 만들거나 냉각풍선과 같은 단일 샷 절제 장치를 사용하여 폐정맥을 전기적으로 완전히 고립시키는 것이다.[324, 381, 383, 388, 391, 418, 420, 441, 443-452] 불행히도 영구적인 폐정맥의 전기적 고립은 달성하기 어렵다. 폐정맥 재연결이 70% 이상에서 발생한다고 알려졌는데,[450, 453-462] 새로운 세대의 카테터 사용으로 재연결율은 상당히 낮아질 것으로 예상된다.[463-465]

특히, 지속성 또는 장기간 지속성 심방세동에서는 광범위한 절제술이 필요하다. 여기에는 심방의 선형 절제술, 좌심방이 또는 상대정맥 고립, 복잡 분할 전기도 (complex fractionated electrogram), 로터(rotors), 폐정맥 외 유발병소, 신경절의 절제술, MRI 또는 전압 지도를 통한 섬유화 부위 절제술, 그리고 지배적 주파수 지점 (high dominant frequency sites) 절제술이 포함된다.[465-474] 그러나 첫 시술에서 폐정맥 고립술 외 추가적인 절제술이 유익할 것인지에 대해서는 아직 정립되지 않았다.[169, 443, 444, 447, 475-492] 무작위대조시험 결과에 근거하면 폐정맥 외 유발병소 (특히 좌심방이)를 목표로 하거나 폐정맥 고립선 주변의 저전압 부위를 선택적으로 절제하는 것은 효과적일 것으로 추정된다.[472, 487] 하대정맥-삼천판 협부 (cavotricuspid isthmus, CTI) 의존 심방조동이 확인된 환자에서 심방세동 절제술을 시행할 때 우측 협부 절제술을 고려할 수 있다.[493-495] 비-CTI 의존 심방빈맥의 경우 절제술 기법은 기저 메커니즘과 빈맥 유발병소 또는 회로에 따른다.

몇몇 무작위대조시험 및 관찰 연구에서는 발작성 심방세동의 초기 시술로 고주파전극도자 절제술과 냉각풍선 절제술을 비교하였다.[391, 448, 496-510] 그 결과 두 기법 모두 전반적으로 부정맥-무발생 생존 및 합병증 발생 측면에서 비슷한 결과를 보였는데, 냉각풍선 절제술의 경우 시술 시간이 좀 더 짧고 조영 시간은 좀 더 긴 것으로 보고하였다.[391, 448, 496-510] 반면, 일부 연구에서는 냉각풍선 절제술의 경우 입원 기간이 줄어들고 합병증 발생률은 더 낮다고 보고하였다.[504, 511] 어떠한 에너지원을 사용할 것인지는 기관의 가용성, 시술자 선호 및 경험, 그리고 환자 선호도에 따르게 될 것이다. 절제술 과정을 단순화하고 결과를 개선시키기 위해 카테터 디자인 및 에너지원을 바꾸는 시도가 이루어지고 있는데 현재의 지침을 바꾸기 위해서는 추가적인 증거가 필요한 상황이다.

10.2.2.3.3. 합병증

전향적 등록 연구 결과를 보면 심방세동 전극도자절제술을 받은 환자의 대략 4-14 % 가량에서 합병증을 경험하고, 2-3 %는 잠재적으로 생명을 위협할 수 있는 것들이다.[512, 513] 최근 발표된 CABANA 연구는 대부분 경험 많고 시술 건수가 많은 기관을 중심으로 참여하였는데, 합병증 발생률은 상기 범위의 하한 정도였다.[394] 합병증은 주로 시술 24시간 이내에 발생하는데, 일부는 1～2달 지나서 발생하기도 한다 (표 15).[512] 시술 중 사망은 매우 드물고 (< 0.2 %) 보통 심낭 압전과 관련된다.[512, 514, 515]

10.2.2.3.4. 심방세동 전극도자절제술 결과 및 개선 가능한 위험인자의 영향

다수의 무작위대조시험에서 항부정맥제와 다양한 기술 및 에너지원을 사용한 심방세동 전극도자절제술을 비교하였는데 1차 치료로서 또는 항부정맥제 실패 후 모두 전극도자절제술이 부정맥-무발생 생존 측면에서 우월하였다.[324, 380-383, 385, 388, 389, 391-393, 418, 440-442, 472] 그러나, 많은 환자들에서 여러 차례 시술을 받아야 했고 뒤늦게 재발한 경우가 드물지 않았다.[419, 516-518]

표 15. 심방세동 전극도자절제술 및 흉강경절제술의 시술 관련 합병증

합병증 중증도	합병증 종류	합병증 발생률	
		전극도자절제술	흉강경절제술
생명을 위협하는 합병증	시술중 사망	<0.1%	<0.1%
	식도 천공/루	<0.5%	N/A
	시술중 혈전색전증	<1.0%	<1.5%
	심낭 압전	∞1.0%	<1.0%
심각한 합병증	폐정맥 협착	<1.0%	N/A
	지속적 횡경막 신경 마비	<1.0%	N/A
	혈관 합병증	2-4%	N/A
	개흉술 전환	N/A	<1.7%
	기흉	N/A	<6.5%
중등도 또는 사소한 합병증	다양한 합병증	1-2%	1-3%
중요성을 알 수 없는 합병증	무증상 대뇌 색전증	5-15%	N/A

핵심 목표에는 삶의 질, 심부전, 뇌졸중, 그리고 사망률이 있다. 몇몇 무작위대조시험 및 메타분석에서 심방세동 전극도자 절제술은 항부정맥제와 비교할 때 유의하게 삶의 질 점수를 지속적으로 향상시켰다.[187, 324, 381, 384-387, 442, 519, 520] 아직까지는 전극도자절제술을 통해 뇌졸중 발생 감소를 확실하게 입증한 대규모 무작위대조시험 결과는 없는 상태이다.

심방세동 종류 및 지속기간,[324, 3813-383, 388, 391, 420, 441, 449] 그리고 고혈압,[397, 411, 419] 과체중,[410, 412, 415, 419, 521-523] 대사증후군5 및 수면 무호흡증[412-414, 416, 417]과 같은 동반 질환이 전극도자절제술의 결과에 영향을 줄 수 있다(그림 15). 전향적 코호트 연구에 따르면 개선 가능한 위험 인자들을 철저히 조절할 경우 전극도자절제술 후 부정맥-무발생 생존을 향상시킬 수 있음을 제시하였다.[408]

10.2.2.3.5. 심방세동 절제술 후 추적관찰

심방세동 전극도자절제술은 복잡한 시술로서 다양한 종류의 합병증이 발생할 수 있다.[512, 526] 매우 드물지만 치명적인 합병증이 처음에는 비특이적인 증상 및 징후로 발현할 수도 있으므로 주치의는 주의를 기울여야 한다. 추적 관찰시 핵심 사항은 표 16에 정리되어 있다.

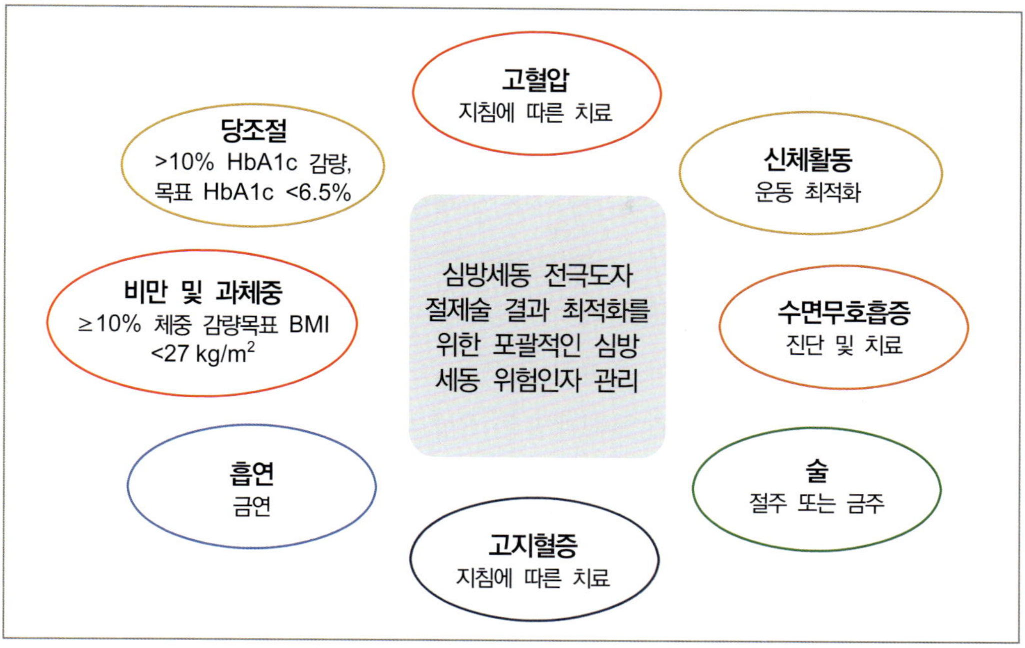

KHRS AF guideline

그림 15. 비정상적 기질 (substrate) 생성에 기여하여 율동 조절 전략에 악영향을 미치는 심방세동 위험 요소

표 16. 심방세동 전극도자절제술 후 추적 관찰시 핵심 사항

핵심 사항
합병증의 인지 및 관리 • 환자에게 퇴원 후 발생할 수 있는 드물지만 치명적인 절제술 관련 합병증의 임상 징후 및 증상에 대해 충분히 설명해야 한다 (예: 심방-식도루, 폐정맥 협착)
추적관찰 모니터링 • 시술 성공 여부 및 율동과 증상과의 관련성 평가에 유용하다. 절제술 후 첫 달 이후의 재발은 일반적으로 후기 재발을 예측하지만, 증상 재발은 이소성 박동 또는 기타 비지속성 부정맥 때문일 수 있다. 반대로 절제술 후 무증상 심방세동도 잘 알려져 있다. • 모니터링은 간헐적 심전도, 홀터, 패치형 기록계, 외부 또는 삽입형 루프 기록계, 또는 스마트폰 모니터(아직 검증되지 않음)를 통해 이루어질 수 있다. 최소 3개월 후에 환자를 평가하고 이후로는 매년 평가해야 한다.
항부정맥제 요법 및 심방세동 재발 치료 • 항부정맥제를 6주에서 3개월 유지함으로써 이 기간 동안 심방세동 조기 재발, 재입원, 그리고 심장율동전환을 줄일 수 있다. • 이후 항부정맥제는 율동 상태에 따라 줄이거나 중단하거나 또는 유지할 수 있다. 최근 보고에 따르면 블랭킹 기간(blanking period)이 끝날 때 동율동을 유지하는 항부정맥제 투여 환자에서, 블랭킹 기간 이후 항부정맥제를 유지할 경우 부정맥 재발이 감소한다.
항응고 치료 요법 • 일반적으로 경구항응고제는 모든 환자에서 절제술 후 2개월 동안 유지되어야 한다. 이 기간 이후 경구항응고제 유지 여부는 율동 상태보다는 CHA_2DS_2-VASc 뇌졸중 위험 인자에 의해 결정한다.

10.2.2.3.6. 전극도자절제술 후 심방세동 재발 위험 평가

전극도자절제술 후 심방세동 재발은 다양한 요소들의 복잡한 상호작용으로 발생한다. 이러한 요인에는 긴 심방세동 지속기간, 고령, 그리고 좌심방 크기의 증가가 있고,[395-398] 심장외막 지방 조직과 같은 구조적 요인도 있으며,[527, 528] 전기적 또는 이미징 검사에서 심방 기질 (substrate)이 존재하는 경우도 들 수 있다.[529] 다양한 위험 예측 점수가 제시되었는데 이러한 점수 체계는 예측력이 중등도 정도에 그치고 있어 추가적인 개선이 필요할 것으로 보인다. 가장 강력한 예측 인자 중 하나는 전극도자절제술 후 조기에 재발한 심방세동으로 알려져 있다.[403]

심방세동의 율동 조절 및 전극도자절제술 관련 권고 사항

권고 사항	권고 등급	근거 수준
일반적 권고		
심방세동 전극도자절제술을 결정할 때 시술의 위험과 시술 후 심방세동 재발의 주요 위험 요인들을 고려하여 환자와 상의할 것을 권고한다.	I	B
첫번째 폐정맥고립술 후 환자의 증상이 개선되었다면 심방세동이 재발한 환자에서 폐정맥고립술을 반복해서 받는 것을 고려할 수 있다.	IIa	B
약물 치료 실패 후 심방세동 전극도자절제술		
아래의 환자에서 심방세동 재발에 의한 증상을 개선시키기 위해 Class I 또는 III 항부정맥제 치료에 실패하거나 불내성을 보일 경우 폐정맥고립술인 심방세동 전극도자절제술을 권고한다.	I	
• 발작성 심방세동	I	A
• 심방세동 재발의 주요 위험 요인이 없는 지속성 심방세동	I	A
• 심방세동 재발의 주요 위험 요인이 있는 지속성 심방세동	I	B
발작성 및 지속성 심방세동 환자에서 심방세동 재발에 의한 증상을 개선시키기 위해 베타-차단제 치료에 실패하거나 불내성을 보일 경우 율동 조절을 위해 폐정맥고립술인 심방세동 전극도자절제술을 권고한다.	IIa	B
일차 치료		
아래의 유증상 환자 일부에서 증상 개선을 위해 율동 조절 일차 치료로 Class I 또는 III 항부정맥제 투여 대신 환자의 선택, 이익, 그리고 위험을 고려하여 폐정맥고립술인 심방세동 전극도자절제술을 고려할 수 있다.		
• 발작성 심방세동 에피소드	IIa	B
• 심방세동 재발의 주요 위험 요인이 없는 지속성 심방세동	IIb	C

권고 사항	권고 등급	근거 수준
심방세동 전극도자절제술은:		
• 증상 유무와 관계없이 빈맥유발심근병증 가능성이 높을 경우 심방세동 환자의 좌심실 기능부전을 역전시키기 위해 권고한다.	I	B
• 좌심실 박출률이 저하된 심부전이 동반된 심방세동 환자의 일부에서 생존률을 개선시키고 심부전 입원을 줄이기 위해 고려해야 한다.	IIa	B
폐정맥고립술인 심방세동 전극도자절제술은 임상적 상황을 고려하여 심방세동 관련 서맥 또는 심방세동의 율동전환 후 유증상의 동정지가 있는 환자들에서 박동조율기 삽입을 피하기 위한 전략으로 고려할 수 있다.	IIa	C
기법 및 기술		
폐정맥의 완전한 전기적 고립술을 모든 심방세동 전극도자절제술에서 권고한다.	I	A
만약 환자에게 CTI-의존 심방조동이 발생한 바 있거나 전형적인 심방조동이 심방세동 전극도자절제술 중 유도된다면 CTI 병변 만드는 것을 고려할 수 있다.	IIa	B
폐정맥고립술 외 추가적인 병변 형성(저전압 부위, 선형 병변, 분할 전기도, 이소성 병변, 로터 등)은 고려될 수 있으나 잘 정립되어 있지는 않다.	IIa	B
절제술 결과 개선을 위한 생활양식개선 및 기타 전략		
체중 감량은 비만한 심방세동 환자, 특히 심방세동 절제술이 예정일 경우 권고된다.	I	B
위험 요인을 엄격히 조절하고 유발 요인을 피하는 것은 율동 조절 전략의 일부로서 권고된다.	I	B

10.2.2.4. 심방세동의 수술적 치료

Maze 수술은 심방세동의 수술적 치료 방법이다. 초기에 좌심방을 자르고 다시 꿰맸던 maze 수술 방법은 여러 기기를 사용한 수술적 절제술로 발전되어 왔다.[530-532] 현재까지 200편 이상의 새로운 수술적 절제술 기법 발전에 관한 연구가 보고된 바 있다.[533] 그 중 대부분은 후향적 연구이거나 관찰 연구지만, 일부 무작위대조시험 및 메타분석 연구도 함께 발표되었다.[534-537] 위 연구들에서 수술적 절제술 치료의 율동 조절 효과에 대해서는 뚜렷하게 관찰되었으나, 삶의 질 향상, 뇌졸중, 사망률에 관한 긍정적 효과는 뚜렷이 관찰되지 않았다.[242, 536, 538, 539] 단 1개의 무작위대조시험에서 심방세동 수술 후 5 년간 추적 관찰한 결과 뇌졸중의 위험을 낮추고 동율동이 잘 유지되는 것을 확인하였지만, 뇌졸중 발생에 관해 충분한 검증력을 갖춘 연구는 아니었다.[537] 대규모 레지스트리 연구에서 승모판 수술이나, 관상동맥 우회술을 할 당시에 절제술을 함께 진행했을 때 좀 더 좋은 생존율이 관찰되었다.[540] 환자의 치료 방향을 결정할 때는 심장 전문 흉부외과 의사와 부정맥 전문 내과의사가 서로 협업하여 결정하는 것이 가장 이상적인 방법이다.

10.2.2.4.1. 다른 심장 수술시에 함께 진행하는 심방세동 수술적 치료: 적응증, 결과, 합병증

대부분의 관련 연구들은 승모판막 수술을 받는 환자들을 대상으로 연구가 진행되었다. 수술적인 폐정맥의 전기적 차단술은 동율동을 유지하는데 효과적이지만,[541] 가장 효과적인 치료방법은 폐정맥과 좌심방 후벽을 함께 차단시키는 방법이다. 이를 위해 선형 절제술 (linear ablation) 이 필요하지만, 그로 인해 심장의 중요한 구조로의 전기 신호 전달이 방해를 받을 수 있다. 많은 연구 결과들이 Maze 수술에서 양극 고주파 클램프나 냉각절제를 권고하고 있다.[542] 발작성 심방세동이 아닌 환자들에서는 양쪽 심방을 치료하는 것이 좌심방만 치료하는 것보다 동율동 유지에 좀 더 효과적으로 보인다.[535]

수술 후 심방세동의 재발과 관련된 수술전 위험 요인은 일반적으로 카테터를 이용한 도자절제술과 크게 다르지 않다. 좌심방 크기, 환자 나이, 심방세동 유병기간, 심부전, 좌심실 수축기능, 신기능 저하 등이 이에 속한다.[408, 541, 543-549] 현재까지 여러 연구에서 수술적 치료의 율동 조절에 대한 긍정적 효과는 분명해 보이지만, 삶의 질, 뇌졸중 사망률에 대해 미치는 영향에 대해서는 아직 논란이 존재한다.[537, 539, 550-554]

합병증으로는 다른 심장 수술 시에 수술적 절제술 치료를 함께 할 때 양측 심방을 모두 치료하면 서맥이 발생하여 심박동기를 삽입할 경우가 6.8~21.5 %로 높아지지만,[536] 다른 합병증의 위험은 크게 높아지지 않는 것으로 보인다.[536-539, 554, 555]

10.2.2.4.2. 심방세동을 위한 단일 수술적 치료 : 적응증, 결과, 합병증

흉강경을 통한 고주파 절제술은 구조적 심질환이 없는 심방세동 환자에서 폐정맥과 좌심방 후벽의 절연, 그리고 좌심방이 폐색을 목적으로 한다. 여러 연구에서 수술 이후에 리듬조절의 효과는 잘 입증되어 있으며, 일부 연구들은 삶의 질 향상도 보고하고 있다.[552, 553, 556-558] 최근 3가지 무작위대조시험를 메타분석한 연구에서 수술적 치료는 발작성/지속성 심방세동 환자에서 전극도자절제술에 비해 좀 더 좋은 율동 조절 효과를 보이고, 재시술의 필요성도 낮은 것으로 보였다.[559] 심방세동 전극도자절제술의 실패할 위험이 높은 환자들을 대상으로 진행한 FAST 연구에서는 평균 7년을 추적 관찰했을 때 고주파 전극도자절제술에 비해서 낮은 재발율을 보였다 (56 % vs 87 %).[557] 하지만 일반적으로 수술적 치료는 입원 기간이 길고, 합병증의 발생율이 높다.[534] 흉강경 심방세동 시술의 안정성에 대해 메타분석을 한 연구에 따르면 30일내 합병증의 빈도가 11.3 %로 보고되고 있고, 대부분 저절로 호전되었다. 한편 다기관 레지스트리 분석에서는 합병증 발생율이 3.6 %로 낮았다.[237] 무작위대조시험에서는 흉강경을 이용한 심방세동 시술이 전극도자절제술에 비해 좀 더 좋은 율동 조절 효과를 보였지만, 흉강경 시술은 좀 더 침습적이고, 합병증 발생의 위험이 높고, 입원기간이 길다.[242, 560] 전극도자절제술과 위험과 이득을 비교하면 흉강경 시술은 전극도자절제술이 실패한 경우나 실패할 확률이 높은 환자들에게 우선적으로 권유하는 것이 합리적이다. 수술적 치료를 할 때 좌심방이를 함께 제거하거나, 폐색시키는 것이 뇌졸중의 위험을 낮추는 낮추는지에 대해서는 아직 뚜렷하지 않으며 그렇기 때문에 뇌졸중 위험에 따라 경구항응고제 치료를 수술 이후에도 유지해야 한다.

심방세동 수술적 치료의 권고 사항

권고 사항	권고 등급	근거 수준
다른 심장 수술을 진행할 때, 함께 심방세동 수술적 치료를 하는 것을 고려해야 한다. 다만 리듬 조절의 이익과 심방 부정맥 재발의 위험성을 따져보아야 한다.	IIa	A
하이브리드 시술을 포함하여 흉강경을 이용한 심방세동 시술은 이전 경피적 심방세동 시술이 실패하였거나 혹은 실패할 확률이 높고, 항부정맥 약제에 불응하는 유증상 발작성, 지속성 심방세동 환자에게 장기간의 리듬조절을 목적으로 고려되어야 한다. 그리고 시술은 부정맥 전문의와 외과의사로 구성된 경험있는 협의체를 통해 결정되어야 한다.	IIa	B
하이브리드 시술을 포함하여 흉강경을 이용한 심방세동 수술적 치료는 항부정맥제 약물치료에 불응하는 재발의 위험성의 높은 유증상 지속성 심방세동 환자에서 리듬조절을 선호하는 경우 고려될 수 있다.	IIb	C

10.2.2.5. 하이브리드 수술/전극도자절제술

하이브리드 심방세동 시술은 심폐우회를 하지 않은 상태에서 최소 침습적으로 흉골절개를 하지 않고 심장의 외막에서 절제하는 수술적 치료와 심장 내막 쪽에서 시행하는 전극도자절제술을 합친 방법이다. 수술적 치료 후 바로 이어서 전극도자절제술을 시행할 수도 있고, 수술 후 6개월 이내 시행할 수도 있다.[561] 아직까지 두 가지 방법을 비교한 연구는 아직 없다.

오래된 지속성 심방세동 환자들을 대상으로 진행된 연구들을 체계적으로 고찰한 연구에서, 하이브리드 시술은 전극도자절제술에 비해서 좋은 율동 조절 효과를 보였다. 합병증 발생율은 두 그룹 모두 낮았지만, 하이브리드 시술이 좀 더 높았다 (13.8 % vs 5.9 %).[562] 좀 더 좋은 리듬 조절 효과를 보이는 이유는 수술적 치료시 양극 고주파 클램핑 후에 폐정맥 전기적 차단이 더욱 공고히 유지되며, 좌심방이의 클리핑, 그리고 고주파전극도자절제술로 심내막쪽에서 치료부위를 보강하기 때문일 것으로 여겨진다.[563, 564]

10.2.2.6. 율동 조절 중재술을 받는 환자들의 시술 전후 뇌졸중 위험 조절

10.2.2.6.1. 심장율동전환을 받는 심방세동 환자에서 뇌졸중 위험 관리 및 항응고치료

심방세동에 대해 심장율동전환을 받는 환자는 뇌졸중 및 혈전색전증 발생 위험이 증가하는데, 특히 경구항응고제를 복용하지 않고 있고, 심방세동이 12시간 이상 지속된 상황일 경우 위험하다. 심장율동전환 전 심방세동이 지속된 기간을 정확히 확인하는 것은 어려울 수 있는데 많은 환자들에서 심방세동이 무증상으로 발현하고, 증상 또는 합병증이 발생했을 때에야 병원에 내원하기 때문이다. 만약 심방세동 시작 시점을 정확히 모르는 경우 심장율동전환 전후 항응고치료는 12～24시간 정도 지난 심방세동으로 간주하고 한다. 심장율동전환 전후 혈전색전증이 발생하기 쉬운 기전으로는 기존에 혈전이 존재 (특히, 항응고치료를 하지 않았을 때), 동율동으로 전환된 후 심방의 기계적 기능의 변화, 심장율동전환 후 심방 기절 상태, 그리고 일시적인 친혈전성 상태 등이 있다.[566]

심방세동의 지속 시간이 48 시간 이내인 경우 심장율동전환을 받는 환자에서 항응고치료를 하는 경우와 그렇지 않는 경우를 비교한 무작위대조시험은 없다. 관찰

연구에 따르면 심방세동 지속 시간이 12 시간 이내이고 뇌졸중 위험이 매우 낮을 경우 (남자 CHA_2DS_2-VASc 0, 여자 CHA_2DS_2-VASc 1) 심장율동전환 후 4 주간의 항응고치료의 이점은 확인되지 않았기에 항응고제 치료는 개별적으로 접근에 따라 선택적으로 이루어질 수 있다 (그림 13).[565, 567]

심장율동전환 전후 비타민 K길항제로 항응고치료를 하면 뇌졸중 및 혈전색전증을 유의하게 감소시킨다고 알져졌으나,[566] 심장율동전환 전 3주만에 치료적 항응고 용량(INR 2.0-3.0)에 도달하는 것은 어렵다. 3주 기간은 임의적인데 기존에 심방세동에 의한 혈전이 존재한다면 내피화되거나 녹는 데까지 걸리는 시간을 가정한 것이다. 이 시간을 줄이기 위해 경식도심초음파 유도 심율동전환이 도입되었다. 만약 경식도심초음파에서 심방 혈전이 관찰되지 않을 경우 헤파린 주입 후 심장율동전환이 이루어지고 심장율동전환 후 경구항응고제를 투여한다.[568, 569]

NOAC은 빨리 작용하므로 NOAC 시작 3 주 후 심장율동전환 계획을 세울 수 있다.[570-572] 심장율동전환을 받는 심방세동 환자에서 NOAC은 와파린과 비교하여 최소 동일한 효율성 및 안전성을 보인다.[573] 세 개의 대규모 전향적 연구를 분석한 결과 5203명의 환자에서 비타민K길항제와 비교하여 NOAC은 일차 목표(뇌졸중, 전신 색전증, 심근경색증, 또는 심혈관 사망)를 유의하게 감소시켰다.[573]

심방율동전환 후 장기적인 경구항응고제 치료는 동율동으로 성공적으로 돌아왔는지와 상관없고, 뇌졸중 위험 (CHA_2DS_2-VASc 점수 이용) 및 출혈 위험 (예, HAS-BLED 점수)을 고려하여 이루어져야 한다.

경식도심초음파에서 혈전이 관찰된 환자에서는 심장율동전환을 위한 재평가 전 최소 3주간의 효과적인 항응고치료를 추천한다. 심장율동전환 전 경식도심초음파를 재시행하여 혈전이 녹았는지 확인해야 한다.[574] 이러한 환자에서 항응고치료는 쉽지 않은데 이전 치료의 효과 여부에 따라 개별적으로 결정한다.

10.2.2.6.2. 심방세동 전극도자절제술을 받는 심방세동 환자에서 뇌졸중 위험 관리 및 항응고치료

심방세동 절제술을 받는 환자에서 시술 전후 경구항응고제 관리에 있어 약간의 차이가 있겠으나, 최근 들어 시술자들은 INR수치가 치료 범위 내에 있다는 가정

하에 비타민K길항제 또는 NOAC 치료를 중단하지 않고 시술을 하는 방식을 취하고 있다. 항응고치료를 하지 않았던 환자들의 경우 절제술 3-4주 전부터 항응고치료를 시작하는 것을 고려할 수 있다.[379]

12개의 연구 메타분석 결과 심방세동 전극도자절제술에서 무중단 NOAC과 비타민K길항제를 비교하였을 때 뇌졸중/일과성뇌허혈은 더 낮았고(NOAC, 0.08%; 비타민K길항제, 0.16 %), 무증상 대뇌 색전 사건 발생은 비슷했다(8.0 % vs 9.6 %).[575] 반면, 주요 출혈은 비타민K길항제 군과 비교하여(2 %), 무중단 NOAC군에서(0.9 %) 유의하게 감소하였다.[575]

시술 전후 NOAC과 와파린을 비교한 대규모 무작위대조시험 [the RE-CIRCUIT trial (Randomized Evaluation of dabigatran etexilate Compared to warfarIn in pulmonaRy vein ablation: assessment of different peri-proCedUral antIcoagulation sTrategies)] 결과, 절제술 8주 이내 주요 출혈 발생율이 다비카트란 군에서 와파린 대비 유의하게 감소하였다(1.6 % vs. 6.9 %).[576] 다른 무작위대조시험들에서도(리바록사반을 이용한 VENTURE-AF,[577] 아픽사반을 사용한 AXAFA-AFNET 5,[578] 그리고 에독사반을 이용한 ELIMINATE-AF[579]) 무중단 NOAC과 와파린을 비교했을 때 비슷한 사건 발생률을 보였다. 전체적으로 심방세동 전극도자절제술을 받는 환자들에서 시술 전후 무중단 NOAC 사용은 뇌졸중/일과성뇌허혈 발생률은 낮았고, 무중단 비타민K길항제 사용과 비교하여 주요 출혈 발생도 유의하게 줄였다. 반면, 헤파린 브리징은 출혈 위험을 높이므로 피해야 하겠다.

흔히 임상 진료에서는 절제술 전 한 번 또는 두 번 정도의 NOAC 투여를 생략하는 경우도 '무중단' 용어를 사용하지만, 무중단 NOAC과 와파린을 비교한 무작위대조시험에서는 절제술 전 NOAC 투여가 전혀 중단되지 않는다.[571, 576] 따라서, 절제술 전 한 번 또는 두 번 정도의 NOAC 투여를 생략하는 것을 추천할 이유는 없다. 시술 후 당일 저녁 또는 다음날 아침에 (기존 항응고제의 다음 용량 투여 스케줄에 따라) NOAC 투여를 재개하는 것은 안전해 보인다.[576, 579]

심방세동 도자 절제술 전후 뇌졸중 위험 관리 관련 권고 사항

권고 사항	권고 등급	근거 수준
뇌졸중 위험 인자가 있는 심방세동 환자에서 절제술 전 경구항응고제를 복용하지 않는 경우 시술 전 뇌졸중 위험 관리로서 항응고치료 시작 및 다음 사항을 권고한다.	I	C
바람직하게는, 절제술 전 적어도 3주 동안 치료적 경구 항응고제 투여 또는, 절제술 전 좌심방 혈전을 배제하기 위해 경식도심초음파 시행	IIa	C
심방세동 전극도자절제술을 받는 환자에서 와파린, 다비가트란, 리바록사반, 아픽사반 또는 에독사반으로 항응고치료를 받고 있었을 경우 경구항응고제 중단 없이 절제술을 진행하는 것을 권고한다.	I	A
심방세동 전극도자절제술 후 다음 사항을 권고한다. 절제술 후 적어도 2개월 동안 와파린이나 NOAC으로 전신 항응고치료 유지한다. 절제술 후 2개월이 지난 후 전신 항응고치료의 장기적 유지는 절제술의 확실한 성공 또는 실패가 아니라 환자의 뇌졸중 위험 요소을 기반으로 한다.	I	C

10.2.2.6.3. 심방세동 수술 후 항응고치료

심방세동 수술을 받은 모든 환자에서 절제술에 의한 내막 손상이 발생하기 때문에 수술 후 출혈 위험을 고려하여 가능한 빨리 경구항응고제를 투여할 것을 권장한다. 장기간 경구항응고제 중단에 관한 무작위대조시험은 없다. 오래 기간 추적한 비무작위연구 결과에 따르면 수술 후 지속적으로 동율동인 환자에서 뇌졸중 발생이 적었으나, 좌심방이 절제를 하였더라도 심방세동인 환자들에서는 그렇지 않았다.[532] 따라서, 성공적으로 maze 수술을 받았고, 좌심방이 폐색술을 받았더라도 뇌졸중 위험이 있는 모든 환자에서 장기적인 경구항응고제 투여가 추천된다.

10.2.2.7. 리듬 조절을 위한 장기간 항부정맥 약제 치료

10.2.2.7.1. 항부정맥제

항부정맥 치료의 목적은 심방세동과 관련된 증상을 호전시키는 것이다. 따라서 장기적 항부정맥제 치료의 결정은 환자 증상과 약제 부작용, 그리고 환자의 선호도를 고려해서 결정해야 한다. 항부정맥 체료의 원칙은 표 17에 있다.

표 17. 항부정맥 약제 사용의 원칙

항부정맥 약제 사용의 원칙들
항부정맥 치료의 목적은 심방세동과 관련된 증상을 호전시키는 것이다
항부정맥 약제의 동율동 유지효과는 중등도 정도이다.
항부정맥 치료의 성공 기준은 심방세동을 제거하는 것이 아니라 줄이는 것도 포함할 수 있다.
한가지 항부정맥 약제의 치료가 실패한 경우, 다른 항부정맥제로 교체했을 때 효과가 있을 수 있다.
약제에 의한 부작용이 흔하다 (부정맥 유발 부작용 또는 심장외 부작용 등)
항부정맥 약제의 선택 기준은 효과보다는 안전성이 우선이다.

장기적 리듬 치료의 항부정맥제는 표 18과 AF 증상 조절을 위한 리듬 조절 치료 선택 고려는 그림 16에 표시되어 있다.

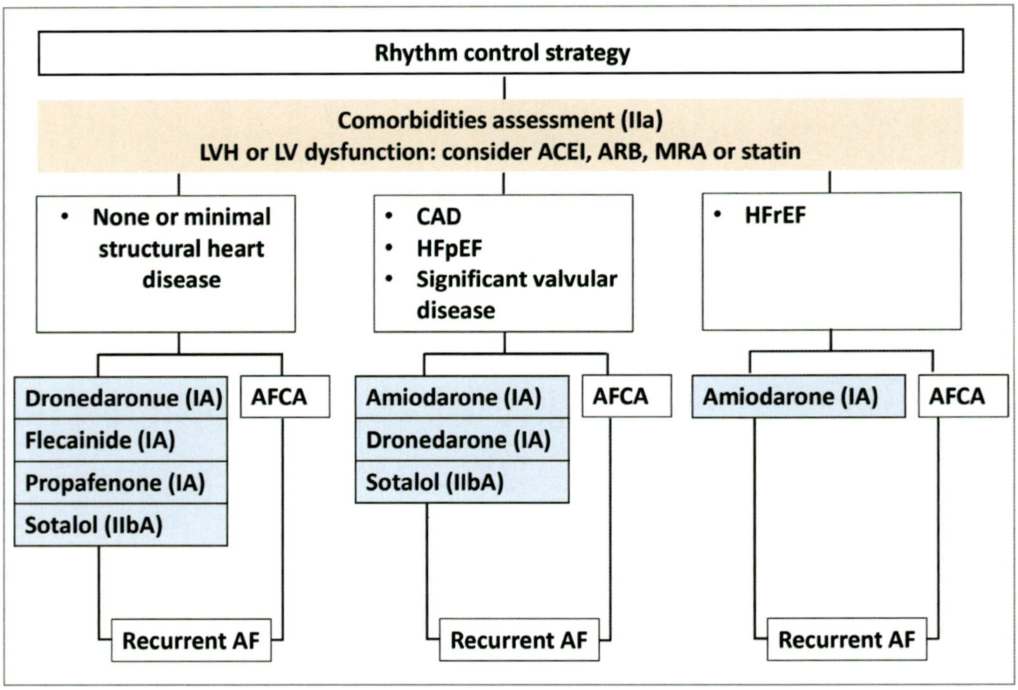

KHRS AF guideline

그림 16. 장기적 리듬 조절 치료 방법

표 18. 동율동을 유지하기 위해 사용되는 경구 항부정맥제의 특성

약제	용량	금기증 및 주의사항	약제 중단을 고려해야 하는 경고 징후	방실결절 전도 저하	심전도 모니터링
Amiodarone	600 mg을 분복하여 4주간, 400 mg을 분복하여 4주간, 이후 200 mg 매일	· QT 간격을 연장하는 약제와 병용시와 동결절 또는 방실결절과 전도기능 장애가 있는 경우 주의 · 비타민 K 길항제와 디지털리스는 감량 필요 · 스타틴과 병용시 근육병 증가 · 간질환이 있을 경우 주의	QT 간격의 연장 〉 500 ms	심방세동에서 10-12 회/분	시작 전, 1주, 4주
Dronedarone	400 mg bid	· NYHA III 또는 IV 또는 불안정한 심부전, QT 간격을 연장하는 약제 또는 강력한 CYP3A4 억제제(예: verapamil, diltiazem, azole 항진균제)의 병용 투여, CrCl 〈 30 mg/mL 인 경우 금기 · 디지털리스, 베타차단제, 스타틴의 일부는 용량감량 필요 · 혈중 크레아티닌 농도가 0.1-0.2 mg/dL 상승이 흔하나 신장기능의 악화를 의미하는 것은 아님 · 간질환이 있을 경우 주의	QT 간격의 연장 〉 500 ms	심방세동에서 10-12 회/분	시작 전, 1주
Flecainide	100-150 mg bid	· CrCl 〈 50 mg/mL, 간질환, 허혈성 심질환, 좌심실 구혈율 저하의 경우 금기 · 동결절 또는 방실결절과 전도기능 장애가 있는 경우 주의 · CYP2D6 저해제(예: fluoxetine 또는 삼환계 항우울제)가 혈중 농도를 증가시킴	QRS 간격의 증가 〉 25%	없음	시작 전, 시작 1일, 시작 2-3일
Propafenone Propafenone SR	150-300 mg tid 225-425 bid	· 허혈성 심질환, 좌심실 구혈율 저하의 경우 금기 · 동결절 또는 방실결절과 전도기능 장애, 간기능 장애, 신기능 장애, 또는 천식이 있는 경우 주의 · 디지털리스와 와파린 용량을 증가시킴	QRS 간격의 증가 〉 25%	미약	시작 전, 시작 1일, 시작 2-3일
Pilsicainide	50 mg tid	· 허혈성 심질환, 좌심실 구혈율 저하의 경우 금기 · 동결절 또는 방실결절과 전도기능 장애, 신기능 장애가 있는 경우 주의	QRS 간격의 증가 〉 25%	없음	시작 전, 시작 1일, 시작 2-3일
Sotalol	80-160 mg bid	· 유의한 LV, 수축기 심부전, 천식, QT 간격의 증가, 저칼륨혈증, CrCl 〈 50 mg/mL인 경우 금기 · 중등도의 신장기능 저하인 경우 세심한 용량조절 필요	QT 간격의 연장 〉 500 ms, 약제 시작 후 QT 간격의 증가 〉 60 ms	고용량의 베타차단제와 유사	시작 전, 시작 1일, 시작 2-3일

플레카이니드와 프로파페논은 가장 흔하게 사용되는 항부정맥제로서 심장율동 전환에 있어서 효과적으로 사용될 수 있으나,[346-349, 580, 581] 구조적 심질환이 없는 환자에게만 제한적으로 사용될 수 있다. 다음으로 흔히 사용되고 있는 항부정맥제인 아미오다론은 심부전 및 허혈성 심장질환을 가지고 있는 환자에게 사용될 수 있으며,[340] 정맥주사 이후 8-12시간 안에 맥박수를 분당 10~12회 정도를 감소시킬 수 있다.[340] 아미오다론과 플레카이니드는 모두 동성맥 회복률에 있어서 소타롤보다 더 효과적으로 알려져 있다.[344, 345, 582, 583]

플레카이니드, 프로파페논 및 필시카이니드 : Vaughan Williams class IC 약제로 구조적인 심질환이 없는 심방세동 환자에서 심율동 조절을 위해 사용될 수 있다. 다른 나트륨 통로 차단제와 마찬가지로 플레카이니드는 심근경색이 있었던 환자에서 사용시 사망률을 상승시킬 수 있으므로 허혈성 심질환에서 사용을 피해야 하며,[584, 585] 프로파페논과 필시카이니드 또한 심근경색에서 사용을 피해야 한다. 추가적으로 세 가지 약제 모두 심근 수축력을 감소시킬 수 있으므로 좌심실 부전 환자에서도 사용을 피해야 한다. 세 약제 모두 심방 조동 동안에 심방 박동수를 감소시켜서, 1:1 방실전도를 초래하여 심실 박동수를 증가 시킬 수 있으므로 방실전도 차단 약제를 함께 사용해야 한다. 약제 사용에 따른 사용-의존적(use-dependent) QRS 간격이 증가되어 약제 사용전과 비교하여 QRS 간격이 25% 이상 증가하면 부정맥 발생과 연관이 있다.[586] 그러므로, 심실내 전도장애 또는 각 차단을 포함하여 방실전도장애가 있는 경우 특히 심박동기가 없다면 주의해서 약제를 사용을 해야 한다.[587] 심장 이외의 부작용은 흔하지 않으나, 어지럼증, 시야장애가 발생할 수 있으며, 프로파페논의 경우 미각 이상을 초래할 수도 있다.[588, 589] 프로파페논은 베타차단 효과가 있으며, 플레카이니드와 함께 CYP2D6의 기질이 되며, 이것은 7% 인구에서는 없는 것으로 (poor metabolizer) 알려져 있다. CYP2D6는 퀴니딘, 플루옥세틴 및 삼환계 항우울제로 억제될 수 있으므로 약제 상호작용 또는 유전적 취약성이 있으면 높은 혈중 농도를 초래할 수 있다.[377, 590] 플레카이니드와 프로파페논은 발작성 심방세동 뿐만 아니라 지속성 심방세동 환자에서도 재발 방지 또는 동율동 유지기간 연장에 도움이 된다.[591-597] 총 21,305

명이 포함된 59개의 연구를 이용한 메타분석에 따르면, Class IA 약제 및 소타롤은 모든 원인 사망률의 증가와 연관이 있으나 플레카이니드와 프로파페논는 사망률의 증가와 관련이 없다고 보고되었으며,[375] 특히 Class IC 약제는 심방세동의 재발율을 상당히 감소시킨 것으로 보고되었다. 플레카이니드와 프로파레논은 드로네다론및 소타롤과 비교하여 심방세동 재발 감소 효과가 비슷하며, 아미오다론보다는 심방세동 재발 감소 효과가 약하다.[598, 599] 필시카이니드는 일본에서 개발된 Class IC 약제로 동율동 전환 및 유지 모두에 사용될 수 있으며[600] 교차연구에서 필시카이니드가 발작성 심방세동 환자의 재발율과 삶의 질에 있어서 플레카이니드와 차이가 없는 것으로 보고되었다.[601]

드로네다론 : 드로네다론은 관상동맥 질환 혹은 심비대를 가지고 있는 발작성 또는 지속성 심방세동 환자에서 동리듬을 유지하고 심박수를 감소시켜 심혈관계로 인한 입원 및 사망을 감소시킨다.[322, 327] 최근 심방세동 유무와 상관 없이 비대상성 심부전 환자와 영구적 심방세동 환자에서는 오히려 사망률을 증가시키는 것으로 보고되었으며,[602, 603] 크레아티닌 수치를 중등도로 증가시키는데 이것은 신장기능의 감소라기보다는 배설의 감소로 인한 것으로 보여진다.[604]

소타롤 : 소타롤은 Vaughan Williams Class III 약제로서 회귀성 기전을 가진 부정맥을 억제하는 데 효과적인 약물이다. 소타롤은 동율동 전환에는 효과가 없으나, 동리듬으로 전환이 된 환자에서는 심방세동의 재발 방지에는 매우 효과적이며, 심방세동 환자의 30-50 %에서 1년간 동리듬이 유지되는 것으로 알려져 있다.[605, 606] CTAF연구에서, 16개월의 관찰 기간 동안 아미오다론 복용군에서는 35 %의 환자에서 재발하였지만 소타롤 복용군에서는 63 % 의 환자에서 재발하였다.[320] 동율동 유지 효과를 비교한 SAFE-T 연구에서도 소타롤이 아미오다론에 비하여 효과가 낮은 것을 확인하였으나,[345] 프로파페논과는 효과가 비슷한 것으로 확인되었다.[320] 추가적으로 허혈성 심질환을 가진 환자군에서 소타롤 및 아미오다론 을 복용하는 경우 허혈성 질환이 없는 환자에 비하여 동율동 유지가 보다 효과적인 것으로 확인되었으며, 허혈성 심질환을 가진 환자에서 아미오다론과 소타롤이 동율동 유지 효과가 비슷한 것으로 확인되었다.[345] 최근 심방세동 및 관상동맥질환을 함께 가지

고 있는 환자에서 소타롤을 복용한 군이 아미오다론을 복용한 군에 비하여 생존율이 높았으며, 부작용도 적어 약물에 대한 순응도가 좋았다고 보고하였다.[607] 소타롤은 약물 유발성 긴 QT 증후군을 잘 일으키는 것으로 알려져 있으며, 일부 비교 연구에서는 소타롤 사용군에서 사망률이 증가하는 경향도 확인되었다.[598] 소타롤은 간에서 거의 대사되지 않고 신장에서 배설되므로, 만성 콩팥병이 있거나 콩팥기능이 불안정한 환자에서 약물 유발성 긴 QT 증후군의 발생 여부에 주의를 기울여야 한다.[608] 소타롤을 안전하게 사용하기 위해서는, 심전도상에서 QTc 간격이 450ms 이하일 경우 약물을 시작하여야 하며, 최소한 3일간 심전도를 시행하여, QTc 간격이 500ms 이상으로 증가할 경우 감량하여야 한다. 한편, 소타롤은 활동 전위 기간(action potential duration)을 증가시키는데, 이는 맥박수가 감소할수록 QTc 간격이 길어지게 되는, "reverser use dependence" 라는 현상을 유발한다.[609] 따라서 소타롤을 복용하는 환자에서 서맥이 발생할 경우 서맥으로 인한 torsades de pointes가 발생할 수 있다는 점을 유념하여야 한다.

아미오다론 : 아미오다론은 다양한 이온 채널을 차단하고, 심박수를 줄이며 심부전 환자에게도 안전하게 사용할 수 있다.[321, 610] 하지만, QT가 연장되면서 Torsades de pointes와 같은 부정맥을 일으킬 수 있으므로 심전도상에서 QT 간격, T 및 U 파를 주의 깊게 관찰해야 한다.[611] 아미오다론은 특히, 장기적으로 사용할 때 심장 이외의 조직에 여러 부작용을 일으킬 수 있어, 다른 항부정맥제를 사용할 수 있는 경우라면 2차 약제로 교체 사용하는 것을 권장한다.[612]

베르나칼란트 (vernakalant) : 다른 항부정맥제에 비해 심방 선택적이며 초기 활성 칼륨 통로 및 박동수 의존 나트륨 통로를 선택적으로 차단하며 사용-의존성(use-dependency) 을 보인다는 점에서 특이한 약제이다.[613, 614] 구조적 심질환이 없는 환자에서 3시간~7일 내 급성으로 발생한 혈역학적으로 안정된 심방세동의 빠른 동율동 전환을 기대해볼 수 있는 정맥주사제로, 위약과 비교한 연구나 아미오다론, 이뷰틸라이드와 비교한 무작위 연구에서도 대조군 대비 강력한 동율동 전환율을 보여주었다.[614-616] 유럽에서는 승인되었고, 미국과 국내에서는 아직 승인되지 않고 있다.

10.2.2.7.2. 항부정맥제의 부정맥 유발 위험성을 구별하기 위한 심전도 소견

항부정맥제 사용 시 심장 내 전기 생리학적 변화가 나타나게 되므로,[617] 오히려 부정맥을 유발시킬 수 있다. 고위험군을 예측할 수 있는 소견은 12 유도 심전도의 변화로부터 감지할 수 있기 때문에 항부정맥제 사용 전 반드시 기저 12 유도 심전도를 확인해두는 것이 필요하다. 만일 기저 심전도에서 심각한 동기능 부전 혹은 전도장애가 있거나 QT 간격이 500ms 이상으로 이미 길어져 있는 심박동기가 없는 환자에서는 항부정맥제 처방 시 더욱 주의가 필요하다.[587] 약제 사용 중에는 심전도상 PR,[586, 618] QT[619] 및 QRS[586] 간격, U파의 발생[611] 등이 중요한 변화 소견인데, 플레카이니드, 프로파페논 및 필시카이니드는 주로 나트륨 통로를 억제시켜 심장 내 전도 속도를 늦추므로 PR 및 QRS 간격이 연장된다.[620] 이는 정상적인 약제 반응이지만 만일 기저 심전도에 비해 간격이 25 % 이상 증가하게 되면 약제 감량 또는 중단이 필요하다.[586, 621] 소타롤, 드로네다론 및 아미오다론은 주로 칼륨 통로를 억제하므로 재분극 이상이 두드러지게 나타난다.[620] 즉, 이러한 약제 복용 중 QTc 간격이 500 ms 이상 또는 기저 심전도보다 60 ms 이상 증가하거나 새로운 U파 발생시 Torsades de pointes 발생의 위험신호이므로 항부정맥제 감량 또는 중단을 고려해야 한다.[611, 622-624] 따라서 항부정맥제를 복용하는 환자는 심전도를 주기적 추적 관찰 하는 것이 필수적인데 약제 사용 초기에 심전도 변화가 가장 뚜렷하므로 Class IC 약제 및 소타롤은 시작 후 3 일째 까지는 매일 측정, 드로네다론 및 아미오다론은 시작 후 1 주일 째 확인이 필요하며, 이후로는 최소 6 개월에 한 번씩의 심전도 추적 관찰이 권고된다.[323, 623, 625]

10.3. 심혈관계 위험인자 관리 지침

생활습관 인자 및 경계선 조건을 포함한 심혈관 위험인자 부담 및 동반질환은 심방세동 발생 위험 및 예후에 영향을 미친다. 건강하지 않은 생활 습관, 위험인자, 심혈관 질환, 이 세가지의 연속체는 여러 상호작용 인자의 결합된 효과에서 비롯되는 심방 리모델링/심근병증 및 심방세동의 발생에 기여한다. 심방세동 환자의 포괄적 관리지침인 ABC (Atrial fibrillation Better Care) 경로의 3 가지 구성 요소중 하나인 'C'구성 요소는 동반질환, 심장 대사 위험인자, 건강하지 않은 생활 습관 요인의 발견 및 관리를 포함한다. 또한 위험인자와 심혈관질환 관리는 뇌졸중 예방 및 심방세동 부담과 증상 중증도 감소 전략에 도움이 된다. 최근 행해진 무작위 배정 임상연구에 따르면 기저 질환에 대한 표적 치료는 지속성 심방세동이 있는 심부전 환자의 심방세동 시술 후 정상맥박 유지를 개선시키는 결과를 보였다. 기저 동반질환과 위험인자에 대한 포괄적인 관리는 심방세동 부담과 재발을 감소시키는 효과를 보였으나, 단일 인자에 대한 관리는 일관적이지 않은 결과를 도출하기도 하였는데 (예: 고혈압)[626] 이는 심방세동의 원인이 어느 한 인자에 있지 않기 때문으로 생각된다.

10.3.1. 생활습관 교정

10.3.1.1. 비만과 체중 감소

비만은 체질량 지수의 증가에 따라 점차적으로 심방세동의 위험을 증가시킨다.[170, 627-631] 모든 사망과 심혈관계사망에 대한 심방세동 환자에서의 비만 역설에도 불구하고, 과체중과 비만은 장기 추적관찰에서 나쁜 심혈관 예후와 관련 있으며. 심방세동 환자의 허혈성 뇌졸중, 혈전색전 및 사망 위험을 증가시킬 수 있다.[627, 632, 633] 기저 동반 질환과 위험인자에 대한 통합적 관리를 통한 적극적인 체중 감소는 일반적인 관리만 병행한 비만 심방세동 환자와 비교하여 더 낮은 심방세동 재발과 증상 부담을 보였다.[408, 634, 635] 건강한 체중 달성은 혈압, 이상지질혈증, 제 2형 당뇨병 발병 위험을 감소시켜 심혈관 위험 프로파일을 개선할 수 있다.[636] 비만은 심방세동 전극도자 절제술 후 심방세동 재발을 증가시킨다.[410, 412, 637, 638] 체중 감소로 심방세동 증상 부담 및 재발을 감소시킬 수 있는 효과를 고려할 때, 비만 환자에서 심방세동 전극도자 절제술은 체중 감소를 위한 적절한 생활 습관 변경과 함께 제안되어야 한다.

10.3.1.2. 음주와 카페인

과도한 음주는 심방세동 발생[639-642] 및 항응고치료 중인 환자에서 출혈[264]의 위험 인자이고, 또한 혈전색전 및 사망과도 관련이 있다. 최근 무작위 배정 임상시험에서 금주는 심방세동이 있는 일반 음주자의 부정맥 재발을 감소시키는 것이 증명되었다.[644] 최근 국내 건강보험공단 데이터를 바탕으로 시행된 연구 결과에 따르면 심방세동 진단 후 금주하는 것이 음주를 유지하는 것에 비해 5년 추적관찰 시점의 뇌졸중 위험도를 17% 감소시키는 것으로 알려졌다.[645] 카페인 섭취가 심방세동을 야기하거나 심방세동 발생에 기여하는 것으로 생각되지는 않는다.[646]

10.3.1.3. 신체활동 (운동)

기존에 행해진 많은 연구가 적당량의 운동/신체활동이 심혈관 건강에 미치는 유익한 효과를 입증해 왔다.[647-649] 그럼에도 불구하고 심방세동 발생은 운동 선수에서 증가하는 것으로 보이며 다수의 소규모 연구는 심방세동과 활발한 신체활동 사이의 관계를 보고했으며, 주로 장기 또는 지구력 스포츠 참여와 관련이 있다.[650-653] 심방세동 발생이나 재발을 방지하기 위해 적당한 강도의 운동을 하고 신체활동을 유지할 것을 환자들에게 권장해야 하지만, 물리적 활동과 심방세동 사이의 비선형 관계가 있을 수 있기 때문에 특히 50세 이상의 환자의 경우 만성적인 과도한 지구력 운동 (마라톤, 장거리 3종 경기 등)은 피하는 것이 추천된다. 무작위 임상연구의 결과가 거의 보고된 것이 없기 때문에 심방세동 환자에서 운동 기반 심장 재활이 사망률과 주요 임상 사건에 미치는 영향에 대해서는 아직 추가 연구가 더 필요하다.[654] 최근 국내 건강보험공단 데이터를 바탕으로 제시된 결과에 따르면 심방세동 진단 후 운동을 새롭게 시작하거나 기존 해오던 운동을 지속하는 경우 운동을 지속적으로 시행하지 않는 그룹에 비해 심부전 및 전체 사망률의 위험이 낮으며 정기적인 적당량의 운동 (중등도의 운동, 170~240분/주)은 뇌졸중, 심부전, 모든 사망에 있어서 가장 낮은 위험도와 연관이 있었다.[655] 심방세동 환자에서 적정 운동량을 제시하기 위해서는 추가 전향적 임상연구가 필요하겠다.

10.3.2. 특정 심혈관 위험인자/동반질환

10.3.2.1. 고혈압

고혈압은 심방세동의 발생과 관련된 가장 흔한 원인 인자이며 고혈압 환자는 혈압이 정상인 사람과 비교했을 심방세동 발생 위험이 1.7-1.8배 더 높다.[656, 657] 국내 고혈압 치료지침의 정의인 140/90 mmHg 이상을 기준으로 했을 때 국내 심방세동 환자의 62.2 %가 고혈압을 가지고 있다.[151] 또한 고혈압은 심방세동의 합병증, 특히 뇌졸중, 심부전 및 출혈의 위험을 증가시킨다. 심방세동 환자의 고혈압 유병기간이 길거나 수축기 혈압 수치가 잘 조절되지 않는다면 '고위험군'으로 분류되어야 하며, 항응고요법과 함께 혈압을 엄격하게 조절하는 것이 허혈성 뇌졸중 및 두개 내출혈의 위험을 줄이는 데 중요하다.[152]

심방세동도 고혈압에 의한 표적-장기 손상의 징후로 여겨야 하며 심방세동의 촉진인자로서 고혈압은 매우 중요하다. 따라서 심방세동 환자에서 합병증의 발생을 감소시키기 위해 현재의 고혈압 치료지침에[658] 맞추어 혈압을 130/80 mmHg 이하로 조절하는 것은 반드시 필요하다.[151, 152, 659] 고혈압을 가진 발작성 심방세동 환자를 대상으로 한 최근의 무작위 대조연구에서는 폐정맥 격리술만 받은 환자에 비해 폐정맥 격리술과 함께 고혈압 조절을 위한 신장 신경차단술(renal denervation)을 같이 받은 환자에서 심방세동 재발이 더 적었다.[660]

소타롤은 고혈압성 좌심실 비대가 있거나 신기능 장애가 있는 경우에는 심각한 심실부정맥을 유발할 위험이 있기 때문에 사용해서는 안 된다. 안지오텐신 전환효소 억제제 또는 안지오텐신 수용체 차단제의 사용이 심방세동의 예후를 개선하거나 심방세동의 진행을 늦춘다는 증거가 일부 있었다.[656] 비만을 관리하고, 알코올 섭취를 줄이며, 수면무호흡증에 주의를 기울이는 등의 생활습관 교정이 고혈압을 동반한 심방세동 환자에게도 도움이 될 수 있다.

10.3.2.2. 심부전

심부전과 심방세동은 서로를 유발하거나 악화시킬 수 있다. 심부전 환자는 심방세동 발병 위험이 더 높으며 심방세동은 심부전에 의한 입원 및 사망률 증가와 관련이 있다.[34, 661-663] 심근병증은 심방세동 발생의 소인이 될 수 있는 심방 리모델링을 유발할 수 있다.[664, 665]

심부전 연구의 여러 후향적 분석을 보면 심부전 치료 약제인 베타차단제,[666] 안지오텐신 전환효소 억제제,[667] 안지오텐신 수용체 차단제,[668, 669] 그리고 미네랄 코르티코이드 수용체 길항제의 사용은[670] 심부전 환자에서 심방세동의 발생률을 낮추었다. 하지만 심부전 환자에서 비교적 최근에 도입되어 효과적인 치료 약제로 쓰이고 있는 neprilysin 억제제의 사용이 안지오텐신 전환효소 억제제인 enalapril과 비교했을 때 새롭게 진단되는 심방세동 발생율을 더 낮추어 주지는 않았다.[671]

심부전을 동반한 심방세동 환자를 대상으로 한 무작위 임상 시험에서 심방세동에 대한 도자절제술의 시행은 항부정맥제 사용 보다 더 좋은 임상결과를 보였다.[422, 672] 또한 초기 지속성 심방세동과 심부전을 모두 가진 환자를 대상으로 진행된 RACE 3 연구에서는 일반적인 치료에 추가해서 보다 적극적으로 기저 위험인자를 약물치료 및 생활습관 중재를 하는 경우 대조군보다 동율동 유지 비율이 더 높았다.[673] 따라서 심부전을 동반한 심방세동 환자에서는 치료지침에 따른 적절한 심부전 치료(미네랄 코르티코이드 수용체 길항제 포함), 심방세동 도자절제술을 통한 적극적인 리듬치료, 그리고 기저 위험인자에 맞춘 적절한 약물치료 및 생활습관 중재의 시행이 치료에 매우 중요하겠다.

10.3.2.3. 관상동맥 질환

관상동맥 질환과 심방세동은 많은 위험인자들을 공유한다.[674, 675] 심방의 허혈이 심방 리모델링을 촉진할 수 있으며,[676-678] 높은 관상동맥 칼슘점수가 심방 및 폐정맥의 확장과 관련 있음이 보고되었다. 하지만 베타차단제 사용을 제외하면 관상동맥 질환을 치료하는 것이 직접적으로 심방 리모델링을 개선하고 심방세동을 예방해 준다는 데이터는 없다. 베타차단제는 관상동맥 질환과 심방세동 모두에 효과적으로 사용될 수 있겠다.[680]

급성 관상동맥 증후군에서 심방세동 유병률은 2-23%이며,[681] 급성 심근경색 환자에서 심방세동이 새롭게 발생할 위험은 더 증가된다.[682] 심방세동 환자 중 10-15%는 관상동맥 질환으로 인한 경피적 스텐트 삽입술을 시행하게 되며,[683] 심방세동 자체만으로도 ST분절 상승 심근경색이나 비ST분절 상승 급성 관상동맥 증후군의 위험이 증가된다.[684-686] 심방세동 환자에서 급성 심근경색의 발생율은 항응고제 및 스타틴 치료를 받는 경우 더 낮았다.[684] 하지만 관찰연구에서, 심방세동이 동반된 급성관동맥 증후군 환자들은 적절한 항응고 요법을 받는 비율이 낮았으며,[687] 심방세동이 없는 급성 관상동맥 환자들보다 예후가 좋지 않았다.[688]

심방세동 환자의 빠른 맥 조절이 잘 되지 않을 경우 관상동맥 질환에 의한 심근 허혈이 더 악화될 수 있으며 심장 박동수의 적절한 조절을 위해 베타차단제나 non-dihydropyridine 계열의 칼슘채널 차단제를 사용할 수 있다. 심방세동 환자에서 관상동맥 질환이 동반되어 있는 경우에는 동율동 전환을 위한 항부정맥제로 vernakalant, 플레카이니드, 프로파페논을 사용해서는 안 된다. 관상동맥질환이 동반된 모든 심방세동 환자에서는 급성기 증상이 안정되면 혈압조절,[151] 이상지질혈증 치료, 그 외 여러 심혈관질환 예방 치료를[636] 포함한 최적화된 위험인자 관리를 병행해야 한다.

10.3.2.4. 당뇨

당뇨와 심방세동은 고혈압과 비만과 같은 위험인자들을 공유하고 있을 뿐만 아니라,[631, 689] 당뇨 자체가 특히 젊은 환자에서 심방세동의 독립적인 위험인자가 될 수 있다.[690] 당뇨 환자에서는 동반되는 자율신경 기능 장애로 인해 무증상의 심방세동 사건이 발생할 가능성이 높기 때문에,[691] 당뇨 환자들에게 정기적인 심방세동 선별검사의 기회를 제공하는 것이 필요할 수 있다. 당뇨 환자의 심방세동 유병률은 당뇨가 없는 사람에 비해 최소 2 배 이상 높으며,[692] 당뇨의 미세혈관 합병증(망막병증, 신장병)이 더 심할수록 심방세동의 발생률도 더 높아진다.[693] 제1형과 제2형 당뇨 모두 심방세동 환자의 뇌졸중 발생에 대한 위험인자이다.[694]

이전 연구에서 적극적인 혈당 조절이 새롭게 진단되는 심방세동의 발생율을 감소시키지는 않았지만,[695] 당뇨병 환자에서 metformin과 pioglitazone을 사용하면 심방세동 발생 위험이 장기적으로 감소한다는 보고가 있다.[696] 하지만 이러한 심방세동 발생 위험 감소가 rosiglitazone 사용에서는 확인되지 않았고,[697] 현재까지 GLP-1 (Glucagon like peptide-1) 작용제, SGLT2 (sodium glucose co-transporter 2) 억제제, 그리고 DPP-4 (Dipeptidyl peptidase 4) 억제제의 사용이 심방세동 발생에 영향을 준다는 증거는 없다.[698]

기존 메타분석 결과들을 보면 심방세동 환자에서 당뇨와 NOAC 효과 사이에 유의미한 상호작용은 없었다.[199, 699] 하지만 와파린으로 치료한 당뇨 환자 보다 NOAC로 치료한 당뇨 환자에서 혈관질환 관련 사망률이 더 낮았다.[699] NOAC을 사용했을 때 와파린 대비 출혈 위험 감소는 당뇨가 있든 없든 유사했으나, 아픽사반의 경우에는 당뇨가 없는 심방세동 환자에 비해 당뇨가 있는 심방세동 환자에서 더 큰 출혈 관련 합병증 감소가 보고되었다.[700] 당뇨 및 당뇨 망막증을 가진 심방세동 환자에서 항응고제를 사용했을 때 잠재적인 부작용으로 고려될 수 있는 망막내 출혈 위험이 더 증가한다는 증거는 없다.[701]

심방세동 도자절제술 전 12개월 동안의 적극적인 혈당조절이 절제술 이후 심방세동 재발의 현저한 감소와 관련 있었다.[702]

10.3.2.5. 수면무호흡증

가장 흔한 형태의 수면 호흡 장애인 폐쇄성 수면무호흡증은 심방세동, 심부전 및 고혈압 환자에게 매우 흔하게 보이고, 사망률 및 주요 심혈관 사건의 위험 증가와 관련이 있다.[703] 한 전향적 분석에서는 대조군은 32 %가 폐쇄성 수면무호흡증을 가진 것에 비해 심방세동 환자의 경우에는 약 50 %가 폐쇄성 수면무호흡증을 가진 것으로 보고하였다.[704]

폐쇄성 수면무호흡증이 심방세동을 유발하는 기전에는 간헐적 야간 저산소혈증/고탄산혈증, 흉부내 압력변동, 자율신경 불균형, 산화 스트레스, 염증 및 신경호르몬 활성화 등이 포함될 수 있다.[705] 폐쇄성 수면무호흡증은 항부정맥제, 전기적 동율동 전환술, 심방세동 도자절제술 등의 치료 성공율을 감소시키는 것으로 나타났다.[705]

지속형 양압기 치료 (Continuous positive airway pressure; CPAP)는 폐쇄성 수면무호흡증을 위한 1차 치료 방법이며, 심방세동 재발에 대한 폐쇄성 수면무호흡증의 부정적 효과를 개선할 수 있다.[706, 707] 관찰 연구와 메타 분석에 따르면 폐쇄성 수면무호흡증에 대한 적절한 지속형 양압기 치료는 심방세동 환자의 리듬 조절을 개선할 수 있었다.[416, 417, 707, 708]

증상이 있는 심방세동 환자에서 증상 관련 심방세동 재발을 줄이기 위해 리듬 조절 치료를 시작하기 전에 폐쇄성 수면무호흡증 여부를 검사하는 것은 충분히 의미 있을 수 있다. ARREST-AF (Aggressive Risk Factor Reduction Study Implication for AF) 및 LEGACY (Long-term Effect of Goal-directed weight management on an Atrial fibrillation Cohort: a 5-Year follow-up study) 연구에서 체중조절, 고지혈증, 폐쇄성 수면무호흡증, 고혈압, 당뇨, 금연 및 알코올 섭취 감소에 초점을 맞춘 매우 적극적인 위험인자 감소 프로그램은 심방세동 도자절제술 이후 심방세동의 부담을 크게 감소시켰다.[408, 709] 그러나 심방세동 환자의 표준 평가 과정 중 어떻게 그리고 언제 폐쇄성 수면무호흡증을 검사하고 관리하는 것을 포함시켜야 할지는 아직 불분명하다.

11 특수 임상 상황 환자군에서 ABC pathway 치료 지침

이 부분에서는 특수한 상황의 환자에서 심방세동 관리에 대해 설명할 것이다. ABC pathway의 기본 원칙은 여기에서도 적용된다. 아울러 특별한 상황과 특수한 환자에서 고려할 사항에 대해서도 다루게 될 것이다.

11.1. 혈역학적으로 불안정한 심방세동 환자

급성 혈역학적 불안정성(실신, 급성 폐부종, 진행하는 심근 허혈, 증상을 동반한 저혈압 혹은 심인성 쇼크)을 동반한 빠른 맥을 보이는 심방세동 환자에서는 즉각적인 조치가 필요하다. 상태가 위중한 환자에서는 응급 전기적 동율동 전환술이 지체없이 시행되어야 하며, 항응고 치료가 가급적 빨리 시행되어야 한다.

좌심실 기능이 심하게 저하된 중환자에서는 교감신경의 활성화, 승압제 사용 등에 의해 심방세동이 발생하거나 혹은 악화되며, 동율동으로의 전환이 어려울 수 있다. 원인이 되는 요인과 2 차 요인을 정확히 파악하고 교정하는 것이 중요하며, 최적화된 기저 질환 치료를 병행해야 한다. 심방세동에서의 심박동수 조절은 휴식 시 외에도 활동 시에나 교감신경 활성화 시에도 심박동수 조절 효과를 가지는 베타 차단제가 디곡신 보다 선호된다.[710] 베타 차단제와 non-dihydropyridine계열의 칼슘 채널 차단제는 혈압과 심박동수를 떨어뜨리는 감소수축력을 보일 수 있다. 칼슘채널 차단제는 좌심실 기능이 저하된 심부전(HFrEF) 환자에서는 금기이다. 이런 환자에서는 교감신경의 항진으로 인해 디곡신은 효과가 없는 경우가 있다.

일반적인 치료가 효과적이지 않거나, 환자가 견디지 못하는 경우가 있으므로,[710] 전기적 동율동 전환은 첫번째 치료 시에도 고려되어야 한다. 반면, 아미오다론 정주 요법은 전기적 동율동 전환 유무에 상관없이 심박동수 조절을 위해(혹은 동율동 전환의 가능성을 염두에 두고) 사용될 수 있다.[306] 아미오다론 정주 요법은 혈압 감소를 초래할 수 있다.

혈역학적 불안정성을 동반한 심방세동의 처치에 대한 권고안

권고사항	권고등급	근거수준
급성기 혹은 악화되는 혈역학적 불안정성을 보이는 심방세동 환자에서는 전기적 동율동 전환술을 권고한다.[711, 712]	I	B
혈역학적 불안정성을 보이는 심방세동 환자에서 맥박 조절을 위해 아미오다론 투여를 고려할 수 있다.[301, 713 714]	IIb	B

11.2. 처음 진단된 심방세동

처음 진단된 심방세동은 심방세동의 기왕력이 없는 환자에서 심방세동의 정확한 분류가 되기 전에 사용되는 진단이다. 이전 레지스트리 연구에서는 처음 진단된 심방세동 환자의 임상 양상이나 경과가 영구형 심방세동과 유사하며, 발작성 심방세동보다 예후가 더 불량함에도 불구하고,[715, 716] 항응고제 처방률은 가장 낮았다.[717] 따라서 처음 진단된 심방세동에서도 ABC pathway를 바탕으로 치료하여야 한다.

11.3. 급성 관동맥 증후군, 경피적 스텐트 삽입술, 만성 관상동맥질환을 가진 심방세동 환자

급성 관동맥 증후군에서 심방세동 유병률은 2-23%이며, 급성 심근경색 환자에서 처음 진단된 심방세동의 위험은 60-77%로 증가되고,[692] 심방세동 자체만으로도 ST분절 상승 심근경색이나 비ST분절 상승 급성 관동맥 증후군의 위험이 증가된다.[685, 686, 718, 719] 전체적으로, 심방세동 환자 중 10-15%는 관상동맥 질환으로 인한 경피적 스텐트 삽입술을 시행하게 된다.[683] 관찰연구에서, 심방세동이 동반된 급성 관동맥 증후군 환자들은 적절한 항응고 요법을 받는 비율이 낮았으며,[687] 심방세동이 없는 급성관동맥 환자들보다 예후가 좋지 않았다.[688]

급성관동맥 증후군 환자 혹은 경피적 스텐트 삽입술 시행 시에 시술 전후의 환자 관리에 대해서는 심근 재관류[720]와 만성 관상동맥질환 권고안[721] 등에 세부적으로 언급이 되어 있다.

심방세동이 동반된 급성관동맥 증후군 환자에서 관상동맥 시술 전후의 환자 관리

심방세동이 동반된 급성관동맥 증후군 환자에서 관상동맥 시술을 받는 환자에서 항응고 요법 선택이나 항응고 요법 기간 결정을 할 때는 허혈성 뇌경색/전신색전증, 관상동맥 허혈, 항응고제 사용과 관련된 출혈 위험 등이 모두 조심스럽게 검토되어야 한다.[722] 일반적으로, 삼제요법 (항응고제 + 이중 항혈소판제)의 사용보다는 항응고제 (그 중에서도 NOAC이 선호된다)와 단일 P2Y12 inhibitor (클로피도그렐이 선호된다)로 구성된 이제 요법이 유의하게 주요 출혈 위험도가 낮다. 하지만 허혈성 위험이 높은 최근에 급성관동맥 증후군을 경험한 환자 혹은 경피적 스텐트 삽입술을 시행한 심방세동 환자에서는 최소한의 기간으로 (일주일 이내) 삼제 요법을 유지하는 것이 도움이 될 수 있다 (그림 17).[723, 724]

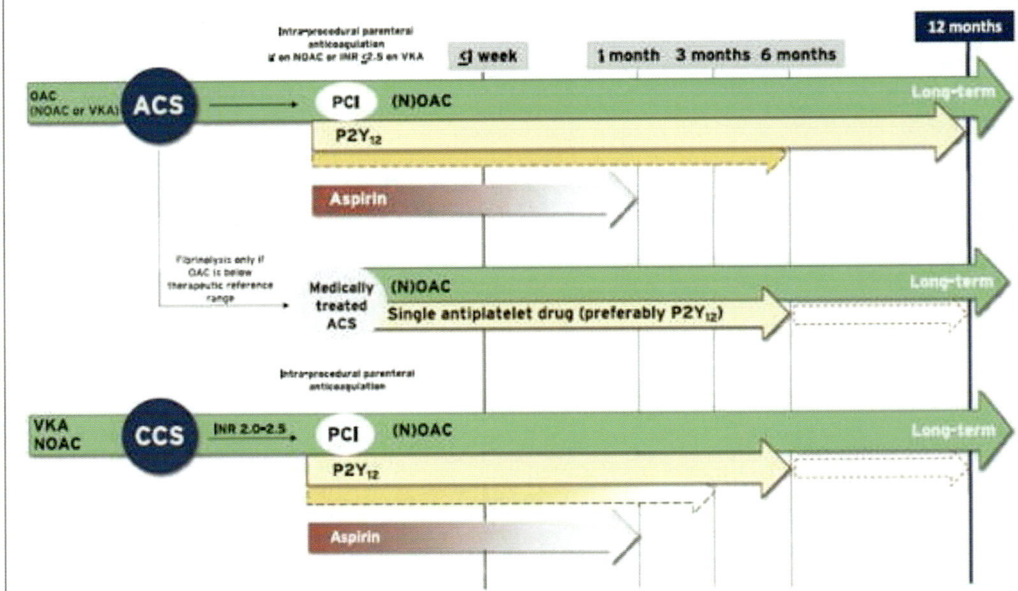

혈전색전증 위험인자

- 치료를 요하는 당뇨병
- 급성관동맥증후군/재발성 심근경색의 병력
- 다혈관 질환
- 동반된 말초 혈관 질환
- 45세 미만에서 발생한 조발성 관상동맥질환 혹은 2년 이내 새로운 병변이 발생한 촉발성 관상동맥 질환
- 만성 신장 질환(eGFR 〈 60 mL/min)
- 다혈관 스텐트 시술
- 복잡한 재관류 시술 (left main, bifurcation, CTO, last patent vessel stenting)
- 항혈소판제 사용 중 스텐트 혈전증 발생의 기왕력
- 시술과 관련된 인자들 (스텐트, expansion, dissection 유무, 스텐트 길이 등)

출혈 위험인자

- 고혈압
- 신기능 혹은 간기능 이상
- 뇌경색 혹은 뇌출혈 병력
- 출혈 병력이나 출혈 경향성
- 불안정한 INR 조절
- 고령 (〉 65세)
- 병용 약제 (항)혈전제와 항혈소판제, NSAIDs), 과도한 음주

경피적 스텐트 삽입술과 관련하여 출혈 위험을 낮추기 위한 방법

- 요골동맥을 통한 시술
- 출혈 위험이 높은 환자(고령, 위장장애, 위식도 역류증, H. pylori양성, 만성 음주자)에서 프로톤 펌프 억제제 투약
- 전처치로 aspirin만 투약, 스텐트 시술 시에 P2Y12 inhibitor 추가
- 특수한 경우에만 한정적으로 GP Iia/IIIa inhibitor 사용
- 항응고제와 항혈소판제의 병용 기간을 짧게 유지

KHRS AF guideline

그림 17. 급성관동맥 증후군 이후 / 경피적 스텐트 삽입술 시행 후 심방세동 환자의 관리

Box 1 급성관동맥 증후군 이후/경피적 스텐트 삽입술 시행 후 심방세동 환자의 관리

항응고제 치료가 필요한 환자에서 급성관동맥 증후군 이후/경피적 스텐트 삽입술을 시행 후 짧은 기간 동안의 삼제 요법 (항응고제 + 이중 항혈소판제)이 안전하다. 관찰 연구와 WOEST 연구에서[725] 와파린을 포함한 이제 요법 (항응고제 + 클로피도그렐)이 삼제 요법보다 안전성에서 우수하고, 효과에서 비슷한 결과를 나타냈다. WOEST 연구는 안전성 검증을 위한 무작위 연구로 허혈성 효과에 대해서는 검증력은 낮다.

급성관동맥증후군 / 경피적 스텐트 삽입술 이후 심방세동 환자에서의 NOAC 관련 무작위 연구

네 가지 무작위 연구에서는 최근의 급성관동맥증후군이나 경피적 스텐트 삽입술을 시행한 심방세동 환자에서 NOAC(RE-DUAL PCI[727]에서는 다비가트란 110mg 또는 150 mg b.i.d.; PIONEER AF-PCI[728]에서는 리바록사반 15 mg o.d.; AUGUSTUS[729]에서는 아픽사반 5mg b.i.d.; ENTRUST-AF-PCI[730]에서는 에독사반 60 mg. o.d.)과 단일 P2Y12 inhibitor (대부분 클로피도그렐)의 이제 요법과 비타민 K 길항제를 사용한 삼제 요법을 비교하였다. AUGUSTUS에서는 2x2 인자 연구 디자인을 함으로써 아스피린과 placebo와의 비교가 가능하도록 하였다. 이 네가지 연구는 출혈성 안전성을 검증하는 연구였으며, 허혈성 결과에 대해서는 검증력이 낮음을 고려해야 한다.

연구 간의 차이점들이 있으나, 다음과 같은 공통 사항이 있었다:

- 급성 관동맥 증후군/경피적 스텐트 삽입술을 시행 받은 환자가 37-52 % 포함되었다: 그럼에도 불구하고, 가장 고위험군의 환자들 (예 : 이전의 스텐트 혈전증 또는 스텐트 내 스텐트 삽입 등의 복잡한 경피적 스텐트 시술)이 적게 포함되었다.
- 경피적 스텐트 삽입술 후 무작위 배당 전까지 (경피적 스텐트 삽입술 후 1-14 일까지) 삼제 요법을 사용했다.
- 대부분이 P2Y12 inhibitor로 클로피도그렐을 사용했다.
- 이제요법은 삼제요법과 비교하였을 때, 주요 출혈/임상적 유의미한 출혈은 유의하게 낮으면서, 비슷한 정도의 허혈성 뇌졸중 발생을 보였으며, 심근경색과 스텐트 혈전증은 유의하지 않게 높았다. 주요 심혈관계 사건이나 사망률에서는 큰 차이를 보이지 않았다.

AUGUSTUS[729]에서는 placebo(아스피린과 비교하여)와 아픽사반 (비타민 K 길항제와 비교하여)군 모두가 유의하게 출혈이 낮았으며, 아픽사반 (비타민 K 길항제와 비교하여)군은 뇌졸중, 사망, 입원율이 유의하게 낮은 결과를 보였다.

무작위 연구의 메타 분석

- **출혈성 사건 :** 메타 분석[723, 724, 729, 731]에서는 일관되게 이제 요법이 삼제 요법보다, 그리고 NOAC이 비타민 K 길항제보다 유의하게 주요 출혈이 낮았다 (NOAC 근간의 항응고치료에서는 뇌 내 출혈도 유의하게 낮았다).
- **허혈성 사건 :** 모든 치료군에서 뇌졸중 사건은 비슷하였으나, 심근 경색과 스텐트 혈전증은 수치적으로 이제 요법에서 삼제 요법보다 높았다. 두 가지 메타 분석[723, 724]에서는 이제 요법 (아스피린을 제외한) 에서 삼제 요법보다 유의하게 스텐트 혈전증이 많았다. 심근경색이나 스텐트 혈전증은 다비가트란 110 mg 에서는 약간 높았으나 다비가트란 150 mg에서는 그렇지 않았다.

연구에서 주요 심혈관계 사건이나 사망률에서는 모든 치료군이 유사한 결과를 보였는데, 이는 이제 요법의 주요 출혈 감소 및 뇌 내 출혈 감소 효과로 인한 이익이 스텐트와 관련된 허혈성 사건이 증가한 것을 상쇄하는 효과로 인한 것으로 생각된다.

초기 치료로 어떤 치료를 하던, 항응고제와 단일 항혈소판제 (클로피도그렐이 선호)가 급성 관동맥 증후군 환자에서는 경피적 스텐트 삽입술 후 12 개월간 권장되고, 만성 관상동맥 질환 환자에서는 6 개월간 권장된다.[720] 그 이후로 재발성 허혈 사건이 없는 경우에는 스텐트 종류와 상관없이 단독 항응고제 치료가 권장된다. 경피적 스텐트 삽입술을 시행받지 않은 관상동맥 질환을 가진 심방세동 환자에서도 단독 항응고제 치료가 권장된다.[732]

Prasugrel이나 ticagrelor는 클로피도그렐과 비교하여 주요 출혈사건 위험이 증가하므로,[733-737] 심방세동이 동반된 급성 관동맥 증후군 환자에서는 피해야 한다. RE-DUAL PCI 연구에서 12 %의 환자가 다비가트란과 함께 ticagrelor을 투약하였고, PIONEER-AF, AUGUSTUS, ENTRUST-AF PCI에서는 소수의 환자에서만 ticagrelor 혹은 prasugrel을 투약하여 이들 약제에 대한 경험이 적다. 위장관계 출혈의 잠재적 위험이 있는 환자에서는 프로톤 펌프 억제제를 병용 투약하는 것이 합리적이다.[729]

수술적 재관류 치료를 받은 심방세동 환자에서는 지혈이 되는 대로 항응고 치료가 가급적 빨리 재개되어야 하고, 이 때 클로피도그렐과 병용을 할 수 있으나, 삼제요법은 피하도록 해야 한다.

심방세동의 빠른 맥 조절이 잘 되지 않을 경우, 심근 허혈이나 심부전이 악화될 수 있다. 심박동수수 조절을 위한 적절한 치료로 베타 차단제나 non-dihydropyridine 계열의 칼슘 채널 차단제를 사용할 수 있다. 혈역학적 불안정 시에는 전기적 동율동 전환술을 고려할 수 있다. 관상동맥 질환이 있는 환자에서는 vernakalant, 플레카이니드, 프로파페논은 동율동 전환을 위해 사용해서는 안 된다.

관상동맥질환이 동반된 모든 심방세동 환자에서는 급성기 증상이 안정되는 즉시, 최적화된 위험인자 조절 (혈압관리,[151] 이상지혈증 관리, 다른 심혈관계 위험인자에 대한 관리[636])이 병행되어야 한다.

심방세동이 동반된 급성 관동맥 증후군, 경피적 스텐트 삽입술, 만성 관상동맥 질환자에 대한 권고안

권고사항	권고등급	근거수준
병용하는 항혈소판제거 있을 경우 심방세동 환자에 대한 일반적인 치료지침사항		
NOAC 사용이 가능한 환자에서는 비타민 K 길항제 대신 NOAC과 항혈소판제를 병용하는 것이 권고된다.[727, 738]	I	A
출혈의 위험이 큰 환자(HAS-BLED≥3)에서 단독 혹은 두가지 항 혈소판제를 병용하는 동안 출혈의 위험을 줄이기 위해 리바록사반 20 mg q.d 대신 리바록사반 15 mg q.d을 고려한다.[739]	IIa	B
출혈의 위험이 큰 환자(HAS-BLED≥3)에서 단독 혹은 두가지 항 혈소판제를 병용하는 동안 출혈의 위험을 줄이기 위해 다비가트란 150mg bid 대신 다비가트란 110 mg bid를 고려한다.[740]	IIa	B
비타민 K 길항제의 적응증이 되는 심방세동 환자에서 항 혈소판제를 병용하는 경우, 비타민 K 길항제의 용량이 목표 INR 2.0-2.5면서 TTR>70%로 조절되어야 한다.[741-744]	IIa	B
급성 관동맥 증후군이 있는 심방세동 환자에서의 치료 지침 사항		
복잡하지 않은 경피적 스텐트 삽입술을 시행 받은 급성 관동맥 증후군을 동반한 심방세동 환자에서 스텐트 혈전증의 위험이 낮거나 스텐트 혈전증의 위험보다 출혈 위험이 높다면, 스텐트 종류와 무관하게 아스피린을 조기 중단 (≤ 1주)하고, 12개월까지 항응고제와 단독 P2Y12 inhibitor(클로피도그렐이 선호된다)를 유지하는 것이 권고된다.[741, 742, 745-747]	I	A
항응고제와 아스피린, 클로피도그렐의 삼제요법을 1주일 이상 유지하는 것은 스텐트 혈전증의 위험이 출혈 위험보다 높은 경우 최대 1개월 이내로 고려할 수 있다.	IIa	C
만성 관상동맥 질환이 있는 심방세동 환자에서 경피적 스텐트 삽입술을 시행하는 경우의 치료 지침 사항		
복잡하지 않은 경피적 스텐트 삽입술을 시행 받은 급성 관동맥 증후군을 동반한 심방세동 환자에서 스텐트 혈전증의 위험이 낮거나 스텐트 혈전증의 위험보다 출혈 위험이 높다면, 스텐트 종류와 무관하게 아스피린을 조기 중단 (≤ 1주)하고, 6개월까지 항응고제와 클로피도그렐을 유지하는 것이 권고된다.[726, 727, 738, 739, 748]	I	A
항응고제와 아스피린, 클로피도그렐의 삼제요법을 1주일 이상 유지하는 것은 스텐트 혈전증의 위험이 출혈 위험보다 높은 경우 최대 1개월 이내로 고려할 수 있다.	IIa	C

11.4. 심방 환자의 급성 뇌졸중 또는 두개내 출혈

11.4.1 심방세동 및 급성 허혈성 뇌졸중 또는 일과성 허혈성 발작이 있는 환자

심방세동 환자의 급성 뇌졸중 관리는 이 지침의 범위를 벗어난다. 심방세동으로 항응고제 복용 중인 환자에서, 급성 허혈성 뇌졸중의 급성 치료는 기존의 항응고제 치료 요법과 항응고 정도에 따라 다르다. INR이 1.7 미만인 비타민 K 길항제 복용 환자는 신경학적 징후에 따라 혈전 용해 적응이 된다. 하지만 신경학적 결손이 있거나, 뇌내 출혈이 뇌 영상에서 확인된 환자는 제외한다.[745]

약물 복용력 확인이 어려울 경우에는, 활성화된 활성 부분 트롬보 플라스틴(NOAC을 복용하는 환자), 트롬빈 시간 (다비가트란) 또는 anti-factor Xa (factor Xa inhibitor) 측정은 환자가 항응고치료 여부에 대한 정보를 제공한다. 가능하다면, 마지막 경구용 항응고제 복용 시간을 확인하여야 한다. 일반적으로 정상 신장 기능을 가정하고, 마지막 NOAC 복용이 48 시간 이내인 환자에서 혈전 용해가 안전한 것으로 간주한다.[749]

항응고치료를 하고 있는 환자라면, 출혈의 위험이 있으므로, 혈전 용해는 금기이며, 혈관 내 치료를 고려해야 한다. 다비가트란을 복용하는 환자의 경우, idarucizumab에 의한 다비가트란 작용을 역전시킨 후 전신 혈전 용해를 수행할 수 있다. 심방세동 관련 급성 허혈성 뇌졸중 또는 일과성 뇌 허혈성 발작 직후, 뇌졸중/전신 색전증에 대한 2 차 예방에는 지표 사건 후 2주 내에 재발하는 허혈성 뇌졸중의 조기 예방과 그 이후의 장기 예방이 포함된다.

경색 크기/뇌졸중 중증도가 항응고제 시작시기 결정을 위해 임상적으로 사용되는 반면, 조기 치료의 순이익을 추정에는 유용성이 제한될 수 있다. 급성 뇌졸중 후 항응고제의 다시 시작하는 최적시기 결정에 도움이 되는 연구는 부족한 상태이다. 뇌졸중 예방으로 인한 이득과 출혈 발생의 위험을 동시에 고려하여, 대부분의 경우 처음 2 주 이내에 가능한 한 빨리 다시 시작하는 것이 좋다. 따라서, 신경계 전문의, 심장 전문의 및 환자가 참여하는 다학제적 접근이 필요하다.

항응고제를 복용함에도 불구하고 급성 허혈성 뇌졸중을 보인 심방세동 환자의 경우, 항응고제 요법의 최적화되어 있는지를 재검토하여야 한다. 비타민 K 길항제에서 INR 치료 범위를 TTR > 70 % 이상으로 최적화하거나 NOAC으로 전환한다. NOAC을 사용하는 경우 적절한 투여 용량과 치료 준수를 확인하여야 한다. NOAC의 부적절한 저용량 투여는 주요 출혈의 발생율을 줄이지도 못할 뿐만 아니라, 뇌졸중/전신 색전증, 입원 및 사망 위험 증가만을 유발시킬 수 있다.[750]

11.4.2 원인불명의 색전성 뇌졸중 (Embolic Stroke of Undetermined Source)

최근에 발표된 두 개의 무작위 대조군 연구를 포함한 현재까지의 모든 연구에서 원인불명의 색전성 뇌졸중 환자(특히, 뇌경색의 원인이 심방세동으로 진단되지 않은 환자)에서 일상적인 NOAC 사용은 권고되지 않는다.[751, 752]

참고로, 이 두 무작위 대조군 연구의 하위 그룹 분석은 특정 하위 그룹 (예를 들어 75 세 이상, 신장 기능 장애,[751] 또는 확장된 심방[753])에서 NOAC의 사용의 이득이 있음을 시사하지만, 심방세동이 확인되지 않은 환자에서 NOAC의 적용을 위해서는 추가적인 연구가 필요한 상황이다. 원인불명의 색전성 뇌졸중 환자에서 아픽사반의 적용을 통한 효과성에 대한 연구는 진행 중이다 [ATTICUS (아픽사반 for treatment of embolic stroke of undetermined source)][754] 및 ARCADIA [(AtRial Cardiopathy and Antithrombotic Drugs In Prevention After Cryptogenic Stroke) (NCT03192215)].

원인불명의 색전성 뇌졸중 환자에게는 심방세동 발견을 위한 노력이 더욱 요구된다. 예를 들어, C2HEST [관상동맥질환/만성폐쇄성 폐질환 (각 1 점), 고혈압 (1 점), 노인 (75 세 이상, 2 점), 수축기 심부전 (2 점), 갑상선 질환 (갑상선 기능 항진증, 1 점)] 임상 위험 점수를 통해 심방세동 진단을 위해 '고위험' 환자를 식별하고, 장기간 모니터링을 장려하는 연구도 제안되었다.[755]

원인불명의 색전성 뇌졸중의 원인 규명을 위한 권고안

권고사항	권고등급	근거수준
심방세동이 진단된 적 없이 발생한 뇌졸중 및 일과성 허혈 발작을 가진 환자에서, 24~72시간의 심전도를 시행한다.[43, 756-758]	I	B
일부 심방세동이 진단된 적 없이 발생한 뇌졸중 환자 중, 심방세동을 진단하기 위해 장기간 비침습적 심전도 모니터 또는 이식형 심장 모니터를 시행한다.[759]	IIa	B

11.4.3. 심방세동이 진단되지 않은 뇌졸중 후 환자

뇌졸중 후 이전에 알려지지 않은 심방세동을 진단하기 위한 노력은 2 차 예방에 중요한 의미가 있다. 이러한 환자를 대상으로 한 여러 무작위 대조군 연구는 해 최소한 8-14회 가량의 심전도를 시행하여 심방세동의 스크리닝이 필요하다는 것을 확인하였다.

정교하고 세밀한 모니터링을 통해 심방세동 진단율이 향상될 수 있다. 50 건의 뇌졸중 후 환자에 대한 메타 분석에서 심전도를 통한 모니터링 방법과 기간에 따라 심방세동의 진단율이 향상될 수 있음이 확인되었다. 심전도만으로 응급실에서 7.7 %, 연속 심전도, 지속적인 입원 환자 심전도 모니터링/심장 원격 측정 및 병원 내 홀터 모니터링을 사용하는 병동에서 5.1 %; 외래 홀터를 사용한 첫 외래 기간에 10.7 %; 퇴원 후 모바일 심장 외래 원격 측정과 외부 또는 이식형 사건 기록기를 통해 16.9 %가 확인되었다. 응급실 입원부터 외래에서 경과 관찰하는 전체 기간 중에 심장 모니터링의 방법을 체계적으로 병행하면, 전체 뇌졸중 환자에서 뇌졸중 후 심방세동 진단율은 23.7 %까지 상승했다.[760]

허혈성 뇌졸중/일과성 뇌 허혈증 환자의 경우, 심방세동 진단을 위해 단기 심전도 기록 후 최소 72 시간 동안 지속적인 심전도 모니터링이 권장되며, 또한 계층화된 더 긴 심전도 모니터링 접근 방식[756] 및 원인불명의 색전성 뇌졸중의 경우 이식형 사건 기록기 삽입을 고려되어야 한다.[757, 761] 뇌졸중 후 심전도 모니터링 방법에 대해서는 비용 효율성에 대한 평가가 필요하다. 그러나 심방세동이 확인된 환자의 뇌졸중 또는 사망률에 대한 장기적인 심전도 모니터링에 따른 항응고제 처방의 효과를 평가할 수 있는 무작위 대조군 연구는 현재까지 계획되지 않았다.[762, 763]

11.4.4. 뇌 내출혈

항응고제로 인한 뇌 내출혈 환자에 대해 항응고제로 인한 재출혈의 가능성 때문에, 많은 의사들이 뇌졸중 위험도가 높은 심방세동의 환자에서조차 항응고제를 (재)시작하는 것을 상당히 꺼려한다.

대부분의 무작위 대조군 연구는 최근에 뇌 내 출혈을 경험한 환자는 배제하기 때문에, 이러한 환자에서 항응고제 사용에 대한 재사용에 대한 판단은 관찰 연구의 자료만을 근거로 할 수밖에 없다. 이들 연구의 위험/이득 분석에서, 심방세동 환자의 뇌 내 출혈의 원인과 뇌 전산화 단층촬영 및 자기공명영상의 결과에 따라 항응고제의 (재)사용은 이득을 주는 것으로 추정된다.

따라서, 뇌 내 출혈 이후 심방세동 환자에서 항응고제를 재시작하기 위한 치료 결정에는 심장 전문의, 뇌졸중 전문가, 신경외과 의사, 환자 및 가족/간병인의 여러 분야를 총괄한 의사 소통과정이 필요하다. 급성 자발성 뇌 내 출혈 (경막외, 경막하, 지주막하 또는 뇌 내 출혈 포함) 후 위험과 이점을 신중하게 평가한 후 항응고제 재시작을 결정하여 하며, 이러한 판단 과정에 뇌 영상이 도움이 될 수 있다. 재발성 뇌 내 출혈의 위험은 특정 위험 요소가 있는 경우 증가할 수 있다. 특히 아시아 인 환자에서 NOAC 관련 뇌 내 출혈의 위험이 증가한다.[764]

비타민 K 길항제와 비교할 때, 이전 뇌 내 출혈이 없는 환자에서 NOAC을 사용하면 뇌 내 출혈 위험이 약 50 % 낮아지는 반면,[199] NOAC 관련 뇌 내 출혈의 크기와 결과는 NOAC 및 비타민 K 길항제와 유사하다. 현재까지 이를 증명할 무작위 대조군 연구는 없지만, 심방세동이 있는 비타민 K 길항제 복용 환자에서 뇌 내 출혈이 발생하였을 경우 NOAC으로의 전환을 고려하는 것이 타당하다.[765]

뇌 내 출혈 후 항응고요법의 재시작 시기는 알려져 있지 않지만, 뇌출혈 발생 4주 경과 후 재시작을 고려하여야 한다. 재발성 뇌 내 출혈 위험이 매우 높은 심방세동 환자에서 좌심방이 폐색술을 고려할 수 있다. 이러한 환자에서 NOAC 지속과 좌심방이 폐색술에 대한 무작위 대조군 연구는 향후 의사 결정에 영향을 미칠 수 있다 (그림 18).

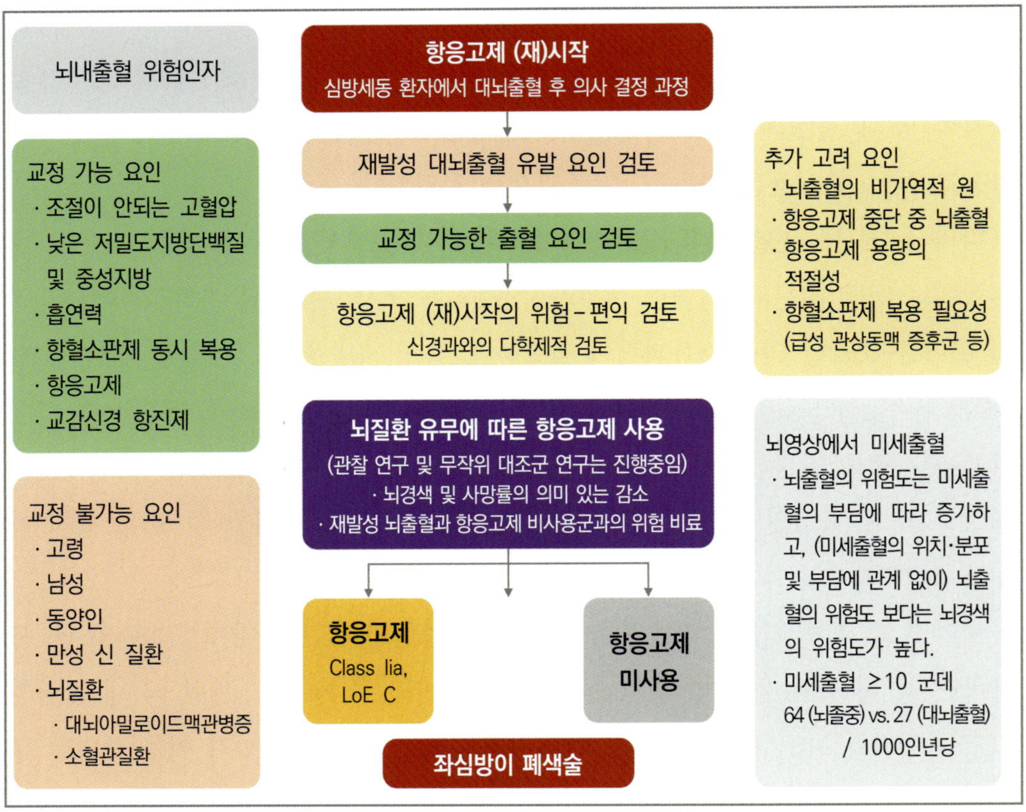

KHRS AF guideline

그림 18. 뇌 내 출혈 후 항응고제의 (재)시작

뇌졸중과 뇌출혈 후 뇌졸중 재발 예방을 위한 권고안

권고사항	권고 등급	근거 수준
급성 뇌졸중 후 심방세동 환자에서 뇌졸중 재발 예방 지침 사항		
허혈성 뇌졸중 또는 일과성 뇌허혈 발작이 있는 심방세동의 환자에서 항응고제 금기가 아닌 경우 뇌졸중 2차 예방이 권장되며, NOAC이 사용가능한 환자에서 비타민 K 항응고제보다 NOAC 이 선호된다.[751]	I	A
급성 허혈성 뇌졸중을 가진 심방세동 환자에서 뇌경색 48시간 이내에는 저분자량 헤파린, 비분획 헤파린, 비타민 K 항응고제는 적용되지 않는다.[749]	III	B
뇌 내 출혈 후 심방세동 환자에서 뇌졸중 예방 지침 사항		
허혈성 뇌졸중 위험이 높은 심방세동 환자는 다음의 경우 비타민 K 항응고제보다는 NOAC을 적용하여 한다. 이때는 출혈의 위험성에 대한 위험편익이 고려되어야 한다. • 외상성 뇌 내 출혈 급성 자발성 뇌출혈 (경막하, 지주막하 또는 뇌 내 출혈)	IIa	C

11.4.5. 항응고치료 중 출혈 : 관리 및 역전제

항응고제를 사용하는 동안 출혈이 발생하는 환자의 관리는 그림 19에 제시하였다. 출혈 부위 감지, 출혈의 중증도, 마지막으로 항응고제를 복용한 시점에 대한 평가가 일반적인 평가에 포함되어야 한다. 동시에 복용중인 다른 항혈전제와 출혈의 위험에 영향을 미치는 다른 요인들(알코올 남용, 신장기능)에 대해 조사해야 한다. 와파린을 사용하는 경우 INR과 같은 혈액 검사가 유용하다. NOAC에 대한 보다 구체적인 검사로는 다비가트란에 대해서는 희석된 트롬빈 시간, 리바록사반, 아픽사반, 에독사반에 대해서는 anti-factor Xa 분석이 있다.[766] 그러나 이런 검사나 NOAC의 혈장 수준 측정은 실제로는 쉽게 사용할 수 있는 것이 아니며, 출혈 관리 시 반드시 필요한 것은 아니다.[767]

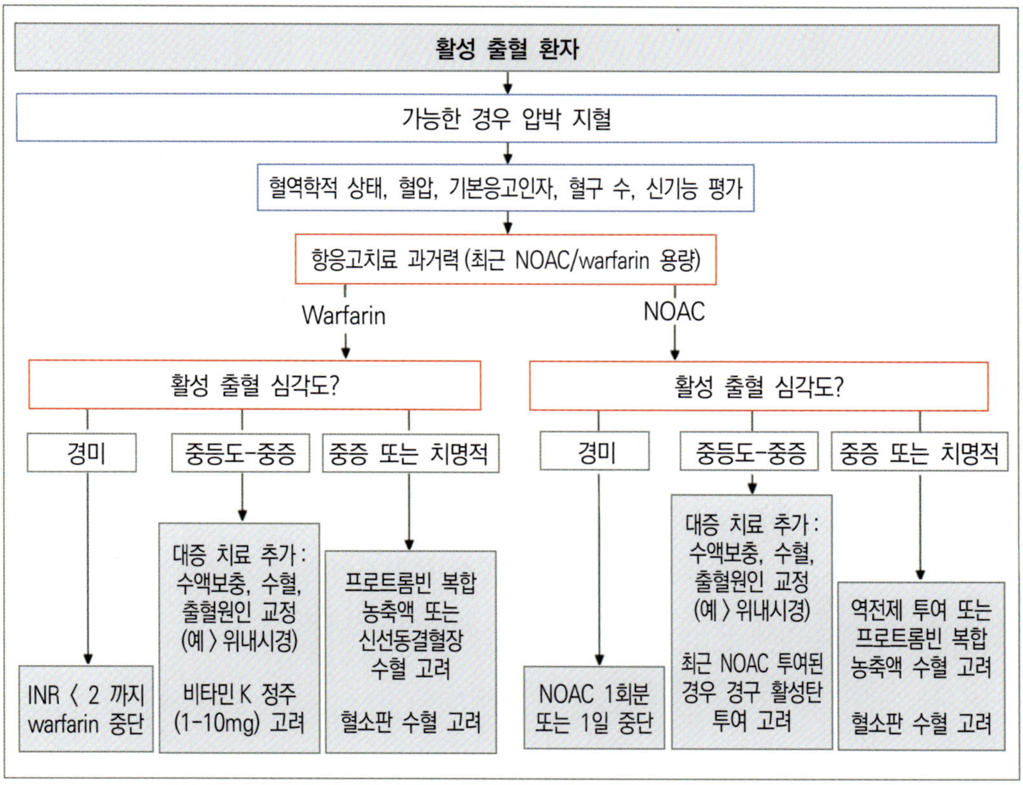

KHRS AF guideline

그림 19. 항응고제 투여 환자 출혈 시의 처치

무엇보다도 적절한 임상적 결정을 내리기 위해서는 신장기능, 헤모글로빈, 헤마토크리트 그리고 혈소판 수의 평가와 마지막 약제 섭취 시간을 아는 것이 중요하다. 경미한 출혈은 지혈을 위해서 물리적 압박이나 간단한 수술로 치료한다. 와파린은 중단하더라도 즉각적인 항응고 효과 감소를 기대하기 힘든 반면 NOAC은 반감기가 짧아 투여 중단 후 12-24시간 내에 지혈을 예상할 수 있다.

중등도의 출혈을 치료하려면 수혈이나 수액 보충이 필요할 수 있다. NOAC을 마지막으로 섭취한 시간이 평가 전 2-4시간 미만이면 경구 활성탄을 사용하거나 위 세척을 하는 것이 추가 노출을 줄이는 데 도움이 될 수 있다. 위내시경과 같이 출혈의 원인을 확인하고 관리하기 위한 진단 및 치료 개입이 즉시 시행되어야 한다. 투석은 다비가트란 농도를 줄이는데 효과적이며 관련된 출혈의 기간 및 중증도의 감소와 연관이 있다.[768]

중증 또는 치명적인 출혈은 항응고제의 항응고 효과를 즉시 역전시켜야 한다. 와파린의 경우 신선 동결 혈장을 투여하면 비타민 K보다 더 빠르게 응고 기능을 회복할 수 있지만, 프로트롬빈 복합 농축액은 혈액 응고 속도가 더 빠르기 때문에,[769] 이것이 와파린의 항응고 효과 역전을 위한 1차 요법이다.[770] NOAC에 대해서는 특정 역전제를 사용할 수 있다. Idarucizumab (다비가트란에 대해 사용) 및 andexanet alfa (factor Xa inhibitor 대해 사용)는 NOAC의 항응고제 작용을 효과적으로 역전시키고, 생리학적 지혈 작용을 회복시켜 준다.[771, 772] 그러나 이러한 역전제의 사용 이후 항응고제 중단 및 이로 인한 혈전 관련 사건 발생의 증가에 유의해야 한다. 이러한 약들은 생명을 위협하는 심각한 출혈이나 응급 수술 시에 효과적으로 사용할 수 있지만, 실제 임상에서는 드물게 사용된다. 프로트롬빈 복합 농축액도 factor Xa inhibitor의 항응고 효과를 역전시키기 위한 대체 치료제로 고려될 수 있지만, 이에 대한 과학적 근거는 제한적이다.[773, 774]

항응고치료 중 출혈 관리에 대한 권고안

권고사항	권고등급	근거수준
중증 출혈이 발생한 심방세동 환자에서는 다음이 권고된다. • 심각한 출혈이 멈추고 출혈의 원인이 확인될 때까지 항응고제를 중단한다. • 출혈의 원인을 확인하고 관리하기 위한 진단 및 치료 개입이 즉시 시행되어야 한다.	I	C
중증 출혈 합병증이 발생한 와파린 복용 환자에서는 프로트롬빈 복합 농축액 사용을 고려한다.	IIa	C

11.5. 심방세동과 심부전

심방세동과 심부전은 서로의 발생을 촉진시키고 예후를 악화시키며, 종종 함께 동반된다. 또한 심부전은 심방세동 환자에서 혈전 색전증 발생의 위험인자이기도 하다. 심방세동 환자에서 NOAC의 효과와 안정성은 심부전의 유무에 따라 다르지는 않은 것으로 생각된다.[775, 776]

심부전이 동반된 심방세동 환자들의 치료는 쉽지 않다. 심부전이 동반된 심방세동 환자에서의 이상적인 심 박동수 목표는 아직은 명확히 정해지지 않았지만, 일반적으로 100-110회/분 미만으로 조절하도록 권장되고 있다.[777-779] 좌심실 기능이 보존된 심부전 (Heart failure with preserved ejection fraction; 이상 HFpEF) 과 좌심실 기능이 저하된 심부전 (Heart failure with reduced ejection fraction; HFrEF) 에서의 약물적 심박동수 조절 전략이 다르다. HFpEF 환자에서는 베타차단제, 딜티아젬 (diltiazem), 베라파밀 (verapamil), 디곡신 모두 사용해 볼 수 있지만 HFrEF 환자에서는 베타차단제와 디곡신을 사용할 수 있다. 아미오다론은 HFpEF와 HFrEF에서 박동수 조절을 위해 고려할 수 있지만 급성기 치료일 때만 사용해야 한다. 방실 결절 절제술 및 인공 박동기 삽입은 약물치료의 실패 시 심실 박동수를 조절을 위해 고려할 수 있다. 하지만 65세 이상의 고령 HFpEF 환자에서 리듬 조절 치료를 하는 것이 박동수만 조절하는 것에 비해 1년 사망률이 더 낮다는 관찰연구도 있었다.[780]

혈역동학적으로 불안정하거나 심부전이 악화된 경우 응급 혹은 즉시 전기적 동율동 전환술을 통해 심방세동을 치료해야 할 수 있고, 만약 임상적 상황이 지연된

리듬 조절이 가능할 경우 아미오다론 정주를 통해 약물적인 리듬 조절을 시도할 수도 있다.

심부전이 동반된 심방세동 환자들은 모두 가이드라인에 따른 심부전 치료를 받아야 한다.[779] HFrEF가 동반된 심방세동 환자에서 베타차단제의 사망률 감소 효과에 대해서는 몇몇의 연구에서 예후의 호전에 대해 발표하였지만, 메타분석 결과에서는 아직 의문이 있는 상태이다.[39, 781-783]

11.6. 심방세동과 심장판막질환

심장판막질환은 독립적으로 심방세동과 연관이 있고,[784] 심방세동 환자의 3분의 1 이상에서 다양한 종류의 심장판막 질환이 동반된다.[714]

수술 혹은 시술적 대동맥판막 및 승모판 치료를 받은 환자들을 포함한 중증 판막질환이 있는 환자에서는 심방세동의 임상경과가 좋지 않았다.[785-788] 판막질환이 없는 경우 보다 판막질환이 있는 심방세동 환자에서 (승모판 협착증이나 기계 판막이 있는 환자를 제외하고도) 혈전 색전증 및 뇌졸중의 위험도가 증가하며, 이는 고령과 더 많은 동반질환 때문으로 생각된다.[789, 790] 중등도-중증 승모판 협착증 및 기계 판막은 비타민 K 길항제가 필요하다. 하지만 대동맥판막 협착증 및 역류증, 승모판막 역류증, 생체판막 혹은 판막 수리 등의 다른 판막 질환에서 비타민 K 길항제만 사용해야 하는 근거는 없다.[789, 791] NOAC 과 와파린을 비교한 몇몇 초기 무작위 연구에 대한 메타 분석에서 승모판 협착증이나 기계 판막이 있는 환자들 제외한 판막질환이 있는 환자에서 뇌졸중/전신 색전증 및 출혈 위험도에 대한 NOAC 과 와파린의 효과에 대한 결과는 주요 무작위 연구들의 결과와 일관되게 나타났다.[792] 한 관찰연구에서는 승모판 협착증이 있는 심방세동 환자에서 NOAC이 와파린에 비해 허혈성 뇌졸중 및 출혈 경향이 줄어든다고 발표하기도 하였다.[793]

최근 경구 항응고제 사용과 관련하여 판막질환의 기능적 분류가 소개되었는데, 중등도-중증의 류마티스성 승모판 협착증을 1형으로 분류하고, 나머지 판막 질환을 2형으로 분류하였다.[790, 794, 795] NOAC 사용에 대한 근거에는 차이가 있는데, 류마티스성 판막질환이 동반된 심방세동 환자, 수술적 혹은 시술적 기계 판막 삽입술 후 3개월 이내인 환자, 그리고 경피적 대동맥 판막 치환술을 받은 환자에 대한 관찰연구 사이에 결과들이 상충된다.[796] 경피적 대동맥 판막 치환술 후 리바록사반 10mg/day 과 아스피린을 비교한 비심방세동 환자들을 대상으로 한 무작위 연구는 리바록사반 군에서의 사망 위험, 혈전-색전증, 출혈위험도의 증가로 일찍 중단되었다.[797]

심장판막질환을 동반한 심방세동 환자에 대한 권고안

권고사항	권고등급	근거수준
NOAC은 기계판막을 가진 환자에서는 금기이다.[1165]	III	B
중등도-중증의 승모판 협착증을 동반한 심방세동 환자에게 NOAC은 권고되지 않는다.	III	C

11.7. 심방세동과 만성신부전

심방세동과 독립적으로 만성신부전 자체도 혈전성 및 출혈성 경향이 있는 질환이다.[798, 799] 그리고 심방세동은 만성신부전을 악화시키기도 한다. 만성신부전의 환자의 15~20 %에서 동반되어 있는 심방세동은 사망률 증가와 연관이 있으며,[800] 심방세동 환자의 40~50 %에서 만성신부전이 동반된다.[801] 심방세동 환자에서 신장 기능은 시간이 지남에 따라 악화될 수 있으며, 크레아티닌 청소율 악화는 신기능의 악화 자체만이 아니라 허혈성 뇌졸중, 전신 색전증 및 출혈에 대한 더 높은 예측인자이다.[802] 심방세동에서 뇌졸중 예방과 관련된 항응고제에 대한 무작위 대조 시험 연구에서 Cockcroft-Gault 방법으로 측정된 크레아티닌 청소율로 신기능을 측정하는데, 이 크레아티닌 청소율 50 ml/min 이 NOAC의 용량을 조절하는 기준으로 사용되고 있다.

주요 NOAC 연구에 따르면 경증에서 중등도의 만성신부전 (크레아티닌 청소율 30~49 ml/min) 환자에서 와파린과 비교한 NOAC의 안정성과 효과 차이는 만성신부전이 없는 환자군에서와 마찬가지로 유지가 되었다.[803-806] 크레아티닌 청소율 15-29 ml/min의 환자에서 와파린 또는 NOAC의 효과에 대한 무작위 대조 시험 연구 자료는 부족한 상태이다. 말기 신부전 (크레아티닌 청소율 ≤ 15 ml/min) 또는 투석중인 환자에 대한 항응고요법의 근거는 제한적이며 논란의 여지가 있다. 비록 무작위 대조군 연구는 아니나, 상기 환자군에 대한 관찰연구 데이터에서는 와파린과 비교하여 NOAC의 사용이 출혈의 위험성을 줄일 수 있음을 제시하고 있다.[213, 807] 그러나 최근의 한 체계적 검토 연구에서는 NOAC 또는 와파린 모두 색전증의 위험을 줄일 수 있는 구체적인 증거는 없는 것으로 보고하였다.[808] 특히 유럽에서는 크레아티닌 청소율 15 ml/min 이하이거나 투석을 하는 환자에서는 NOAC의 사용이 아직까지 승인되지 않았으며 이는 국내에서도 마찬가지이다.

몇몇의 무작위 대조 시험 연구 (NCT02933697, NCT03987711)에서 말기 신부전의 환자에서 NOAC과 와파린을 비교하는 연구가 진행되고 있다. 신이식을 시행한 심방세동 환자에서 항응고제 사용에 대한 무작위 대조 시험 연구는 아직까지 없는 상태이다. NOAC의 처방과 용량 조절은 이식된 신장의 사구체 여과율에 따라 고려되어야 하며, 동반 투여되는 다른 약제와의 상호작용 또한 고려되어야 한다.

11.8. 심방세동과 말초동맥질환

심방세동 환자는 종종 죽상경화성 혈관 질환이 동반된다. 말초동맥질환의 정의인 발목-상완지수 0.9 이하의 무증상 환자에서 혈관질환의 유병률은 크게 증가하는 것으로 보고되었다.[809] 체계적 검토 연구 및 메타분석에서 말초동맥질환은 뇌졸중의 위험도를 1.3~2.5 배까지 증가 시켰다.[810] 경식도 초음파에서 확인된 복잡한 대동맥 플라크 또한 혈관성 뇌졸중의 위험인자이다.

무증상의 말초동맥질환 환자에서 혈관질환이 증가함에 따라 심혈관질환의 위험도가 증가한다.[255] 그러므로 말초동맥질환 환자는 심방세동에 대한 스크리닝 검사가 필요하다. 심방세동과 말초동맥질환이 동반되어 있는 환자는 금기가 아닌 이상 항응고제 처방이 필요하다. 안정 혈관 질환 (12개월 동안 새로운 혈관 사건이 없는 경우) 환자들은 단독 항응고요법치료가 필요한데, 항혈소판제 병용 요법이 뇌졸중이나 다른 심혈관 질환 발생을 감소시키지는 못하면서 오히려 뇌내 출혈 등과 같은 심각한 출혈의 위험도를 증가시킬 우려가 있기 때문이다.

11.9. 심방세동과 내분비질환

갑상선 질환, 말단비대증, 갈색세포종, 부신피질 질환, 부갑상선 질환 또는 당뇨를 포함한 췌장 질환 등의 내분비 질환에서 전해질 불균형 및 변화된 혈당 농도는 심방세동 발생에 영향을 미친다. 이러한 상황에서의 심방세동 치료에 대한 데이터는 아직까지 제한적이다.[811] 다른 심방세동 환자와 마찬가지로 CHA_2DS_2-VASc 점수에 따른 위험도 평가에 따라 뇌졸중 예방을 시행한다.[811, 812] 갑상선 기능 항진증이 동반된 심방세동 환자에서 갑상선 기능이 정상화 되면 종종 심방세동은 자연히 정상 동성 맥으로 돌아오기도 한다.[813] 갑상선 기능 항진증이 있는 상태에서는 아미오다론 항부정맥제는 중단해야 한다. 심방세동 전극도자절제술은 갑상선 기능 항진증이 심한 상태에서는 하면 안되며, 전해질 및 신진대사가 안정화되었을 때 시행하는 것이 좋다.

11.10. 심방세동과 소화기질환

위장 병변은 항응고 치료 중인 심방세동 환자에서 출혈을 일으킬 수 있지만, 염증성 장질환과 같은 일부 위장 질환은 심방세동 및 뇌졸중의 위험을 증가시킨다.[814] 위장관계 출혈은 경구 항응고치료의 비교적 흔한 합병증이다. 전반적으로 NOAC 사용은 위장관 출혈 위험 증가와 관련이 있지만,[815] 아픽사반 또는 다비가트란 110 mg으로 치료받은 환자의 출혈 위험은 와파린과 유사하다.[195, 197] 출혈 병변은 주요 위장관 출혈 사례의 50 % 이상에서 확인할 수 있다.[816] 출혈 원인을 교정한 후에는 혈전 색전증 및 사망위험 감소를 위해 경구 항응고치료를 다시 시작해야 한다.[817]

다비가트란으로 치료받은 환자는 소화불량을 겪을 수 있다. RE-LY 연구에서 약 11%에서 소화기계 증상을 호소했고, 2%가 이로 인해 약물을 중단하였다.[195] 다비가트란을 식후에 섭취하거나 양성자 펌프 억제제를 추가하면 증상이 개선될 수 있다.[818]

간질환이 있는 심방세동 환자의 경우 출혈 및 허혈 위험 증가로 인해 관리가 더욱 어렵다.[819, 820] 간기능 장애가 있는 환자는 일반적으로 무작위 임상 연구에서 제외되었는데, 비정상 응고 기능을 가진 환자는 와파린에서 출혈 위험이 더 높고

NOAC에서는 더 적을 수 있다. 비록 데이터는 부족하나 몇 가지 관찰연구에서 진행된 간질환 환자에서 NOAC 사용의 결과는 나쁘지 않았다.[257, 821] 최근 연구에서는 간섬유화가 진행된 심방세동 환자에서 와파린에 비해 NOAC 사용군의 출혈이 증가하지 않았다.[255] 더하여 대규모 국가 코호트 연구를 살펴보면, 적지 않은 수의 환자가 심각한 간 손상을 인지하지 못한 상태에서 NOAC을 시작할 수 있으며 간경변 환자의 경우 허혈성 뇌졸중 감소 이득이 출혈 위험 가능성을 능가할 수 있음이 확인되었다.[256] NOAC은 Child-Turcotte-Pugh class C의 간기능 장애 환자에게는 금기이며, 리바록사반은 Child-Turcotte-Pugh class B 또는 C의 환자에게는 권장되지 않는다.[822]

11.11. 심방세동 및 혈액질환

빈혈은 항응고제 관련 주요 출혈 발생에 대한 독립적인 예측 인자이다.[183, 823] 심방세동 코호트 연구에서 빈혈은 주요 출혈 및 치료 범위 보다 낮은 적절치 않은 비타민 K 길항제 사용과 관련이 있다. 반면, 중등도 이상의 심한 빈혈이 있는 심방세동 환자에서 항응고제 사용은 혈전 색전증 위험 감소 효과 없이 주요 출혈과 더욱 관련이 높다고 보고되고 있다.[824] 혈소판 감소증 또한 출혈 위험 증가와 관련이 있다. 따라서 항응고치료 전과 도중에 반복적으로 빈혈과 혈소판 감소증 여부를 조사하고 이상 시에는 이를 교정해야 한다. 혈소판 수가 50,000/㎕ 미만인 환자에서 항응고제 사용을 결정하기 위해서는 교정 가능한 출혈 위험 요인을 미리 해결한 후, 혈전 및 출혈 위험을 균형적으로 조절하기 위해 혈액내과 의사를 포함한 다학제적 접근이 필요하다. 일부 화학요법 약물들은 심방세동 발생 위험을 증가시키거나 (예: ibrutinib, melphalan, anthracyclines),[825-827] 혈소판 기능을 손상시켜 출혈 위험을 증가시킬 수 있다 (예: ibrutinib).[828, 829]

11.12. 심방세동을 동반한 노약자

심방세동 유병률은 연령에 따라 점진적으로 증가하고,[22, 33, 823] 연령은 심방세동에 의한 합병증 발생에 대한 독립적인 위험 요소이다.[830-833] 고령의 심방세동 환자에서 항응고제 사용은 매우 효과적임도 불구하고, 사용률이 낮다.[834-841] 항응고제 복용 중인 고령 환자에서 연약함, 동반질환 및 낙상 위험 증가[842-844]에 따른 출혈 위험은 항응고제 복용에 따른 이점을 절대로 능가하지 않는다.[176, 845-849] 무작위 대조 시험,[225, 850] 메타 분석[199, 851] 및 대규모 레지스트리[244, 834, 845, 852]의 결과는 고령의 심방세동 환자에서 항응고제 사용을 적극 권고하고 있다. 항혈소판제는 와파린보다 유의하게 효과가 적고, 안전하지 않으며 심지어 해로울 수도 있지만,[244] NOAC은 와파린에 비해 전반적으로 더 나은 안정성을 보인다.[199, 225, 244, 851, 853-855] 하지만 권고 용량이 아닌 감량된 NOAC을 처방하는 것은 심방세동 합병증을 예방하는 데 덜 효과적이다.[750, 836, 856, 857] 과거에는 고령의 심방세동 환자에서의 심박동수 조절 전략이 일반적으로 선호되는 치료 전략이었지만, 심박동수 조절과 동율동 전환술을 통한 리듬 조절 사이에 어떤 치료 전략이 더 효과적인지에 대한 증거는 충분하지 않다.[858-861] 연령에 상관없이 직류 전기를 이용한 전기적 동율동 전환술, 심장 박동기 이식술 및 심방세동 전극도자절제술을 포함한 다양한 치료 선택에 대한 결과는 아직까지 매우 제한적이다. 선택된 고령 환자에서 심방세동 도자절제술은 젊은 환자와 비슷한 치료 성공률[862-873]과 허용 가능한 합병증 발생률[862, 864-866, 868-878]을 보이므로 일부 고령 환자에서 효과적이고 안전한 치료 방법으로써 적용될 수 있다. 하지만 연령은 일부 연구[879-881]에서 심방세동 전극도자절제술에 따른 시술 관련 합병증의 유의한 예측 인자였으며 장기간 추적관찰 시 심방세동 재발, 사망 및 주요 심장 관련 부작용 발생과 연관이 있는 것으로 보고되었다.[875]

11.13. 심방세동 및 인지기능 장애/치매

현재까지 보고된 관찰 연구에 따르면 뇌졸중 위험 인자가 있는 심방세동 환자에서 항응고제 투여는 뇌졸중 예방 뿐만 아니라 인지기능 저하 예방, 치매에도 효과적임을 보여주었다.[882] 치료 범위 (INR 2~3)를 벗어난 적절치 않은 비타민 K 길항제의 사용은 치매 위험을 높이는 것과 관련 있다고 알려져 있다.[883, 884] 인지기능 장애를 예방하는 데 있어서 NOAC 투여가 비타민 K 길항제보다 우수하다는 연구 결과[885, 886]도 있지만 그렇지 않은 연구[887]도 있다. 최근 발표된 관찰 연구에서는 뇌졸중 위험도가 낮은 심방세동 환자에서도 항응고제 투여는 인지기능 보호 효과를 보인다고 한다.[888] 현재 인지기능에 대한 항응고제 효과를 최종 목표로 설정된 많은 무작위 대조 시험이 진행 중이며, 이 결과에 따라 향후 인지기능 장애 예방을 위한 적절한 치료 방향을 제공하게 될 것이다.[889] 인지기능 장애 자체는 치료 순응도에 크게 영향을 미쳐 심방세동 환자의 예후에 지대한 영향을 미칠 수 있다.[890, 891] 심방세동 전극도자절제술 후 뇌 자기공명영상 촬영을 시행한 AXAFAAFNET 5 시험[578]에서는 시술 후 새로이 발견된 무증상 뇌 병변이 인지기능 장애와 연관이 없는 것으로 밝혀졌지만, 아직까지 근거는 불충분하다. 국내 연구에 따르면 혈압의 적절한 조절, NOAC을 기반으로 한 항응고 요법, 전극도자 절제술이 치매 예방에 도움을 줄 수 있음을 보여 주었다.[892-894]

11.14. 심방세동 및 선천성 심장질환

선천성 심장질환 환자의 생존율은 시간이 지남에 따라 점차 증가했지만, 선천성 심장질환과 연관된 심방세동 치료에 대한 명확한 자료는 없어 관찰연구 및 대규모 임상 시험의 파생 결과를 주요 근거로 사용하고 있다. 심장내 수술, 청색증을 동반한 선천성 심장질환, 폰탄(Fontan) 수술 또는 전신순환 우심실(systemic right ventricle)이 있는 선천성 심장질환 환자에서 심방세동, 심방조동 또는 회귀성 심방빈맥이 동반될 경우 지속적인 항응고제 치료가 권장된다.[895] 이를 제외한 다른 선천성 심장질환에 동반한 심방세동 환자에서는 기존의 항응고제 치료 지침을 따라야 한다. 특히, NOAC은 인공 심장 판막이 있는 환자에게는 금기이지만,[896] 생체조직 이식 판막을 가진 환자에서는 안전하다.[897, 898] 베타 차단제, 베라파밀, 딜티아젬, 디곡신과 같은 심박수 조절 약물은 서맥 및 저혈압이 발생될 위험이 있으므로 주의해서 사용해야 한다. 또한 항부정맥제(아미오다론)을 사용한 리듬 전환 치료 전략도 효과적일 수 있다. 폰탄 환자에서 나트륨 채널 차단제 사용은 심방 부정맥 발생을 절반 정도 억제하지만 약제 부작용에 각별한 주의가 필요하다. 심방성 빈맥이 동반된 모든 선천성 심장병 환자에서는 심장 내 혈전 발생이 매우 흔하므로, 만일 동율동 전환술을 고려한다면 반드시 시술 전 적어도 3주 동안의 적절한 항응고 요법을 시행하거나 경식도 초음파를 통해 심장 내 혈전 유무를 확인해야 한다.[899, 900] 심방 중격 결손증의 경우 심방세동 또는 심방조동의 발생 위험을 줄이기 위해 40세 이전에 폐쇄를 고려할 수 있다.[901] 뇌졸중으로 난원공을 폐쇄 한 환자는 심방세동 위험이 증가할 수 있지만,[902] 난소공을 동반한 심방세동 환자의 경우 뇌졸중 예방을 위해 폐쇄를 권장하지는 않는다. 또한 항응고제 사용은 기존의 항응고제 치료 지침을 따라야 한다. 심방세동 병력이 있는 환자의 경우, 심방 중격 결손을 닫을 때 심방세동 수술 또는 심방세동 전극도자절제술 시행을 고려해야 한다.[903-905] 심방 중격 결손의 외과적 수술 후 발생된 심방세동, 심방조동 또는 심방빈맥은 전극도자절제술로 효과적으로 치료될 수 있다.[906]

선천성 심장병 환자에서 심방세동 치료 권고안

권고사항	권고등급	근거수준
경구용 항응고제 투여는 다음과 같은 경우에 고려해야 한다.[895] • 심장내 수술, 청색증을 동반한 선천성 심장질환, 폰탄(Fontan) 수술 또는 전신순환 우심실(systemic right ventricle)이 있는 선천성 심장질환 환자에서 심방세동, 심방조동 또는 회귀성 심방 빈맥이 동반될 경우 • 기타 선천성 심장병이 있는 심방세동 환자에서는 기존의 항응고제 치료 지침에 따라 한 개 이상의 뇌졸중 위험요소(여성 제외)를 동반한 경우	IIa	C
심방성 부정맥(심방세동) 수술은 다음과 같은 경우에 고려해야 한다.[903-905] • 심방 중격 결손의 외과적 폐쇄가 필요한 환자에서 증상을 동반한 심방성 부정맥이 있는 경우 • 선천성 심장병의 수술적 교정이 필요한 환자에서 증상을 동반한 심방세동이 있는 경우(Cox 미로 수술의 경험이 풍부한 센터 권장)	IIa	C
선천성 심장병과 관련된 심방 부정맥의 전극도자절제술은 경험이 있는 센터에서 수행할 때 권장한다.[906]	IIb	C
심방성 빈맥이 동반된 모든 선천성 심장병 환자에서 정상 동율동으로 전환을 고려한다면, 동율동 전환술 전 적어도 3주 동안의 적절한 항응고 요법을 시행한 후, 경식도 초음파를 통해 심장 내 혈전 유무를 확인할 것을 고려한다.	IIb	C

11.15. 유전성 심근병과 일차성 부정맥 증후군에서 심방세동

유전성 심근병 및 일차성 부정맥 증후군에서 심방세동의 발생빈도 및 유병율은 높게 보고되었다.[907-937] 심방세동은 임상적 발현 양상일 수 있고, 임상적으로 유해한 결과를 초래할 수 있어,[145, 912, 914, 917, 929, 936, 943-948] 중요한 의미를 가지고 있다.

- 항부정맥제의 사용이 어려울 수 있다. 유전성 긴 QT 증후군에서 QT 간격 연장 및 torsade de pointes의 위험 때문에 많은 약제들의 사용이 금기이다 (http://www.credible meds.org/); 브루가다 증후군에서는 class I 약제는 금기이다(http://www.brugadadrugs.org/). 아미오다론은 장기적인 사용시 부작용으로 인해 이런 질환이 있는 젊은 환자에서 문제가 된다.
- 이식형 제세동기를 가지고 있는 환자에서 심방세동은 부적절한 쇼크의 흔한 원인이다. 느린 단형성 심실 빈맥이 없는 환자에서는 분당 210~220회 정도로 심실세동 감지 맥박수를 높게 설정하거나 감지 시간을 늘여 놓는 것이 안전하다.[927, 928, 951] 베타 차단제 치료에 의한 유의한 서맥이 있는 환자에서는 심방 전극 삽입을 고려할 수 있다.

표 19에서 유전성 심장 질환에서 심방세동의 주된 임상 양상을 정리하였다. 볼프-파킨슨-화이트 증후군(Wolff-Parkinson-White syndrome)과 심방세동은 부전도로를 통한 심방에서 심실로 빠른 전도로 인한 빠른 심실 빈맥의 위험으로 심실세동이나 급사의 위험이 있다.[952, 953] 혈역학적으로 불안정한 조기 흥분(pre-excited) 심방세동 환자에서는 전기적 동율동 전환술을 즉각적으로 시행해야 하며 방실 결절에 작용하는 약물(예: 베라파밀, 베타 차단제, 디곡신)은 사용하지 말아야 한다.[954, 955] 약물을 이용한 동율동 전환은 ibutilide를 사용해서 할 수 있으며,[956] 반면에 class Ia 항부정맥제(procainamide), class Ic 항부정맥제(프로파페논, 플레카이니드)는 방실 결절에 대한 작용으로 주의를 기울이며 사용해야 한다.[957-960] 아미오다론은 조기 흥분 심방세동에서는 부전도로의 전도를 향상시킬 수 있기 때문에 안전하지 않다.[960]

표 19. 유전성 심장병에서 심방세동

질환	심방세동 빈도	금기약제	치료시 특별히 고려할 사항			
			항응고 요법	맥박수 조절	항부정맥제를 통한 리듬조절	도관 절제술
Long QT syndrome	2-29%	QT 연장 약제 (아미오다론, 소타롤)	뇌졸중 위험도에 따라서	베타차단제	LQTS1: Mexiletine LQTS3: Flecainide	데이터 없음
Short QT syndrome	18-70%		뇌졸중 위험도에 따라서		Propafenone, Quinidine	데이터 없음
Brugada syndrome	6-53%	Class IC drugs	뇌졸중 위험도에 따라서		Quinidine, Bepridil	
Catecholaminergic polymorphic VT	11-37%		뇌졸중 위험도에 따라서	베타차단제	Flecainide, propafenone	
Hypertrophic cardiomyopathy	17-30%	Class I drugs	항상 시행 (금기증이 없으면)	베타차단제	리듬조절 선호; 아미오다론, 소타롤	
Arrhythmogenic cardiomyopathy	9-30%		뇌졸중 위험도에 따라서	베타차단제		데이터 없음
Familial dilated cardiomyopathy	25-49%		뇌졸중 위험도에 따라서			
Familial ventricular non-compaction	1-29%		항상 시행 (금기증이 없으면)			
Wolff-Parkinson-White syndrome	Variable (7-50%)	디곡신, 베라파밀, 딜티아젬, 베타차단제, 아미오다론	뇌졸중 위험도에 따라서	Procainamide, propafenone, or flecainide for acute rate control	우회로 우선 절제 후 심방세동은 항부정맥제 사용	As needed

11.16. 임신기간 중 심방세동

심방세동은 특히 선천심장병이 있는 경우와[961, 962] 나이가 든 산모인 경우[963-965] 임신 기간 중 가장 흔한 부정맥 중 하나로 사망률 증가와 연관이 있다.[965] 빠른 심실 전도는 산모와 태아에게 심각한 혈역학적 문제를 초래할 수 있다.

임신은 응고 항진 상태 및 혈전-색전증 위험과 연관이 있다. 구체적 연구 결과가 없으므로 뇌졸중 위험도 평가에 대한 원칙은 임신하지 않은 여성과 동일하게 적용되어야 한다.[966] 임상적으로 의미 있는 승모판막 협착에서는 즉각적인 항응고치료가 필요한데, 임신 1분기와 3분기에는 저분자량 헤파린을 치료용량으로 사용하여야 하며 2분기에는 INR 수치를 맞춘 비타민 K 길항제 또는 저분자량 헤파린을 사용하여야 한다. 임신 기간 중 NOAC은 사용할 수 없다. 대부분의 여성에서는 질식 분만이 권장되나 비타민 K 길항제를 사용하는 산모에서는 태아의 두개내 출혈로 인해 질식 분만은 금기이다.[966]

급성기 심박동수 조절을 위해서는 정맥내 베타차단제가 추천된다. 베타-1 선택적 차단제 (예: metoprolol, bisoprolol)은 일반적으로 안전하며 1차 선택으로 추천된다.[966] 베타 차단제가 효과가 없다면 디곡신과 베라파밀이 심박수 조절로 고려될 수 있다.

임신 기간 중 리듬 조절이 선호되는 치료 전략이다. 혈역학적으로 불안정하거나, 산모 또는 태아에게 위험이 있는 상태라면 전기적 동율동 전환술이 추천된다. 전기적 동율동 전환술은 태아의 혈류에 손상 없이 안전하게 시행할 수 있으며,[967] 이로 인한 태아의 부정맥 발생 및 조산의 위험은 낮다[968, 969] 동율동 전환술 이후 태아 심박수는 정기적으로 확인 및 조절되어야 한다.[970] 일반적으로 항응고치료 이후 동율동 전환술이 시행되어야 한다.[966] 구조적 심질환이 없는 혈역학적으로 안정적인 환자에서 동리듬으로 회복시키기 위해 정맥내 플레카이니드를 사용하는 것을 고려할 수 있으나 경험은 제한적이다. 방실 결절에 작용하는 약이 실패하는 경우 플레카이니드, 프로파페논, 소타롤을 심방세동을 예방하기 위해 사용할 수 있다. 심방세동 전극도자절제술은 임신 기간 동안 역할은 뚜렷하지 않는다.

임신기간동안 심방세동 치료 권고안

권고사항	권고등급	근거수준
급성기 치료		
혈역학적으로 불안정하거나 조기 흥분된 심방세동의 경우 즉각적인 전기적 동율동 전환술이 필요하다	I	C
비후성 심근증이 있는 임신여성에서 지속성 심방세동은 동율동 전환을 고려하여야 한다.	IIa	C
구조적 심질환이 없는 안정적인 환자에서 심방세동을 종료하기 위해 정맥내 플레카이니드를 고려할 수 있다.	IIb	C
장기 치료 (경구 약제)		
심방세동 환자에서 임신분기에 다른 헤파린 또는 비타민 K 길항제를 사용한 항응고치료가 권장된다.	I	C
심방세동에서 심박수 조절을 위해 선택적 베타 차단제가 추천된다.	I	C
플레카이니드, 프로파페논, 소타롤은 방실 결절에 작용하는 약이 실패한 경우 고려되어야 한다.	IIa	C
디곡신 또는 베라파밀은 베타 차단제가 실패한 경우 고려되어야 한다.	IIa	C

11.17. 전문 운동선수에서 심방세동

중등도의 신체 활동은 심혈관 건강을 향상시키고 심방세동을 예방하는 반면 격한 운동은 심방세동의 위험을 증가시킨다.[971, 972] 운동 선수는 기존 심방세동의 낮은 위험인자에도 불구하고 활동적이지 않은 사람에 비해 평생 심방세동이 발생할 위험성이 약 5배 증가한다.[650, 972] 운동선수에서 심방세동의 위험인자는 남성, 중년 연령, 지구력 운동, 큰 키, 1500-2000시간을 초과하는 평생 운동량이 포함된다.[650, 973-976] 달리기, 사이클링, 크로스컨트리 스키[972, 977]와 같은 지구력 운동이 가장 높은 위험을 가지고 있다.

무작위 임상시험이 없으므로 운동선수에서 심방세동 치료 권고사항은 대부분 운동선수가 아닌 환자들, 관찰연구와 전문가의 의견 일치에 기반한다.[978] 항응고치료의 필요성은 임상적인 위험 인자에 의해 결정된다. 항응고치료를 하는 환자는 신체 접촉이 있거나 외상이 발생하기 쉬운 스포츠는 피해야 한다. 운동선수는 동성 서맥과 동 정지 유병율이 높기 때문에 약물 치료를 하기가 어려운 경우가 많다.[651, 979] 디곡신과 베라파밀은 운동성 심방세동에서 심박수 조절에 효과적이지 않으며 베타차단제는 투약이 어렵거나 금기인 경우가 있다. Pill-in-the-pocket 용법을 사용하기는 하지만 플레카이니드, 프로파페논을 복약 후에는 심방세동이 중단되고 약물 반감기의 두배가 경과할 때까지는 스포츠 활동을 피해야 한다.[377] 운동선수에서 심방세동 전극 도자절제술이 선호되며 소규모 연구에서는 운동선수와 비운동선수에게 비슷한 효과를 보였다.[980, 981]

심방세동 환자에서 운동에 대한 권고안

권고사항	권고등급	근거수준
전문적인 운동선수에게 장기간 지속되는 격렬한 운동은 심방세동을 유발할 수 있으며 반면에 적당한 신체 활동은 심방세동을 예방한다는 것을 조언하는 것이 추천된다.	I	B

11.18. 수술 후 심방세동

수술기 주위 심방세동(Perioperative AF)은 진행 중인 시술, 수술 중에 부정맥이 시작되는 것을 말한다. 이것은 심장 수술을 받는 환자에게서 가장 많다. Perioperative AF을 줄이기 위해 전처치 또는 급성기 약물 치료 등의 다양한 전략이 소개되었지만 대규모 임상연구의 근거는 부족하다. 아미오다론은 Perioperative AF을 예방하기 위해 가장 많이 사용되는 약물이다.[982]

수술 후 심방세동은 수술 직후 새로이 발생하는 심방세동으로 정의되며 임상적으로 중요한 문제를 가지고 있다.[983, 984] 심장 수술 후에는 20-50%에서, 흉부의 비심장성 수술 후에는 10-30%에서,[985] 혈관 또는 대장항문 수술 후에는 5-10%에서[986] 발생하고, 수술 후 2-4일에 발생율이 가장 높다. 심방세동 유발에 영향을 미치는 수술 중, 수술 후 변화들과 기존에 존재하는 심방의 기질적 변화가 심방세동에 대한 취약성을 증가시킬 수 있다. 많은 경우 수술 후 심방세동은 자가 종료되며 증상이 없지만 수술 후 심방세동은 향후 5년간 4-5배 심방세동의 재발의 위험과 관련이 있다.[987, 988] 또한 수술 후 심방세동이 발생하지 않은 환자와 비교하여, 뇌경색, 심근경색, 사망의 위험인자로 작용한다.[989, 990]

수술 후 심방세동의 다른 부작용으로는 혈역학적 불안정성, 입원 기간의 연장, 감염, 신장 합병증, 출혈, 병원내 사망의 증가, 의료비용 증가 등이 있다.[983, 991, 992] 수술 후 심방세동의 처치는 그림 20에 나와 있다.

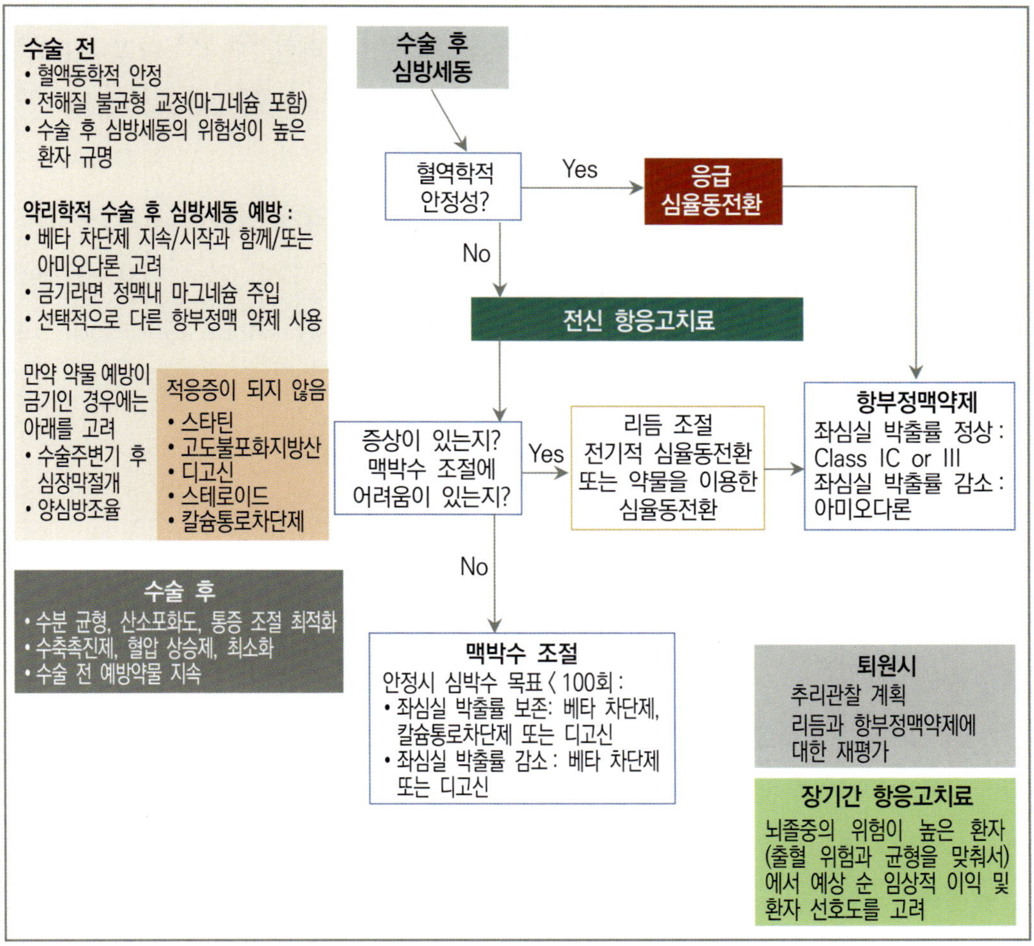

KHRS AF guideline

그림 20. 수술 후 발생한 심방세동의 관리 방법

11.18.1. 수술 후 심방세동의 예방

수술 전 베타 차단제(propranolol, carvedilol과 N-acetyl cysteine) 사용이 심장/비심장성 수술에서 수술 후 심방세동의 위험의 감소와 연관이 되었으나,[993-996] 사망, 뇌졸중, 급성 콩팥 손상과 같은 주된 부작용은 큰 차이가 없었다.[997] 특히 비심

장성 수술의 경우 수술기 주위 (perioperative) metoprolol은 대규모 무작위 임상연구에서 사망 위험 증가와 관련이 있었다.[998] 메타분석에서 아미오다론 (경구 또는 정주)과 베타 차단제는 수술 후 심방세동 감소에 동등하게 효과적이었으며,[999] 그들의 조합은 베타 차단제 단독보다 더 나았다.[1000] 아미오다론의 적은 누적량 (< 3000 mg)은 부작용이 적으면서 효과가 있었다.[1000-1003] 스타틴,[1004, 1005] 마그네슘,[1006] 소타롤,[995] colchicine,[1007] 뒷심장막절개,[1008, 1009] (양)심방조율,[995] corticosteroid[1010] 와 같은 중재에 대한 연구는 충분하지 않다. 두 대규모 무작위 임상 시험에서 스테로이드 정주는 심장 수술 후 심방세동의 발생율에 효과가 없음을 보여 주었으며,[1011, 1012] colchicine은 현재 수술 후 심방세동의 예방에 대해 연구 진행 중이다 [COP-AF (Colchicine For The Prevention Of Perioperative Atrial Fibrillation In Patients Undergoing Thoracic Surgery): NCT03310125].

11.18.2. 혈전-색전증의 예방

대규모 메타 분석에서 수술 후 심방세동 환자는 수술 후 심방세동이 없는 환자보다 초기 뇌졸중 발생율이 62 %, 장기간 발생율이 37 % 높았으며 (≥ 1년 뇌졸중 발생율은 각각 2.4 % vs. 0.4 %), 사망률은 초기, 장기간 발생율이 각각 44 %, 37 %이며 장기간 뇌졸중 위험은 심장 수술 후 심방세동 (위험비 1.20; 95 % 신뢰구간 1.07-1.34)보다 비심장성 수술 후 심방세동 (위험비 2.00; 95 % 신뢰구간 1.70-2.35)에서 상당히 더 ($p < 0.0001$).[989]

그럼에도 불구하고 수술 후 심방세동 환자에서 항응고요법 효과에 대한 근거는 충분하지 않다.[992, 1013-1018] 관찰 연구에서 장기간 합병증 발생 위험과 관련하여 관상동맥 우회술과 관련된 수술 후 심방세동이 비수술 심방세동과 동일하지는 않겠지만, 추적관찰 기간 동안 항응고치료가 수술 후 심방세동과 비수술 심방세동 양군 모두에게서 혈전-색전증을 유의하게 감소시켰다.[1019] 보고에 따르면 비심장성 수술 후 심방세동은 비수술 심방세동과 비슷한 장기간 혈전-색전증 위험과 관련이 있으며 항응고치료는 두 군 모두에서 혈전-색전증의 위험, 모든 원인의 사망을 동일하게 감소시켜 주었다.[1020] 심장성 수술 [PACES (Anticoagulation for New-Onset Post-Operative Atrial Fibrillation After CABG); NCT04045665] 및 비심장성 수술

(ASPIRE-AF; NCT03968393)에서 진행 중인 무작위 임상시험에서 수술 후 심방세동이 발생하는 환자에게 적절한 장기간 항응고치료에 대해 알 수 있을 것이다.

수술 후 심방세동 환자에서 혈역학적으로 불안정한 경우, 즉시 전기적 동율동 전환술(또는 아미오다론[995] 또는 vernakalant[1021] 정주)의 적응증이 된다. 최근 심장성 수술 후 심방세동의 환자에서 맥박수 조절과 리듬 조절 치료는 임상적 이득에 차이가 없었다.[1022] 따라서 심박수 조절 또는 리듬 조절 치료에 대한 결정은 증상에 근거하여 결정하여야 하며, 비응급 동율동 전환술은 동율동 전환술 전후의 항응고 치료 원칙을 따라야 한다.

수술 후 심방세동에 대한 권고안

권고사항	권고등급	근거수준
심장 수술 후 심방세동을 예방하기 위해서 수술 주변기 아미오다론 또는 베타 차단제가 추천된다.	I	A
비심장성 수술 후 심방세동이 발생한 뇌졸중의 위험이 높은 환자에서 예상되는 총 순이익 및 환자 선호도를 고려하여 혈전-색전증을 예방하기 위한 장기간 항응고치료를 고려하여야 한다.	IIa	B
심장성 수술 후 심방세동이 발생한 뇌졸중의 위험이 높은 환자에서 예상되는 총 순이익 및 환자 선호도를 고려하여 혈전-색전증을 예방하기 위한 장기간 항응고치료를 고려하여야 한다.	IIb	B
비심장성 수술을 하는 환자에서 수술 후 심방세동을 예방하기 위해 일상적으로 베타 차단제를 사용하지 말아야 한다.	III	B

12 심방세동의 예방

심방세동의 일차적 예방

심방세동의 일차적 예방은 기존에 진단되지 않은 상태에서 발생의 위험성이 있는 환자에서 예방치료가 시작되는 것을 말한다. 이러한 치료전략은 심방의 재형성과 섬유화가 발생하기 전에 심방세동으로 전환될 수 있는 위험인자들과 동반된 질환들을 확인하고 조절하는 데 기초를 둔다.[1023, 1024] 상류요법(upstream therapy)은 심방세동의 발생과 재발을 방지하기 위해 심방의 기질이나 특정한 발생기전을 조율할 수 있는 비 항부정맥 약제사용을 의미한다. 상류요법의 주요 목표들은 심방에서의 구조적인 변화들(예를 들어 심방의 섬유화, 비대, 염증화, 활성산소)이지만, 심방의 이온채널, 간극결합(gap junction), 칼슘대사도 역시 해당된다.[1023] 혈압과 심부전증의 적절한 치료 및 조절은 심방의 확장을 줄임으로써 심방세동을 예방할 수 있지만, RAAS (renin-angiotension-aldosterone system)를 억제해서 심방의 전기적, 구조적 변형을 줄임으로써 추가적인 예방효과를 보이게 된다.[1023-1025] 심방세동의 일차 예방을 위한 스타틴의 사용에 대해 긍정적인[1026-1029] 혹은 부정적인[1023-1025] 상반된 결과를 보여준 많은 수의 무작위 대조 임상시험과 메타분석 결과가 존재한다. 또한 생선유(fish oil)에 대한 효과도 논란이 많게 상반되는 결과들이 많다.[1035]

13 심방빈맥사건/잠복성심방세동의 역학, 임상적 의미, 관리

심박동기를 가지고 있는 환자의 30~70%에서 심방빈맥사건/잠복성심방세동이 발견되며, 일반인에서는 이보다는 더 낮을 것으로 예측된다.[1036] 하루 10~20초 이하의 짧은 심방빈맥사건은 뇌경색이나 전신색전증의 위험을 높이지 않기 때문에 임상적으로 큰 의미가 없다고 간주된다.[1037] 그러나, 최소 5-6분 이상으로 지속되는 심방빈맥사건/잠복성심방세동은 심방세동,[250, 254] 뇌경색,[250, 1038] 주요심혈관사건,[1039] 심장원인의 사망[1040]과 연관성이 있다. 심방빈맥사건/잠복성심방세동은 실제 임상적 심방세동보다는 뇌경색의 위험도가 낮다.[99, 250, 272, 1038] 심방빈맥사건/잠복성심방세동의 발생시간과 뇌경색의 발생이 시간적으로 별 연관이 없었으며, 따라서 심방빈맥사건/잠복성심방세동은 뇌경색의 위험인자라기보다는 연관된 표지자일 수 있다.[252, 1041, 1042]

현재까지 심방빈맥사건/잠복성심방세동에 관한 데이터는 대부분 심박동기/삽입형제세동기를 가지고 있는 환자나, 뇌경색발생 이후의 환자들로부터 얻은 것이지만, 최근에는 심전도 모니터링을 하는 다양한 환자군을 대상으로도 보고가 증가하고 있다. 심방빈맥사건/잠복성심방세동이 발견된 환자 5-6 명 중 1명은 2.5 년 이내에 임상적 심방세동이 발견된다고 알려져 있다.[1038] 따라서 이러한 환자들에서는 더 집중적인 추적관찰(원격모니터링 등)을 하는 것이 도움이 될 것이나, 어떠한 관리 방법이 최적인가에 대해서는 좀 더 연구가 필요하다. 심방빈맥사건/잠복성심방세동의 양은 일정한 것이 아니라 매일 변동할 수 있기 때문에, 정기적인 재평가가 필요하다. 최초 진단 당시 심방빈맥사건/잠복성심방세동의 양이 많은 환자일수록, 추적관찰에서 더 긴 심방빈맥사건이 발견될 확률이 높다.[254] 이전에 임상적 심방세동이 진단된 적이 없는 환자에서, 심박동기/삽입형제세동기/삽입형루프기록기 등의 심장내 전기장치로 발견된 무증상 심방빈맥사건에 대한 적절한 관리방법은 그림 1과 그림 21에 나타내었다.

심방빈맥사건/잠복성심방세동 환자에서 일상적으로 경구항응고제를 사용해야 한다는 증거는 부족한 상황이나, 교정 가능한 뇌경색 위험인자는 꼭 찾아내고 관리해주어야 한다. 경구항응고제 사용을 고려하는 경우로는 오래 지속되는 심방빈맥사건/잠복성심방세동 (24시간 이상), 뇌경색의 위험인자가 높은 환자에서는 순임상적 이익과 환자 선호도를 고려하여 선택적으로 사용할 수 있다 (그림 21).[252, 1042, 1043]

Subclinical AF의 지속시간과 CHA$_2$DS$_2$-VASc 점수에 따른 뇌경색 발생율

CHA$_2$DS$_2$-VASc 점수

Subclinical AF의 지속시간	0-1	2	3-4	≥5
0	≤0.62%	0.70%	0.83%	1.79%
6 분-23.5 시간	≤0.52%	0.62%	1.28%	2.21%
>23.5 시간	≤0.86%	1.52%	1.77%	1.68%

추천되는 Subclinical AF 관리방법

Green:
- Subclinical AF의 변화 및 clinical AF 발생 여부를 추적관찰
- 뇌경색 위험도의 변화를 추적관찰

Red:
- 경구 항응고제 사용 고려 (순임상적이익과 환자선호도를 고려하여 선택적으로)

KHRS AF guideline

그림 21. 잠복성 심방세동의 지속시간과 뇌경색 발생률의 관계 및 추천되는 치료방법

최근 연구들에서는, 뇌경색의 위험인자가 2 개 이상이고 삽입형루프기록기에서 6 분 이상의 심방세동이 의사에게 확진된 경우 각각 환자의 56 %, 76 %에서 경구항응고제를 시작했다고 보고하였으나, 출혈사건 발생률 등은 보고하지 않았다.[1044, 1045] 원격 모니터링 데이터를 분석한 대규모 후향 코호트 연구에서는 경구항응고제 시

작에 관하여 의사들마다 진료 패턴이 다양함을 보고하였다. 항응고제 치료를 받지 않는 환자에서 심방빈맥사건/잠복성심방세동의 양이 증가함에 따라 뇌경색의 위험도도 증가하였으며, 심방빈맥사건/잠복성심방세동이 24 시간 이상인 환자들에서는 경구항응고제 사용이 뇌경색의 위험도 감소와 유의한 연관성이 있었다.[1046]
심방빈맥사건/잠복성심방세동 관리에 관한 권고사항은 다음과 같다.

심방빈맥사건 / 잠복성심방세동 관리에 관한 권고 사항

권고사항	권고등급	근거수준
심방빈맥사건/잠복성심방세동이 발견된 환자에서는 • 심전도, 위험인자/동반질환 평가, CHA_2DS_2-VASc 점수 계산을 통해 심혈관계의 면밀한 평가를 권장한다. • 환자를 추적관찰(원격모니터링 선호)하여, 임상적 심방세동으로 진행여부, 심방빈맥사건/잠복성심방세동의 양 변화 (특히 24시간 이상 증가여부), 및 기저질환의 변화를 평가하도록 권장된다.[99, 254, 1042]	I	B

14 중요 메시지

1. 심방세동의 확진을 위해서는 12유도 심전도 전체에서 심방세동이 확인되거나, 단일 유도 스트립에서는 30 초 이상 지속되는 심방세동이 확인되어야 한다.
2. 뇌경색 위험도, 증상, 심방세동 부하량, 기질을 구조적으로 특성화 하는 것은 심방세동의 개별화된 치료에 도움을 줄 것이다.
3. 삽입형 기기 또는 웨어러블 디바이스 등의 새로운 기기들이 심방세동의 선별검사에 큰 도움을 줄 수 있으나, 이것으로 발견된 심방세동을 어떻게 치료하는 것이 가장 적절할지는 더 연구가 필요하다.
4. 심방세동의 임상 결과를 호전시키기 위해 통합적인 관리 방법이 필수적이다
5. 심방세동의 관리 및 의사 결정과정에 환자의 가치를 고려하는 것이 중요하다. PRO (patient reported outcome)을 평가하는 것이 치료의 성과를 평가하는데 매우 중요한 요소이다.
6. ABC pathway는 심방세동의 통합적 관리에 중요한 방법이다.
7. 심방세동 환자의 뇌경색 예방치료의 가장 첫번째 스텝은 CHA_2DS_2-VASc 점수로 뇌경색 위험도를 계산 하는 것이다.
8. 뇌경색의 위험도가 있는 심방세동 환자는 경우 항응고제 치료가 필요하며, NOAC사용이 가능한 환자에서는 와파린보다 NOAC이 선호된다.
9. HAS-BLED 점수와 같은 출혈위험도 계산 도구는 출혈위험인자를 식별하는데 도움이 된다.

10. 출혈위험이 높다는 것만으로 경구항응고제 치료를 포기해서는 안되고, 출혈의 위험인자를 파악하고 교정가능한 인자는 교정하여야 하며, 출혈의 고위험 환자는 더 자주 주의깊게 모니터해야 한다.

11. 맥박수 조절 치료는 심방세동 관리의 중요한 요소이며, 이것만으로도 증상조절에 충분한 경우가 많다.

12. 리듬 조절의 가장 중요한 적응증은 심방세동으로 인한 증상 및 삶의 질 개선이다.

13. 장기 항부정맥 약제치료를 결정할 때에는 증상과 약제부작용, 환자의 선호도 등을 종합적으로 고려하여 결정한다.

14. 심방세동 도자 절제 시술은 잘 확립된 치료이며, 적절한 경험이 있는 시술자가 시행할 경우 항부정맥 약제보다 동율동 유지 및 증상개선에 있어서 우월하며 안전한 시술이다.

15. 심방세동 재발의 위험인자들을 평가하고 중재시술을 결정할 때 참고해야 한다.

16. 좌심실 기능이 정상인 심방세동 환자에서, 심방세동 도자 절제술은 사망률이나 뇌경색률을 줄이지는 못했다. 빈맥유발성심근증이 있는 심방세동 환자에서는 도자절제술이 심실기능 회복에 도움이 된다.

17. 체중감량, 위험인자 관리, 심방세동 유발인자 회피 등은 리듬조절치료의 결과를 개선시킬 수 있는 중요한 전략이다.

18. 위험인자와 동반된 질환을 찾아내고 관리하는 것은 통합적 관리의 중요한 요소이다.

19. 심방세동이 있으면서 급성관동맥증후군으로 관상동맥 중재술을 받은 환자에서 아스피린을 조기에 중단하고, P2Y12억제제와 경구항응고제의 이중요법으로 전환을 고려해야 한다.

20. 심방빈맥사건이 발견된 환자들은, 임상적 심방세동으로의 진행이나 뇌경색 위험인자의 변화 등을 정기적으로 모니터해야 한다. 심방빈맥사건이 24 시간 이상 지속되면서 CHA_2DS_2-VASc 점수가 높은 환자에서는 순임상적 이익과 환자 선호도를 고려하여 경구항응고제를 선택적으로 사용할 수 있다.

REFERENCES

1. Kirchhof P, Benussi S, Kotecha D, Ahlsson A, Atar D, Casadei B, Castella M, Diener HC, Heidbuchel H, Hendriks J, Hindricks G, Manolis AS, Oldgren J, Popescu BA, Schotten U, Van Putte B, Vardas P, Agewall S, Camm J, Baron Esquivias G, Budts W, Carerj S, Casselman F, Coca A, De Caterina R, Deftereos S, Dobrev D, Ferro JM, Filippatos G, Fitzsimons D, Gorenek B, Guenoun M, Hohnloser SH, Kolh P, Lip GY, Manolis A, McMurray J, Ponikowski P, Rosenhek R, Ruschitzka F, Savelieva I, Sharma S, Suwalski P, Tamargo JL, Taylor CJ, Van Gelder IC, Voors AA, Windecker S, Zamorano JL and Zeppenfeld K. 2016 ESC Guidelines for the management of atrial fibrillation developed in collaboration with EACTS. *Europace.* 2016;18:1609-1678.
2. Hindricks G, Potpara T, Dagres N, Arbelo E, Bax JJ, Blomstrom-Lundqvist C, Boriani G, Castella M, Dan GA, Dilaveris PE, Fauchier L, Filippatos G, Kalman JM, La Meir M, Lane DA, Lebeau JP, Lettino M, Lip GYH, Pinto FJ, Thomas GN, Valgimigli M, Van Gelder IC, Van Putte BP, Watkins CL and Group ESCSD. 2020 ESC Guidelines for the diagnosis and management of atrial fibrillation developed in collaboration with the European Association for Cardio-Thoracic Surgery (EACTS): The Task Force for the diagnosis and management of atrial fibrillation of the European Society of Cardiology (ESC) Developed with the special contribution of the European Heart Rhythm Association (EHRA) of the ESC. *Eur Heart J.* 2021;42:373-498.
3. January CT, Wann LS, Calkins H, Chen LY, Cigarroa JE, Cleveland JC, Jr., Ellinor PT, Ezekowitz MD, Field ME, Furie KL, Heidenreich PA, Murray KT, Shea JB, Tracy CM and Yancy CW. 2019 AHA/ACC/HRS Focused Update of the 2014 AHA/ACC/HRS Guideline for the Management of Patients With Atrial Fibrillation: A Report of the American College of Cardiology/American Heart Association Task Force on Clinical Practice Guidelines and the Heart Rhythm Society. *J Am Coll Cardiol.* 2019;74:104-132.
4. Joung B, Lee JM, Lee KH, Kim TH, Choi EK, Lim WH, Kang KW, Shim J, Lim HE, Park J, Lee SR, Lee YS, Kim JB and Group KAFGW. 2018 Korean Guideline of Atrial Fibrillation Management. *Korean Circ J.* 2018;48:1033-1080.

5. Verma A, Cairns JA, Mitchell LB, Macle L, Stiell IG, Gladstone D, McMurtry MS, Connolly S, Cox JL, Dorian P, Ivers N, Leblanc K, Nattel S, Healey JS and Committee CCSAFG. 2014 focused update of the Canadian Cardiovascular Society Guidelines for the management of atrial fibrillation. *Can J Cardiol.* 2014;30:1114-30.
6. Macle L, Cairns J, Leblanc K, Tsang T, Skanes A, Cox JL, Healey JS, Bell A, Pilote L, Andrade JG, Mitchell LB, Atzema C, Gladstone D, Sharma M, Verma S, Connolly S, Dorian P, Parkash R, Talajic M, Nattel S, Verma A and Committee CCSAFG. 2016 Focused Update of the Canadian Cardiovascular Society Guidelines for the Management of Atrial Fibrillation. *Can J Cardiol.* 2016;32:1170-1185.
7. Andrade JG, Aguilar M, Atzema C, Bell A, Cairns JA, Cheung CC, Cox JL, Dorian P, Gladstone DJ, Healey JS, Khairy P, Leblanc K, McMurtry MS, Mitchell LB, Nair GM, Nattel S, Parkash R, Pilote L, Sandhu RK, Sarrazin JF, Sharma M, Skanes AC, Talajic M, Tsang TSM, Verma A, Verma S, Whitlock R, Wyse DG, Macle L and Members of the Secondary P. The 2020 Canadian Cardiovascular Society/ Canadian Heart Rhythm Society Comprehensive Guidelines for the Management of Atrial Fibrillation. *Can J Cardiol.* 2020;36:1847-1948.
8. Calkins H, Hindricks G, Cappato R, Kim YH, Saad EB, Aguinaga L, Akar JG, Badhwar V, Brugada J, Camm J, Chen PS, Chen SA, Chung MK, Cosedis Nielsen J, Curtis AB, Davies DW, Day JD, d'Avila A, Natasja de Groot NMS, Di Biase L, Duytschaever M, Edgerton JR, Ellenbogen KA, Ellinor PT, Ernst S, Fenelon G, Gerstenfeld EP, Haines DE, Haissaguerre M, Helm RH, Hylek E, Jackman WM, Jalife J, Kalman JM, Kautzner J, Kottkamp H, Kuck KH, Kumagai K, Lee R, Lewalter T, Lindsay BD, Macle L, Mansour M, Marchlinski FE, Michaud GF, Nakagawa H, Natale A, Nattel S, Okumura K, Packer D, Pokushalov E, Reynolds MR, Sanders P, Scanavacca M, Schilling R, Tondo C, Tsao HM, Verma A, Wilber DJ, Yamane T and Document R. 2017 HRS/EHRA/ECAS/APHRS/SOLAECE expert consensus statement on catheter and surgical ablation of atrial fibrillation. *Europace.* 2018;20:e1-e160.
9. Kirchhof P, Benussi S, Kotecha D, Ahlsson A, Atar D, Casadei B, Castella M, Diener H-C, Heidbuchel H and Hendriks J. 2016 ESC Guidelines for the management of atrial fibrillation developed in collaboration with EACTS. *European journal of cardio-thoracic surgery.* 2016;50:e1-e88.
10. January CT, Wann LS, Calkins H, Chen LY, Cigarroa JE, Cleveland JC, Ellinor PT, Ezekowitz MD, Field ME and Furie KL. 2019 AHA/ACC/HRS focused update of the 2014 AHA/ACC/HRS guideline for the management of patients with atrial fibrillation: a report of the American College of Cardiology/American Heart Association Task Force on Clinical Practice Guidelines and the Heart Rhythm Society. *Journal of the American College of Cardiology.* 2019;74:104-132.
11. Brieger D, Amerena J, Attia JR, Bajorek B, Chan KH, Connell C, Freedman B, Ferguson C, Hall T and Haqqani HM. National Heart Foundation of Australia and Cardiac Society of Australia and New Zealand: Australian clinical guidelines for the diagnosis and management of atrial fibrillation 2018. *Medical Journal of Australia.* 2018;209:356-362.

12. Yoon M, Yang PS, Jang E, Yu HT, Kim TH, Uhm JS, Kim JY, Sung JH, Pak HN, Lee MH, Joung B and Lip GYH. Improved Population-Based Clinical Outcomes of Patients with Atrial Fibrillation by Compliance with the Simple ABC (Atrial Fibrillation Better Care) Pathway for Integrated Care Management: A Nationwide Cohort Study. *Thromb Haemost.* 2019;19:1695-1703.

13. Yang PS, Sung JH, Jang E, Yu HT, Kim TH, Lip GYH and Joung B. Application of the simple atrial fibrillation better care pathway for integrated care management in frail patients with atrial fibrillation: A nationwide cohort study. *J Arrhythm.* 2020;36:668-677.

14. Yang PS, Sung JH, Jang E, Yu HT, Kim TH, Uhm JS, Kim JY, Pak HN, Lee MH, Lip GYH and Joung B. The Effect of Integrated Care Management on Dementia in Atrial Fibrillation. *J Clin Med.* 2020;9.

15. Chugh SS, Havmoeller R, Narayanan K, Singh D, Rienstra M, Benjamin EJ, Gillum RF, Kim YH, McAnulty JH, Jr., Zheng ZJ, Forouzanfar MH, Naghavi M, Mensah GA, Ezzati M and Murray CJ. Worldwide epidemiology of atrial fibrillation: a Global Burden of Disease 2010 Study. *Circulation.* 2014;129:837-47.

16. Colilla S, Crow A, Petkun W, Singer DE, Simon T and Liu X. Estimates of current and future incidence and prevalence of atrial fibrillation in the U.S. adult population. *Am J Cardiol.* 2013;112:1142-7.

17. Heeringa J, van der Kuip DA, Hofman A, Kors JA, van Herpen G, Stricker BH, Stijnen T, Lip GY and Witteman JC. Prevalence, incidence and lifetime risk of atrial fibrillation: the Rotterdam study. *Eur Heart J.* 2006;27:949-53.

18. Lloyd-Jones DM, Wang TJ, Leip EP, Larson MG, Levy D, Vasan RS, D'Agostino RB, Massaro JM, Beiser A, Wolf PA and Benjamin EJ. Lifetime risk for development of atrial fibrillation: the Framingham Heart Study. *Circulation.* 2004;110:1042-6.

19. Go AS, Hylek EM, Phillips KA, Chang Y, Henault LE, Selby JV and Singer DE. Prevalence of diagnosed atrial fibrillation in adults: national implications for rhythm management and stroke prevention: the AnTicoagulation and Risk Factors in Atrial Fibrillation (ATRIA) Study. *JAMA.* 2001;285:2370-5.

20. Bjorck S, Palaszewski B, Friberg L and Bergfeldt L. Atrial fibrillation, stroke risk, and warfarin therapy revisited: a population-based study. *Stroke.* 2013;44: 3103-8.

21. Haim M, Hoshen M, Reges O, Rabi Y, Balicer R and Leibowitz M. Prospective national study of the prevalence, incidence, management and outcome of a large contemporary cohort of patients with incident non-valvular atrial fibrillation. *J Am Heart Assoc.* 2015;4:e001486.

22. Zoni-Berisso M, Lercari F, Carazza T and Domenicucci S. Epidemiology of atrial fibrillation: European perspective. *Clin Epidemiol.* 2014;6:213-20.

23. McManus DD, Rienstra M and Benjamin EJ. An update on the prognosis of patients with atrial fibrillation. *Circulation.* 2012;126:e143-6.

24. Ball J, Carrington MJ, McMurray JJ and Stewart S. Atrial fibrillation: profile and

burden of an evolving epidemic in the 21st century. *Int J Cardiol.* 2013;167: 1807-24.

25. Kannel WB, Wolf PA, Benjamin EJ and Levy D. Prevalence, incidence, prognosis, and predisposing conditions for atrial fibrillation: population-based estimates. *Am J Cardiol.* 1998;82:2N-9N.
26. Nguyen TN, Hilmer SN and Cumming RG. Review of epidemiology and management of atrial fibrillation in developing countries. *Int J Cardiol.* 2013; 167:2412-20.
27. Oldgren J, Healey JS, Ezekowitz M, Commerford P, Avezum A, Pais P, Zhu J, Jansky P, Sigamani A, Morillo CA, Liu L, Damasceno A, Grinvalds A, Nakamya J, Reilly PA, Keltai K, Van Gelder IC, Yusufali AH, Watanabe E, Wallentin L, Connolly SJ, Yusuf S and Investigators R-LAFR. Variations in cause and management of atrial fibrillation in a prospective registry of 15,400 emergency department patients in 46 countries: the RE-LY Atrial Fibrillation Registry. *Circulation.* 2014;129: 1568-76.
28. Chiang CE, Naditch-Brule L, Murin J, Goethals M, Inoue H, O'Neill J, Silva-Cardoso J, Zharinov O, Gamra H, Alam S, Ponikowski P, Lewalter T, Rosenqvist M and Steg PG. Distribution and risk profile of paroxysmal, persistent, and permanent atrial fibrillation in routine clinical practice: insight from the real-life global survey evaluating patients with atrial fibrillation international registry. *Circ Arrhythm Electrophysiol.* 2012;5:632-9.
29. Lee H, Kim TH, Baek YS, Uhm JS, Pak HN, Lee MH and Joung B. The Trends of Atrial Fibrillation-Related Hospital Visit and Cost, Treatment Pattern and Mortality in Korea: 10-Year Nationwide Sample Cohort Data. *Korean Circ J.* 2017;47:56-64.
30. Yang PS, Ryu S, Kim D, Jang E, Yu HT, Kim TH, Hwang J, Joung B and Lip GYH. Variations of Prevalence and Incidence of Atrial Fibrillation and Oral Anticoagulation Rate According to Different Analysis Approaches. *Sci Rep.* 2018;8:6856.
31. Kim DY, P. Jang, E. Joung, B. 10-year nationwide trends in incidence and prevalence, and adverse outcomes of atrial fibrillation: Nationwide Health insurance data covering entire Korean population. *Am Heart J.* 2018;In press.
32. Lee SR, Choi EK, Han KD, Cha MJ and Oh S. Trends in the incidence and prevalence of atrial fibrillation and estimated thromboembolic risk using the CHA2DS2-VASc score in the entire Korean population. *Int J Cardiol.* 2017; 236:226-231.
33. Schnabel RB, Yin X, Gona P, Larson MG, Beiser AS, McManus DD, Newton-Cheh C, Lubitz SA, Magnani JW, Ellinor PT, Seshadri S, Wolf PA, Vasan RS, Benjamin EJ and Levy D. 50 year trends in atrial fibrillation prevalence, incidence, risk factors, and mortality in the Framingham Heart Study: a cohort study. *Lancet.* 2015;386:154-62.
34. Wang TJ, Larson MG, Levy D, Vasan RS, Leip EP, Wolf PA, D'Agostino RB, Murabito JM, Kannel WB and Benjamin EJ. Temporal relations of atrial fibrillation and

congestive heart failure and their joint influence on mortality: the Framingham Heart Study. *Circulation*. 2003;107:2920-5.

35. Kishore A, Vail A, Majid A, Dawson J, Lees KR, Tyrrell PJ and Smith CJ. Detection of atrial fibrillation after ischemic stroke or transient ischemic attack: a systematic review and meta-analysis. *Stroke*. 2014;45:520-6.
36. Sanna T, Diener H-C, Passman RS, Di Lazzaro V, Bernstein RA, Morillo CA, Rymer MM, Thijs V, Rogers T and Beckers F. Cryptogenic stroke and underlying atrial fibrillation. *New England Journal of Medicine*. 2014;370:2478-2486.
37. Benjamin EJ, Wolf PA, D'Agostino RB, Silbershatz H, Kannel WB and Levy D. Impact of atrial fibrillation on the risk of death: the Framingham Heart Study. *Circulation*. 1998;98:946-52.
38. Stewart S, Hart CL, Hole DJ and McMurray JJ. A population-based study of the long-term risks associated with atrial fibrillation: 20-year follow-up of the Renfrew/Paisley study. *Am J Med*. 2002;113:359-64.
39. Kotecha D, Holmes J, Krum H, Altman DG, Manzano L, Cleland JG, Lip GY, Coats AJ, Andersson B, Kirchhof P, von Lueder TG, Wedel H, Rosano G, Shibata MC, Rigby A, Flather MD and Beta-Blockers in Heart Failure Collaborative G. Efficacy of beta blockers in patients with heart failure plus atrial fibrillation: an individual-patient data meta-analysis. *Lancet*. 2014;384:2235-43.
40. Wolf PA, Abbott RD and Kannel WB. Atrial fibrillation as an independent risk factor for stroke: the Framingham Study. *Stroke*. 1991;22:983-8.
41. Krahn AD, Manfreda J, Tate RB, Mathewson FA and Cuddy TE. The natural history of atrial fibrillation: incidence, risk factors, and prognosis in the Manitoba Follow-Up Study. *Am J Med*. 1995;98:476-84.
42. Henriksson KM, Farahmand B, Asberg S, Edvardsson N and Terent A. Comparison of cardiovascular risk factors and survival in patients with ischemic or hemorrhagic stroke. *Int J Stroke*. 2012;7:276-81.
43. Grond M, Jauss M, Hamann G, Stark E, Veltkamp R, Nabavi D, Horn M, Weimar C, Kohrmann M, Wachter R, Rosin L and Kirchhof P. Improved detection of silent atrial fibrillation using 72-hour Holter ECG in patients with ischemic stroke: a prospective multicenter cohort study. *Stroke*. 2013;44:3357-64.
44. Ott A, Breteler MM, de Bruyne MC, van Harskamp F, Grobbee DE and Hofman A. Atrial fibrillation and dementia in a population-based study. The Rotterdam Study. *Stroke*. 1997;28:316-21.
45. Knecht S, Oelschläger C, Duning T, Lohmann H, Albers J, Stehling C, Heindel W, Breithardt G, Berger K and Ringelstein EB. Atrial fibrillation in stroke-free patients is associated with memory impairment and hippocampal atrophy. *European Heart Journal*. 2008;29:2125-2132.
46. Ball J, Carrington MJ, Stewart S and investigators S. Mild cognitive impairment in high-risk patients with chronic atrial fibrillation: a forgotten component of clinical management? *Heart*. 2013;99:542-7.
47. Marzona I, O'Donnell M, Teo K, Gao P, Anderson C, Bosch J and Yusuf S. Increased

risk of cognitive and functional decline in patients with atrial fibrillation: results of the ONTARGET and TRANSCEND studies. *CMAJ*. 2012;184:E329-36.

48. Thrall G, Lane D, Carroll D and Lip GY. Quality of life in patients with atrial fibrillation: a systematic review. *Am J Med*. 2006;119:448 e1-19.
49. von Eisenhart Rothe A, Hutt F, Baumert J, Breithardt G, Goette A, Kirchhof P and Ladwig KH. Depressed mood amplifies heart-related symptoms in persistent and paroxysmal atrial fibrillation patients: a longitudinal analysis--data from the German Competence Network on Atrial Fibrillation. *Europace*. 2015;17:1354-62.
50. Kotecha D, Holmes J, Krum H, Altman DG, Manzano L, Cleland JG, Lip GY, Coats AJ, Andersson B, Kirchhof P, von Lueder TG, Wedel H, Rosano G, Shibata MC, Rigby A and Flather MD. Efficacy of beta blockers in patients with heart failure plus atrial fibrillation: an individual-patient data meta-analysis. *Lancet*. 2014; 384:2235-43.
51. Steinberg BA, Kim S, Fonarow GC, Thomas L, Ansell J, Kowey PR, Mahaffey KW, Gersh BJ, Hylek E, Naccarelli G, Go AS, Reiffel J, Chang P, Peterson ED and Piccini JP. Drivers of hospitalization for patients with atrial fibrillation: Results from the Outcomes Registry for Better Informed Treatment of Atrial Fibrillation (ORBIT-AF). *Am Heart J*. 2014;167:735-42 e2.
52. Kirchhof P, Schmalowsky J, Pittrow D, Rosin L, Kirch W, Wegscheider K, Meinertz T and Group AS. Management of patients with atrial fibrillation by primary-care physicians in Germany: 1-year results of the ATRIUM registry. *Clin Cardiol*. 2014;37:277-84.
53. Stewart S, Murphy NF, Walker A, McGuire A and McMurray JJ. Cost of an emerging epidemic: an economic analysis of atrial fibrillation in the UK. *Heart*. 2004; 90:286-92.
54. Kim MH, Johnston SS, Chu BC, Dalal MR and Schulman KL. Estimation of total incremental health care costs in patients with atrial fibrillation in the United States. *Circ Cardiovasc Qual Outcomes*. 2011;4:313-20.
55. Kim D, Yang PS, Jang E, Yu HT, Kim TH, Uhm JS, Kim JY, Pak HN, Lee MH, Joung B and Lip GYH. Increasing trends in hospital care burden of atrial fibrillation in Korea, 2006 through 2015. *Heart*. 2018;104:2010-2017.
56. Hindricks G, Potpara T, Dagres N, Arbelo E, Bax JJ, Blomstrom-Lundqvist C, Boriani G, Castella M, Dan GA, Dilaveris PE, Fauchier L, Filippatos G, Kalman JM, La Meir M, Lane DA, Lebeau JP, Lettino M, Lip GYH, Pinto FJ, Thomas GN, Valgimigli M, Van Gelder IC, Van Putte BP, Watkins CL and Group ESCSD. 2020 ESC Guidelines for the diagnosis and management of atrial fibrillation developed in collaboration with the European Association of Cardio-Thoracic Surgery (EACTS). *Eur Heart J*. 2020.
57. Chen LY, Chung MK, Allen LA, Ezekowitz M, Furie KL, McCabe P, Noseworthy PA, Perez MV and Turakhia MP. Atrial fibrillation burden: moving beyond atrial fibrillation as a binary entity: a scientific statement from the American Heart Association. *Circulation*. 2018;137:e623-e644.

58. Ganesan AN, Chew DP, Hartshorne T, Selvanayagam JB, Aylward PE, Sanders P and McGavigan AD. The impact of atrial fibrillation type on the risk of thromboembolism, mortality, and bleeding: a systematic review and meta-analysis. *Eur Heart J.* 2016;37:1591-602.

59. Go AS, Reynolds K, Yang J, Gupta N, Lenane J, Sung SH, Harrison TN, Liu TI and Solomon MD. Association of burden of atrial fibrillation with risk of ischemic stroke in adults with paroxysmal atrial fibrillation: the KP-RHYTHM study. *JAMA cardiology.* 2018;3:601-608.

60. Piccini JP, Passman R, Turakhia M, Connolly AT, Nabutovsky Y and Varma N. Atrial fibrillation burden, progression, and the risk of death: a case-crossover analysis in patients with cardiac implantable electronic devices. *Ep Europace.* 2019;21:404-413.

61. Li KHC, White FA, Tipoe T, Liu T, Wong MC, Jesuthasan A, Baranchuk A, Tse G and Yan BP. The Current State of Mobile Phone Apps for Monitoring Heart Rate, Heart Rate Variability, and Atrial Fibrillation: Narrative Review. *JMIR Mhealth Uhealth.* 2019;7:e11606.

62. Bumgarner JM, Lambert CT, Hussein AA, Cantillon DJ, Baranowski B, Wolski K, Lindsay BD, Wazni OM and Tarakji KG. Smartwatch Algorithm for Automated Detection of Atrial Fibrillation. *J Am Coll Cardiol.* 2018;71:2381-2388.

63. Wasserlauf J, You C, Patel R, Valys A, Albert D and Passman R. Smartwatch Performance for the Detection and Quantification of Atrial Fibrillation. *Circ Arrhythm Electrophysiol.* 2019;12:e006834.

64. Attia ZI, Noseworthy PA, Lopez-Jimenez F, Asirvatham SJ, Deshmukh AJ, Gersh BJ, Carter RE, Yao X, Rabinstein AA, Erickson BJ, Kapa S and Friedman PA. An artificial intelligence-enabled ECG algorithm for the identification of patients with atrial fibrillation during sinus rhythm: a retrospective analysis of outcome prediction. *Lancet.* 2019;394:861-867.

65. Turakhia MP, Desai M, Hedlin H, Rajmane A, Talati N, Ferris T, Desai S, Nag D, Patel M, Kowey P, Rumsfeld JS, Russo AM, Hills MT, Granger CB, Mahaffey KW and Perez MV. Rationale and design of a large-scale, app-based study to identify cardiac arrhythmias using a smartwatch: The Apple Heart Study. *Am Heart J.* 2019;207:66-75.

66. Guo Y, Wang H, Zhang H, Liu T, Liang Z, Xia Y, Yan L, Xing Y, Shi H, Li S, Liu Y, Liu F, Feng M, Chen Y, Lip GYH and Investigators MI. Mobile Photoplethysmographic Technology to Detect Atrial Fibrillation. *J Am Coll Cardiol.* 2019;74:2365-2375.

67. Petryszyn P, Niewinski P, Staniak A, Piotrowski P, Well A, Well M, Jeskowiak I, Lip G and Ponikowski P. Effectiveness of screening for atrial fibrillation and its determinants. A meta-analysis. *PLoS One.* 2019;14:e0213198.

68. Moran PS, Teljeur C, Ryan M and Smith SM. Systematic screening for the detection of atrial fibrillation. *Cochrane Database of Systematic Reviews.* 2016.

69. Stergiou GS, Karpettas N, Protogerou A, Nasothimiou EG and Kyriakidis M. Diagnostic accuracy of a home blood pressure monitor to detect atrial fibrillation.

J Hum Hypertens. 2009;23:654-8.

70. Wiesel J, Fitzig L, Herschman Y and Messineo FC. Detection of atrial fibrillation using a modified microlife blood pressure monitor. *Am J Hypertens.* 2009;22: 848-52.
71. Wiesel J, Wiesel D, Suri R and Messineo FC. The use of a modified sphygmomanometer to detect atrial fibrillation in outpatients. *Pacing Clin Electrophysiol.* 2004;27:639-43.
72. Willits I, Keltie K, Craig J and Sims A. WatchBP Home A for opportunistically detecting atrial fibrillation during diagnosis and monitoring of hypertension: a NICE Medical Technology Guidance. *Appl Health Econ Health Policy.* 2014;12: 255-65.
73. Desteghe L, Raymaekers Z, Lutin M, Vijgen J, Dilling-Boer D, Koopman P, Schurmans J, Vanduynhoven P, Dendale P and Heidbuchel H. Performance of handheld electrocardiogram devices to detect atrial fibrillation in a cardiology and geriatric ward setting. *Europace.* 2017;19:29-39.
74. Jacobs MS, Kaasenbrood F, Postma MJ, van Hulst M and Tieleman RG. Cost-effectiveness of screening for atrial fibrillation in primary care with a handheld, single-lead electrocardiogram device in the Netherlands. *Europace.* 2018;20:12-18.
75. Kaasenbrood F, Hollander M, Rutten FH, Gerhards LJ, Hoes AW and Tieleman RG. Yield of screening for atrial fibrillation in primary care with a hand-held, single-lead electrocardiogram device during influenza vaccination. *Europace.* 2016;18:1514-1520.
76. Wiesel J, Abraham S and Messineo FC. Screening for asymptomatic atrial fibrillation while monitoring the blood pressure at home: trial of regular versus irregular pulse for prevention of stroke (TRIPPS 2.0). *Am J Cardiol.* 2013;111: 1598-601.
77. Orchard J, Lowres N, Freedman SB, Ladak L, Lee W, Zwar N, Peiris D, Kamaladasa Y, Li J and Neubeck L. Screening for atrial fibrillation during influenza vaccinations by primary care nurses using a smartphone electrocardiograph (iECG): A feasibility study. *Eur J Prev Cardiol.* 2016;23:13-20.
78. Yan BP, Lai WHS, Chan CKY, Chan SC, Chan LH, Lam KM, Lau HW, Ng CM, Tai LY, Yip KW, To OTL, Freedman B, Poh YC and Poh MZ. Contact-Free Screening of Atrial Fibrillation by a Smartphone Using Facial Pulsatile Photoplethysmographic Signals. *J Am Heart Assoc.* 2018;7.
79. Lahdenoja O, Hurnanen T, Iftikhar Z, Nieminen S, Knuutila T, Saraste A, Kiviniemi T, Vasankari T, Airaksinen J, Pankaala M and Koivisto T. Atrial Fibrillation Detection via Accelerometer and Gyroscope of a Smartphone. *IEEE J Biomed Health Inform.* 2018;22:108-118.
80. Brasier N, Raichle CJ, Dorr M, Becke A, Nohturfft V, Weber S, Bulacher F, Salomon L, Noah T, Birkemeyer R and Eckstein J. Detection of atrial fibrillation with a smartphone camera: first prospective, international, two-centre, clinical validation

study (DETECT AF PRO). *Europace.* 2019;21:41-47.

81. Lowres N, Neubeck L, Salkeld G, Krass I, McLachlan AJ, Redfern J, Bennett AA, Briffa T, Bauman A, Martinez C, Wallenhorst C, Lau JK, Brieger DB, Sy RW and Freedman SB. Feasibility and cost-effectiveness of stroke prevention through community screening for atrial fibrillation using iPhone ECG in pharmacies. The SEARCH-AF study. *Thromb Haemost.* 2014;111:1167-76.
82. William AD, Kanbour M, Callahan T, Bhargava M, Varma N, Rickard J, Saliba W, Wolski K, Hussein A, Lindsay BD, Wazni OM and Tarakji KG. Assessing the accuracy of an automated atrial fibrillation detection algorithm using smartphone technology: The iREAD Study. *Heart Rhythm.* 2018;15:1561-1565.
83. Tison GH, Sanchez JM, Ballinger B, Singh A, Olgin JE, Pletcher MJ, Vittinghoff E, Lee ES, Fan SM, Gladstone RA, Mikell C, Sohoni N, Hsieh J and Marcus GM. Passive Detection of Atrial Fibrillation Using a Commercially Available Smartwatch. *JAMA Cardiol.* 2018;3:409-416.
84. Nemati S, Ghassemi MM, Ambai V, Isakadze N, Levantsevych O, Shah A and Clifford GD. Monitoring and detecting atrial fibrillation using wearable technology. *Annu Int Conf IEEE Eng Med Biol Soc.* 2016;2016:3394-3397.
85. Freedman B, Camm J, Calkins H, Healey JS, Rosenqvist M, Wang J, Albert CM, Anderson CS, Antoniou S, Benjamin EJ, Boriani G, Brachmann J, Brandes A, Chao TF, Conen D, Engdahl J, Fauchier L, Fitzmaurice DA, Friberg L, Gersh BJ, Gladstone DJ, Glotzer TV, Gwynne K, Hankey GJ, Harbison J, Hillis GS, Hills MT, Kamel H, Kirchhof P, Kowey PR, Krieger D, Lee VWY, Levin LA, Lip GYH, Lobban T, Lowres N, Mairesse GH, Martinez C, Neubeck L, Orchard J, Piccini JP, Poppe K, Potpara TS, Puererfellner H, Rienstra M, Sandhu RK, Schnabel RB, Siu CW, Steinhubl S, Svendsen JH, Svennberg E, Themistoclakis S, Tieleman RG, Turakhia MP, Tveit A, Uittenbogaart SB, Van Gelder IC, Verma A, Wachter R, Yan BP and Collaborators AF-S. Screening for Atrial Fibrillation: A Report of the AF-SCREEN International Collaboration. *Circulation.* 2017;135:1851-1867.
86. Mairesse GH, Moran P, Van Gelder IC, Elsner C, Rosenqvist M, Mant J, Banerjee A, Gorenek B, Brachmann J, Varma N, Glotz de Lima G, Kalman J, Claes N, Lobban T, Lane D, Lip GYH, Boriani G and Group ESCSD. Screening for atrial fibrillation: a European Heart Rhythm Association (EHRA) consensus document endorsed by the Heart Rhythm Society (HRS), Asia Pacific Heart Rhythm Society (APHRS), and Sociedad Latinoamericana de Estimulacion Cardiaca y Electrofisiologia (SOLAECE). *Europace.* 2017;19:1589-1623.
87. Svennberg E, Engdahl J, Al-Khalili F, Friberg L, Frykman V and Rosenqvist M. Mass Screening for Untreated Atrial Fibrillation: The STROKESTOP Study. *Circulation.* 2015;131:2176-84.
88. Halcox JPJ, Wareham K, Cardew A, Gilmore M, Barry JP, Phillips C and Gravenor MB. Assessment of Remote Heart Rhythm Sampling Using the AliveCor Heart Monitor to Screen for Atrial Fibrillation: The REHEARSE-AF Study. *Circulation.* 2017;136:1784-1794.
89. Turakhia MP, Shafrin J, Bognar K, Goldman DP, Mendys PM, Abdulsattar Y,

Wiederkehr D and Trocio J. Economic Burden of Undiagnosed Nonvalvular Atrial Fibrillation in the United States. *Am J Cardiol.* 2015;116:733-9.

90. Fay MR, Fitzmaurice DA and Freedman B. Screening of older patients for atrial fibrillation in general practice: Current evidence and its implications for future practice. *Eur J Gen Pract.* 2017;23:246-253.

91. Nielsen JC, Lin YJ, de Oliveira Figueiredo MJ, Sepehri Shamloo A, Alfie A, Boveda S, Dagres N, Di Toro D, Eckhardt LL, Ellenbogen K, Hardy C, Ikeda T, Jaswal A, Kaufman E, Krahn A, Kusano K, Kutyifa V, Lim HS, Lip GYH, Nava-Townsend S, Pak HN, Rodríguez Diez G, Sauer W, Saxena A, Svendsen JH, Vanegas D, Vaseghi M, Wilde A, Bunch TJ, Buxton AE, Calvimontes G, Chao TF, Eckardt L, Estner H, Gillis AM, Isa R, Kautzner J, Maury P, Moss JD, Nam GB, Olshansky B, Pava Molano LF, Pimentel M, Prabhu M, Tzou WS, Sommer P, Swampillai J, Vidal A, Deneke T, Hindricks G and Leclercq C. European Heart Rhythm Association (EHRA)/Heart Rhythm Society (HRS)/Asia Pacific Heart Rhythm Society (APHRS)/Latin American Heart Rhythm Society (LAHRS) expert consensus on risk assessment in cardiac arrhythmias: use the right tool for the right outcome, in the right population. *Europace.* 2020;22:1147-1148.

92. Boriani G, Laroche C, Diemberger I, Fantecchi E, Popescu MI, Rasmussen LH, Sinagra G, Petrescu L, Tavazzi L, Maggioni AP and Lip GY. Asymptomatic atrial fibrillation: clinical correlates, management, and outcomes in the EORP-AF Pilot General Registry. *Am J Med.* 2015;128:509-18 e2.

93. Siontis KC, Gersh BJ, Killian JM, Noseworthy PA, McCabe P, Weston SA, Roger VL and Chamberlain AM. Typical, atypical, and asymptomatic presentations of new-onset atrial fibrillation in the community: Characteristics and prognostic implications. *Heart Rhythm.* 2016;13:1418-24.

94. Boriani G, Valzania C, Biffi M, Diemberger I, Ziacchi M and Martignani C. Asymptomatic lone atrial fibrillation - how can we detect the arrhythmia? *Curr Pharm Des.* 2015;21:659-66.

95. Hobbs FD, Fitzmaurice DA, Mant J, Murray E, Jowett S, Bryan S, Raftery J, Davies M and Lip G. A randomised controlled trial and cost-effectiveness study of systematic screening (targeted and total population screening) versus routine practice for the detection of atrial fibrillation in people aged 65 and over. The SAFE study. *Health Technol Assess.* 2005;9:iii-iv, ix-x, 1-74.

96. Aronsson M, Svennberg E, Rosenqvist M, Engdahl J, Al-Khalili F, Friberg L, Frykman-Kull V and Levin L. Cost-effectiveness of mass screening for untreated atrial fibrillation using intermittent ECG recording. *Europace.* 2015;17:1023-9.

97. Lowres N, Neubeck L, Redfern J and Freedman SB. Screening to identify unknown atrial fibrillation. A systematic review. *Thromb Haemost.* 2013;110:213-22.

98. Engdahl J, Andersson L, Mirskaya M and Rosenqvist M. Stepwise screening of atrial fibrillation in a 75-year-old population: implications for stroke prevention. *Circulation.* 2013;127:930-7.

99. Boriani G, Glotzer TV, Santini M, West TM, De Melis M, Sepsi M, Gasparini M, Lewalter T, Camm JA and Singer DE. Device-detected atrial fibrillation and risk

for stroke: an analysis of >10,000 patients from the SOS AF project (Stroke preventiOn Strategies based on Atrial Fibrillation information from implanted devices). *Eur Heart J.* 2014;35:508-16.

100. Lowres N, Krass I, Neubeck L, Redfern J, McLachlan AJ, Bennett AA and Freedman SB. Atrial fibrillation screening in pharmacies using an iPhone ECG: a qualitative review of implementation. *Int J Clin Pharm.* 2015;37:1111-20.

101. Dorian P, Jung W, Newman D, Paquette M, Wood K, Ayers GM, Camm J, Akhtar M and Luderitz B. The impairment of health-related quality of life in patients with intermittent atrial fibrillation: implications for the assessment of investigational therapy. *J Am Coll Cardiol.* 2000;36:1303-9.

102. Sears SF, Serber ER, Alvarez LG, Schwartzman DS, Hoyt RH and Ujhelyi MR. Understanding atrial symptom reports: objective versus subjective predictors. *Pacing Clin Electrophysiol.* 2005;28:801-7.

103. Peinado R, Arribas F, Ormaetxe JM and Badia X. Variation in quality of life with type of atrial fibrillation. *Rev Esp Cardiol.* 2010;63:1402-9.

104. Steg PG, Alam S, Chiang CE, Gamra H, Goethals M, Inoue H, Krapf L, Lewalter T, Merioua I, Murin J, Naditch-Brule L, Ponikowski P, Rosenqvist M, Silva-Cardoso J, Zharinov O, Brette S, Neill JO and Realise AFi. Symptoms, functional status and quality of life in patients with controlled and uncontrolled atrial fibrillation: data from the RealiseAF cross-sectional international registry. *Heart.* 2012;98: 195-201.

105. Gronefeld GC, Lilienthal J, Kuck KH, Hohnloser SH and Pharmacological Intervention in Atrial Fibrillation Study i. Impact of rate versus rhythm control on quality of life in patients with persistent atrial fibrillation. Results from a prospective randomized study. *Eur Heart J.* 2003;24:1430-6.

106. Pepine CJ. Effects of pharmacologic therapy on health-related quality of life in elderly patients with atrial fibrillation: a systematic review of randomized and nonrandomized trials. *Clin Med Insights Cardiol.* 2013;7:1-20.

107. Hagens VE, Ranchor AV, Van Sonderen E, Bosker HA, Kamp O, Tijssen JG, Kingma JH, Crijns HJ, Van Gelder IC and Group RS. Effect of rate or rhythm control on quality of life in persistent atrial fibrillation. Results from the Rate Control Versus Electrical Cardioversion (RACE) Study. *J Am Coll Cardiol.* 2004;43:241-7.

108. Weerasooriya R, Davis M, Powell A, Szili-Torok T, Shah C, Whalley D, Kanagaratnam L, Heddle W, Leitch J, Perks A, Ferguson L and Bulsara M. The Australian Intervention Randomized Control of Rate in Atrial Fibrillation Trial (AIRCRAFT). *J Am Coll Cardiol.* 2003;41:1697-702.

109. Jones DG, Haldar SK, Hussain W, Sharma R, Francis DP, Rahman-Haley SL, McDonagh TA, Underwood SR, Markides V and Wong T. A randomized trial to assess catheter ablation versus rate control in the management of persistent atrial fibrillation in heart failure. *J Am Coll Cardiol.* 2013;61:1894-903.

110. Rienstra M, Lubitz SA, Mahida S, Magnani JW, Fontes JD, Sinner MF, Van Gelder IC, Ellinor PT and Benjamin EJ. Symptoms and functional status of patients with

atrial fibrillation: state of the art and future research opportunities. *Circulation.* 2012;125:2933-43.

111. Arribas F, Ormaetxe JM, Peinado R, Perulero N, Ramirez P and Badia X. Validation of the AF-QoL, a disease-specific quality of life questionnaire for patients with atrial fibrillation. *Europace.* 2010;12:364-70.
112. Spertus J, Dorian P, Bubien R, Lewis S, Godejohn D, Reynolds MR, Lakkireddy DR, Wimmer AP, Bhandari A and Burk C. Development and validation of the Atrial Fibrillation Effect on QualiTy-of-Life (AFEQT) Questionnaire in patients with atrial fibrillation. *Circ Arrhythm Electrophysiol.* 2011;4:15-25.
113. Dorian P, Burk C, Mullin CM, Bubien R, Godejohn D, Reynolds MR, Lakkireddy DR, Wimmer AP, Bhandari A and Spertus J. Interpreting changes in quality of life in atrial fibrillation: how much change is meaningful? *Am Heart J.* 2013; 166:381-387 e8.
114. Ware JE, Jr. and Gandek B. Overview of the SF-36 Health Survey and the International Quality of Life Assessment (IQOLA) Project. *J Clin Epidemiol.* 1998; 51:903-12.
115. Herdman M, Gudex C, Lloyd A, Janssen M, Kind P, Parkin D, Bonsel G and Badia X. Development and preliminary testing of the new five-level version of EQ-5D (EQ-5D-5L). *Qual Life Res.* 2011;20:1727-36.
116. Kirchhof P, Auricchio A, Bax J, Crijns H, Camm J, Diener HC, Goette A, Hindricks G, Hohnloser S, Kappenberger L, Kuck KH, Lip GY, Olsson B, Meinertz T, Priori S, Ravens U, Steinbeck G, Svernhage E, Tijssen J, Vincent A and Breithardt G. Outcome parameters for trials in atrial fibrillation: executive summary. *Eur Heart J.* 2007;28:2803-17.
117. Dorian P, Cvitkovic SS, Kerr CR, Crystal E, Gillis AM, Guerra PG, Mitchell LB, Roy D, Skanes AC and Wyse DG. A novel, simple scale for assessing the symptom severity of atrial fibrillation at the bedside: the CCS-SAF scale. *Can J Cardiol.* 2006;22:383-6.
118. Lip GY, Laroche C, Popescu MI, Rasmussen LH, Vitali-Serdoz L, Dan GA, Kalarus Z, Crijns HJ, Oliveira MM, Tavazzi L, Maggioni AP and Boriani G. Improved outcomes with European Society of Cardiology guideline-adherent antithrombotic treatment in high-risk patients with atrial fibrillation: a report from the EORP-AF General Pilot Registry. *Europace.* 2015;17:1777-86.
119. Freeman JV, Simon DN, Go AS, Spertus J, Fonarow GC, Gersh BJ, Hylek EM, Kowey PR, Mahaffey KW, Thomas LE, Chang P, Peterson ED, Piccini JP, Outcomes Registry for Better Informed Treatment of Atrial Fibrillation I and Patients. Association Between Atrial Fibrillation Symptoms, Quality of Life, and Patient Outcomes: Results From the Outcomes Registry for Better Informed Treatment of Atrial Fibrillation (ORBIT-AF). *Circ Cardiovasc Qual Outcomes.* 2015;8:393-402.
120. Wynn GJ, Todd DM, Webber M, Bonnett L, McShane J, Kirchhof P and Gupta D. The European Heart Rhythm Association symptom classification for atrial fibrillation: validation and improvement through a simple modification. *Europace.* 2014;16:965-72.

121. Kirchhof P, Ammentorp B, Darius H, De Caterina R, Le Heuzey JY, Schilling RJ, Schmitt J and Zamorano JL. Management of atrial fibrillation in seven European countries after the publication of the 2010 ESC Guidelines on atrial fibrillation: primary results of the PREvention oF thromboemolic events--European Registry in Atrial Fibrillation (PREFER in AF). *Europace.* 2014;16:6-14.

122. Charles C, Whelan T and Gafni A. What do we mean by partnership in making decisions about treatment? *BMJ (Clinical research ed).* 1999;319:780-782.

123. Lane DA, Aguinaga L, Blomström-Lundqvist C, Boriani G, Dan GA, Hills MT, Hylek EM, LaHaye SA, Lip GY, Lobban T, Mandrola J, McCabe PJ, Pedersen SS, Pisters R, Stewart S, Wood K, Potpara TS, Gorenek B, Conti JB, Keegan R, Power S, Hendriks J, Ritter P, Calkins H, Violi F and Hurwitz J. Cardiac tachyarrhythmias and patient values and preferences for their management: the European Heart Rhythm Association (EHRA) consensus document endorsed by the Heart Rhythm Society (HRS), Asia Pacific Heart Rhythm Society (APHRS), and Sociedad Latinoamericana de Estimulación Cardíaca y Electrofisiología (SOLEACE). *Europace.* 2015;17:1747-69.

124. Lip GYH, Lane DA and Sarwar S. Streamlining primary and secondary care management pathways for stroke prevention in atrial fibrillation. *Eur Heart J.* 2017;38:2980-2982.

125. Franchi C, Antoniazzi S, Proietti M, Nobili A and Mannucci PM. Appropriateness of oral anticoagulant therapy prescription and its associated factors in hospitalized older people with atrial fibrillation. *Br J Clin Pharmacol.* 2018; 84:2010-2019.

126. Vinereanu D, Lopes RD, Bahit MC, Xavier D, Jiang J, Al-Khalidi HR, He W, Xian Y, Ciobanu AO, Kamath DY, Fox KA, Rao MP, Pokorney SD, Berwanger O, Tajer C, de Barros ESPGM, Roettig ML, Huo Y and Granger CB. A multifaceted intervention to improve treatment with oral anticoagulants in atrial fibrillation (IMPACT-AF): an international, cluster-randomised trial. *Lancet.* 2017;390: 1737-1746.

127. Raparelli V, Proietti M, Cangemi R, Lip GY, Lane DA and Basili S. Adherence to oral anticoagulant therapy in patients with atrial fibrillation. Focus on non-vitamin K antagonist oral anticoagulants. *Thromb Haemost.* 2017;117: 209-218.

128. Parimbelli E, Sacchi L, Budasu R, Napolitano C, Peleg M and Quaglini S. The Role of Nurses in E-Health: The MobiGuide Project Experience. *Stud Health Technol Inform.* 2016;225:153-7.

129. Clarkesmith DE, Pattison HM, Khaing PH and Lane DA. Educational and behavioural interventions for anticoagulant therapy in patients with atrial fibrillation. *Cochrane Database Syst Rev.* 2017;4:Cd008600.

130. Karlsson LO, Nilsson S, Bång M, Nilsson L, Charitakis E and Janzon M. A clinical decision support tool for improving adherence to guidelines on anticoagulant therapy in patients with atrial fibrillation at risk of stroke: A cluster-randomized trial in a Swedish primary care setting (the CDS-AF study). *PLoS Med.*

2018;15:e1002528.

131. Hendriks JM, de Wit R, Crijns HJ, Vrijhoef HJ, Prins MH, Pisters R, Pison LA, Blaauw Y and Tieleman RG. Nurse-led care vs. usual care for patients with atrial fibrillation: results of a randomized trial of integrated chronic care vs. routine clinical care in ambulatory patients with atrial fibrillation. *Eur Heart J.* 2012;33:2692-9.

132. Carter L, Gardner M, Magee K, Fearon A, Morgulis I, Doucette S, Sapp JL, Gray C, Abdelwahab A and Parkash R. An Integrated Management Approach to Atrial Fibrillation. *J Am Heart Assoc.* 2016;5.

133. Gallagher C, Elliott AD, Wong CX, Rangnekar G, Middeldorp ME, Mahajan R, Lau DH, Sanders P and Hendriks JML. Integrated care in atrial fibrillation: a systematic review and meta-analysis. *Heart.* 2017;103:1947-1953.

134. Stewart S, Ball J, Horowitz JD, Marwick TH, Mahadevan G, Wong C, Abhayaratna WP, Chan YK, Esterman A, Thompson DR, Scuffham PA and Carrington MJ. Standard versus atrial fibrillation-specific management strategy (SAFETY) to reduce recurrent admission and prolong survival: pragmatic, multicentre, randomised controlled trial. *Lancet.* 2015;385:775-84.

135. Vinereanu D, Lopes RD, Bahit MC, Xavier D, Jiang J, Al-Khalidi HR, He W, Xian Y, Ciobanu AO, Kamath DY, Fox KA, Rao MP, Pokorney SD, Berwanger O, Tajer C, de Barros ESPGM, Roettig ML, Huo Y, Granger CB and investigators I-A. A multifaceted intervention to improve treatment with oral anticoagulants in atrial fibrillation (IMPACT-AF): an international, cluster-randomised trial. *Lancet.* 2017;390:1737-1746.

136. Cox JL, Parkash R, Foster GA, Xie F, MacKillop JH, Ciaccia A, Choudhri SH, Hamilton LM, Nemis-White JM, Thabane L and Investigators I-A. Integrated Management Program Advancing Community Treatment of Atrial Fibrillation (IMPACT-AF): A cluster randomized trial of a computerized clinical decision support tool. *Am Heart J.* 2020;224:35-46.

137. Michie S, van Stralen MM and West R. The behaviour change wheel: a new method for characterising and designing behaviour change interventions. *Implement Sci.* 2011;6:42.

138. Lip GYH, Lane DA and Potpara TS. Innovative strategies to improve adherence to non-vitamin K antagonist oral anticoagulants for stroke prevention in atrial fibrillation. *Eur Heart J.* 2018;39:1404-1406.

139. Potpara TS, Mihajlovic M, Zec N, Marinkovic M, Kovacevic V, Simic J, Kocijancic A, Vajagic L, Jotic A, Mujovic N and Stankovic GR. Self-reported treatment burden in patients with atrial fibrillation: quantification, major determinants, and implications for integrated holistic management of the arrhythmia. *Europace.* 2020.

140. Steinberg BA, Dorian P, Anstrom KJ, Hess R, Mark DB, Noseworthy PA, Spertus JA and Piccini JP. Patient-Reported Outcomes in Atrial Fibrillation Research: Results of a Clinicaltrials.gov Analysis. *JACC Clin Electrophysiol.* 2019;5:599-605.

141. Pisters R, Lane DA, Marin F, Camm AJ and Lip GY. Stroke and thromboembolism in atrial fibrillation. *Circ J.* 2012;76:2289-304.

142. Szymanski FM, Lip GY, Filipiak KJ, Platek AE, Hrynkiewicz-Szymanska A and Opolski G. Stroke Risk Factors Beyond the CHA_2DS_2-VASc Score: Can We Improve Our Identification of "High Stroke Risk" Patients With Atrial Fibrillation? *Am J Cardiol.* 2015;116:1781-8.

143. Allan V, Honarbakhsh S, Casas JP, Wallace J, Hunter R, Schilling R, Perel P, Morley K, Banerjee A and Hemingway H. Are cardiovascular risk factors also associated with the incidence of atrial fibrillation? A systematic review and field synopsis of 23 factors in 32 population-based cohorts of 20 million participants. *Thromb Haemost.* 2017;117:837-850.

144. Banerjee A, Taillandier S, Olesen JB, Lane DA, Lallemand B, Lip GY and Fauchier L. Ejection fraction and outcomes in patients with atrial fibrillation and heart failure: the Loire Valley Atrial Fibrillation Project. *Eur J Heart Fail.* 2012; 14:295-301.

145. Lee SE, Park JK, Uhm JS, Kim JY, Pak HN, Lee MH and Joung B. Impact of atrial fibrillation on the clinical course of apical hypertrophic cardiomyopathy. *Heart.* 2017;103:1496-1501.

146. Shin SY, Han SJ, Kim JS, Im SI, Shim J, Ahn J, Lee EM, Park YM, Kim JH, Lip GYH and Lim HE. Identification of Markers Associated With Development of Stroke in "Clinically Low-Risk" Atrial Fibrillation Patients. *J Am Heart Assoc.* 2019;8:e012697.

147. Kang SH, Choi EK, Han KD, Lee SR, Lim WH, Cha MJ, Cho Y, Oh IY and Oh S. Risk of Ischemic Stroke in Patients With Non-Valvular Atrial Fibrillation Not Receiving Oral Anticoagulants- Korean Nationwide Population-Based Study. *Circ J.* 2017;81:1158-1164.

148. Jung H, Sung J-H, Yang P-S, Jang E, Yu HT, Kim T-H, Pak H-N, Lee M-H, Joung B and Lip GY. Stroke Risk Stratification for Atrial Fibrillation Patients With Hypertrophic Cardiomyopathy. *Journal of the American College of Cardiology.* 2018;72:2409.

149. Jung H, Yang PS, Jang E, Yu HT, Kim TH, Uhm JS, Kim JY, Pak HN, Lee MH, Joung B and Lip GYH. Effectiveness and Safety of Non-Vitamin K Antagonist Oral Anticoagulants in Patients With Atrial Fibrillation With Hypertrophic Cardiomyopathy: A Nationwide Cohort Study. *Chest.* 2019;155:354-363.

150. Jung H, Yang PS, Sung JH, Jang E, Yu HT, Kim TH, Uhm JS, Kim JY, Pak HN, Lee MH, Joung B and Lip G. Hypertrophic Cardiomyopathy in patients with Atrial Fibrillation: Prevalence and stroke risks in a nationwide cohort study. *J Thromb Haemost.* 2018.

151. Kim D, Yang PS, Kim TH, Jang E, Shin H, Kim HY, Yu HT, Uhm JS, Kim JY, Pak HN, Lee MH, Joung B and Lip GYH. Ideal Blood Pressure in Patients With Atrial Fibrillation. *J Am Coll Cardiol.* 2018;72:1233-1245.

152. Kim TH, Yang PS, Yu HT, Jang E, Shin H, Kim HY, Uhm JS, Kim JY, Sung JH,

Pak HN, Lee MH, Joung B and Lip GYH. Effect of hypertension duration and blood pressure level on ischaemic stroke risk in atrial fibrillation: nationwide data covering the entire Korean population. *Eur Heart J.* 2019;40:809-819.

153. Kim TH, Yang PS, Yu HT, Jang E, Uhm JS, Kim JY, Pak HN, Lee MH, Joung B and Lip GYH. Age Threshold for Ischemic Stroke Risk in Atrial Fibrillation. *Stroke.* 2018;49:1872-1879.

154. Wu VC, Wu M, Aboyans V, Chang SH, Chen SW, Chen MC, Wang CL, Hsieh IC, Chu PH and Lin YS. Female sex as a risk factor for ischaemic stroke varies with age in patients with atrial fibrillation. *Heart.* 2020;106:534-540.

155. Tomasdottir M, Friberg L, Hijazi Z, Lindbäck J and Oldgren J. Risk of ischemic stroke and utility of CHA(2) DS(2) -VASc score in women and men with atrial fibrillation. *Clin Cardiol.* 2019;42:1003-1009.

156. Friberg L, Benson L, Rosenqvist M and Lip GY. Assessment of female sex as a risk factor in atrial fibrillation in Sweden: nationwide retrospective cohort study. *BMJ.* 2012;344:e3522.

157. Overvad TF, Potpara TS and Nielsen PB. Stroke Risk Stratification: CHA(2) DS(2)-VA or CHA(2)DS(2)-VASc? *Heart Lung Circ.* 2019;28:e14-e15.

158. Nielsen PB and Overvad TF. Female Sex as a Risk Modifier for Stroke Risk in Atrial Fibrillation: Using CHA2DS2-VASc versus CHA2DS2-VA for Stroke Risk Stratification in Atrial Fibrillation: A Note of Caution. *Thromb Haemost.* 2020;120:894-898.

159. Nielsen PB, Skjøth F, Overvad TF, Larsen TB and Lip GYH. Female Sex Is a Risk Modifier Rather Than a Risk Factor for Stroke in Atrial Fibrillation: Should We Use a CHA(2)DS(2)-VA Score Rather Than CHA(2)DS(2)-VASc? *Circulation.* 2018;137:832-840.

160. Marzona I, Proietti M, Farcomeni A, Romiti GF, Romanazzi I, Raparelli V, Basili S, Lip GYH, Nobili A and Roncaglioni MC. Sex differences in stroke and major adverse clinical events in patients with atrial fibrillation: A systematic review and meta-analysis of 993,600 patients. *Int J Cardiol.* 2018;269:182-191.

161. Kim TH, Yang PS, Uhm JS, Kim JY, Pak HN, Lee MH, Joung B and Lip GYH. CHA2DS2-VASc Score (Congestive Heart Failure, Hypertension, Age >/=75 [Doubled], Diabetes Mellitus, Prior Stroke or Transient Ischemic Attack [Doubled], Vascular Disease, Age 65-74, Female) for Stroke in Asian Patients With Atrial Fibrillation: A Korean Nationwide Sample Cohort Study. *Stroke.* 2017;48:1524-1530.

162. Kim TH, Yang PS, Kim D, Yu HT, Uhm JS, Kim JY, Pak HN, Lee MH, Joung B and Lip GYH. CHA2DS2-VASc Score for Identifying Truly Low-Risk Atrial Fibrillation for Stroke: A Korean Nationwide Cohort Study. *Stroke.* 2017;48: 2984-2990.

163. Vinereanu D, Lopes RD, Mulder H, Gersh BJ, Hanna M, de Barros ESPGM, Atar D, Wallentin L, Granger CB and Alexander JH. Echocardiographic Risk Factors for Stroke and Outcomes in Patients With Atrial Fibrillation Anticoagulated With

Apixaban or Warfarin. *Stroke.* 2017;48:3266-3273.

164. Echocardiographic predictors of stroke in patients with atrial fibrillation: a prospective study of 1066 patients from 3 clinical trials. *Arch Intern Med.* 1998;158:1316-20.

165. Friberg L, Benson L and Lip GY. Balancing stroke and bleeding risks in patients with atrial fibrillation and renal failure: the Swedish Atrial Fibrillation Cohort study. *Eur Heart J.* 2015;36:297-306.

166. Poli M, Philip P, Taillard J, Debruxelles S, Renou P, Orgogozo JM, Rouanet F and Sibon I. Atrial fibrillation is a major cause of stroke in apneic patients: a prospective study. *Sleep Med.* 2017;30:251-254.

167. Bassand JP, Accetta G, Al Mahmeed W, Corbalan R, Eikelboom J, Fitzmaurice DA, Fox KAA, Gao H, Goldhaber SZ, Goto S, Haas S, Kayani G, Pieper K, Turpie AGG, van Eickels M, Verheugt FWA and Kakkar AK. Risk factors for death, stroke, and bleeding in 28,628 patients from the GARFIELD-AF registry: Rationale for comprehensive management of atrial fibrillation. *PLoS One.* 2018;13:e0191592.

168. Overvad TF, Rasmussen LH, Skjøth F, Overvad K, Lip GY and Larsen TB. Body mass index and adverse events in patients with incident atrial fibrillation. *Am J Med.* 2013;126:640.e9-17.

169. Kim TH, Uhm JS, Kim JY, Joung B, Lee MH and Pak HN. Does Additional Electrogram-Guided Ablation After Linear Ablation Reduce Recurrence After Catheter Ablation for Longstanding Persistent Atrial Fibrillation? A Prospective Randomized Study. *J Am Heart Assoc.* 2017;6.

170. Baek YS, Yang PS, Kim TH, Uhm JS, Park J, Pak HN, Lee MH and Joung B. Associations of Abdominal Obesity and New-Onset Atrial Fibrillation in the General Population. *J Am Heart Assoc.* 2017;6.

171. Kim TH, Shim CY, Park JH, Nam CM, Uhm JS, Joung B, Lee MH and Pak HN. Left ventricular diastolic dysfunction is associated with atrial remodeling and risk or presence of stroke in patients with paroxysmal atrial fibrillation. *J Cardiol.* 2016;68:104-9.

172. Hijazi Z, Oldgren J, Siegbahn A and Wallentin L. Application of Biomarkers for Risk Stratification in Patients with Atrial Fibrillation. *Clin Chem.* 2017;63: 152-164.

173. Lee KH, Shin MH, Park HW, Cho JG, Kweon SS and Lee YH. Association between Serum Parathyroid Hormone Levels and the Prevalence of Atrial Fibrillation: the Dong-gu Study. *Korean Circ J.* 2018;48:159-167.

174. Lip GY, Lane D, Van Walraven C and Hart RG. Additive role of plasma von Willebrand factor levels to clinical factors for risk stratification of patients with atrial fibrillation. *Stroke.* 2006;37:2294-300.

175. Chao TF, Lip GYH, Lin YJ, Chang SL, Lo LW, Hu YF, Tuan TC, Liao JN, Chung FP, Chen TJ and Chen SA. Incident Risk Factors and Major Bleeding in Patients with Atrial Fibrillation Treated with Oral Anticoagulants: A Comparison of Baseline, Follow-up and Delta HAS-BLED Scores with an Approach Focused on

Modifiable Bleeding Risk Factors. *Thromb Haemost.* 2018;118:768-777.

176. Man-Son-Hing M, Nichol G, Lau A and Laupacis A. Choosing antithrombotic therapy for elderly patients with atrial fibrillation who are at risk for falls. *Arch Intern Med.* 1999;159:677-85.

177. Esteve-Pastor MA, Rivera-Caravaca JM, Roldan V, Vicente V, Valdes M, Marin F and Lip GYH. Long-term bleeding risk prediction in 'real world' patients with atrial fibrillation: Comparison of the HAS-BLED and ABC-Bleeding risk scores. The Murcia Atrial Fibrillation Project. *Thromb Haemost.* 2017;117:1848-1858.

178. Borre ED, Goode A, Raitz G, Shah B, Lowenstern A, Chatterjee R, Sharan L, Allen LaPointe NM, Yapa R, Davis JK, Lallinger K, Schmidt R, Kosinski A, Al-Khatib SM and Sanders GD. Predicting Thromboembolic and Bleeding Event Risk in Patients with Non-Valvular Atrial Fibrillation: A Systematic Review. *Thromb Haemost.* 2018;118:2171-2187.

179. Caldeira D, Costa J, Fernandes RM, Pinto FJ and Ferreira JJ. Performance of the HAS-BLED high bleeding-risk category, compared to ATRIA and HEMORR2HAGES in patients with atrial fibrillation: a systematic review and meta-analysis. *J Interv Card Electrophysiol.* 2014;40:277-84.

180. Chang G, Xie Q, Ma L, Hu K, Zhang Z, Mu G and Cui Y. Accuracy of HAS-BLED and other bleeding risk assessment tools in predicting major bleeding events in atrial fibrillation: A network meta-analysis. *J Thromb Haemost.* 2020;18: 791-801.

181. Zhu W, He W, Guo L, Wang X and Hong K. The HAS-BLED Score for Predicting Major Bleeding Risk in Anticoagulated Patients With Atrial Fibrillation: A Systematic Review and Meta-analysis. *Clin Cardiol.* 2015;38:555-61.

182. Berg DD, Ruff CT, Jarolim P, Giugliano RP, Nordio F, Lanz HJ, Mercuri MF, Antman EM, Braunwald E and Morrow DA. Performance of the ABC Scores for Assessing the Risk of Stroke or Systemic Embolism and Bleeding in Patients With Atrial Fibrillation in ENGAGE AF-TIMI 48. *Circulation.* 2019;139:760-771.

183. Hijazi Z, Oldgren J, Lindback J, Alexander JH, Connolly SJ, Eikelboom JW, Ezekowitz MD, Held C, Hylek EM, Lopes RD, Siegbahn A, Yusuf S, Granger CB, Wallentin L, Aristotle and Investigators R-L. The novel biomarker-based ABC (age, biomarkers, clinical history)-bleeding risk score for patients with atrial fibrillation: a derivation and validation study. *Lancet.* 2016;387:2302-2311.

184. Lip GY and Lane DA. Bleeding risk assessment in atrial fibrillation: observations on the use and misuse of bleeding risk scores. *J Thromb Haemost.* 2016; 14:1711-4.

185. Hart RG, Pearce LA and Aguilar MI. Meta-analysis: antithrombotic therapy to prevent stroke in patients who have nonvalvular atrial fibrillation. *Ann Intern Med.* 2007;146:857-67.

186. De Caterina R, Husted S, Wallentin L, Andreotti F, Arnesen H, Bachmann F, Baigent C, Huber K, Jespersen J, Kristensen SD, Lip GY, Morais J, Rasmussen LH, Siegbahn A, Verheugt FW and Weitz JI. Vitamin K antagonists in heart

disease: current status and perspectives (Section III). Position paper of the ESC Working Group on Thrombosis--Task Force on Anticoagulants in Heart Disease. *Thromb Haemost.* 2013;110:1087-107.

187. Kim YG, Shim J, Choi JI and Kim YH. Radiofrequency Catheter Ablation Improves the Quality of Life Measured with a Short Form-36 Questionnaire in Atrial Fibrillation Patients: A Systematic Review and Meta-Analysis. *PLoS One.* 2016; 11:e0163755.

188. Lee IH, Kim H and Je NK. Underutilization of warfarin for stroke prophylaxis in patients with atrial fibrillation or atrial flutter in Korea. *J Cardiol.* 2015; 66:475-81.

189. Wan Y, Heneghan C, Perera R, Roberts N, Hollowell J, Glasziou P, Bankhead C and Xu Y. Anticoagulation control and prediction of adverse events in patients with atrial fibrillation: a systematic review. *Circ Cardiovasc Qual Outcomes.* 2008;1:84-91.

190. Lee KH, Cho JG, Lee N, Cho KH, Jeong HK, Park H, Kim Y, Cho JY, Kim MC, Sim DS, Yoon HJ, Yoon N, Kim KH, Hong YJ, Park HW, Ahn Y, Jeong MH and Park JC. Impact of Anticoagulation Intensity in Korean Patients with Atrial Fibrillation: Is It Different from Western Population? *Korean Circ J.* 2020;50:163-175.

191. Amin A, Deitelzweig S, Jing Y, Makenbaeva D, Wiederkehr D, Lin J and Graham J. Estimation of the impact of warfarin's time-in-therapeutic range on stroke and major bleeding rates and its influence on the medical cost avoidance associated with novel oral anticoagulant use-learnings from ARISTOTLE, ROCKET-AF, and RE-LY trials. *J Thromb Thrombolysis.* 2014;38:150-9.

192. Sjalander S, Sjogren V, Renlund H, Norrving B and Sjalander A. Dabigatran, rivaroxaban and apixaban vs. high TTR warfarin in atrial fibrillation. *Thromb Res.* 2018;167:113-118.

193. Proietti M and Lip GY. Simple decision-making between a vitamin K antagonist and a non-vitamin K antagonist oral anticoagulant: using the SAMe-TT2R2 score. *Eur Heart J Cardiovasc Pharmacother.* 2015;1:150-2.

194. Apostolakis S, Sullivan RM, Olshansky B and Lip GYH. Factors affecting quality of anticoagulation control among patients with atrial fibrillation on warfarin: the SAMe-TT(2)R(2) score. *Chest.* 2013;144:1555-1563.

195. Connolly SJ, Ezekowitz MD, Yusuf S, Eikelboom J, Oldgren J, Parekh A, Pogue J, Reilly PA, Themeles E, Varrone J, Wang S, Alings M, Xavier D, Zhu J, Diaz R, Lewis BS, Darius H, Diener HC, Joyner CD, Wallentin L, Committee R-LS and Investigators. Dabigatran versus warfarin in patients with atrial fibrillation. *N Engl J Med.* 2009;361:1139-51.

196. Patel MR, Mahaffey KW, Garg J, Pan G, Singer DE, Hacke W, Breithardt G, Halperin JL, Hankey GJ, Piccini JP, Becker RC, Nessel CC, Paolini JF, Berkowitz SD, Fox KA, Califf RM and Investigators RA. Rivaroxaban versus warfarin in nonvalvular atrial fibrillation. *N Engl J Med.* 2011;365:883-91.

197. Granger CB, Alexander JH, McMurray JJ, Lopes RD, Hylek EM, Hanna M, Al-Khalidi

HR, Ansell J, Atar D, Avezum A, Bahit MC, Diaz R, Easton JD, Ezekowitz JA, Flaker G, Garcia D, Geraldes M, Gersh BJ, Golitsyn S, Goto S, Hermosillo AG, Hohnloser SH, Horowitz J, Mohan P, Jansky P, Lewis BS, Lopez-Sendon JL, Pais P, Parkhomenko A, Verheugt FW, Zhu J, Wallentin L, Committees A and Investigators. Apixaban versus warfarin in patients with atrial fibrillation. *N Engl J Med.* 2011;365:981-92.

198. Giugliano RP, Ruff CT, Braunwald E, Murphy SA, Wiviott SD, Halperin JL, Waldo AL, Ezekowitz MD, Weitz JI, Spinar J, Ruzyllo W, Ruda M, Koretsune Y, Betcher J, Shi M, Grip LT, Patel SP, Patel I, Hanyok JJ, Mercuri M, Antman EM and Investigators EA-T. Edoxaban versus warfarin in patients with atrial fibrillation. *N Engl J Med.* 2013;369:2093-104.
199. Ruff CT, Giugliano RP, Braunwald E, Hoffman EB, Deenadayalu N, Ezekowitz MD, Camm AJ, Weitz JI, Lewis BS, Parkhomenko A, Yamashita T and Antman EM. Comparison of the efficacy and safety of new oral anticoagulants with warfarin in patients with atrial fibrillation: a meta-analysis of randomised trials. *Lancet.* 2014;383:955-62.
200. Wang KL, Lip GY, Lin SJ and Chiang CE. Non-Vitamin K Antagonist Oral Anticoagulants for Stroke Prevention in Asian Patients With Nonvalvular Atrial Fibrillation: Meta-Analysis. *Stroke.* 2015;46:2555-61.
201. Cha MJ, Choi EK, Han KD, Lee SR, Lim WH, Oh S and Lip GYH. Effectiveness and Safety of Non-Vitamin K Antagonist Oral Anticoagulants in Asian Patients With Atrial Fibrillation. *Stroke.* 2017;48:3040-3048.
202. Connolly SJ, Eikelboom J, Joyner C, Diener HC, Hart R, Golitsyn S, Flaker G, Avezum A, Hohnloser SH, Diaz R, Talajic M, Zhu J, Pais P, Budaj A, Parkhomenko A, Jansky P, Commerford P, Tan RS, Sim KH, Lewis BS, Van Mieghem W, Lip GY, Kim JH, Lanas-Zanetti F, Gonzalez-Hermosillo A, Dans AL, Munawar M, O'Donnell M, Lawrence J, Lewis G, Afzal R, Yusuf S, Committee AS and Investigators. Apixaban in patients with atrial fibrillation. *N Engl J Med.* 2011; 364:806-17.
203. Camm AJ, Amarenco P, Haas S, Hess S, Kirchhof P, Kuhls S, van Eickels M, Turpie AG and Investigators X. XANTUS: a real-world, prospective, observational study of patients treated with rivaroxaban for stroke prevention in atrial fibrillation. *Eur Heart J.* 2016;37:1145-53.
204. Carmo J, Moscoso Costa F, Ferreira J and Mendes M. Dabigatran in real-world atrial fibrillation. Meta-analysis of observational comparison studies with vitamin K antagonists. *Thromb Haemost.* 2016;116:754-63.
205. Huisman MV, Rothman KJ, Paquette M, Teutsch C, Diener HC, Dubner SJ, Halperin JL, Ma CS, Zint K, Elsaesser A, Lu S, Bartels DB, Lip GYH and Investigators G-A. Two-year follow-up of patients treated with dabigatran for stroke prevention in atrial fibrillation: Global Registry on Long-Term Antithrombotic Treatment in Patients with Atrial Fibrillation (GLORIA-AF) registry. *Am Heart J.* 2018; 198:55-63.
206. Lee SR, Choi EK, Han KD, Jung JH, Oh S and Lip GYH. Edoxaban in Asian Patients

With Atrial Fibrillation: Effectiveness and Safety. *J Am Coll Cardiol.* 2018;72: 838-853.

207. Li XS, Deitelzweig S, Keshishian A, Hamilton M, Horblyuk R, Gupta K, Luo X, Mardekian J, Friend K, Nadkarni A, Pan X and Lip GYH. Effectiveness and safety of apixaban versus warfarin in non-valvular atrial fibrillation patients in "real-world" clinical practice. A propensity-matched analysis of 76,940 patients. *Thromb Haemost.* 2017;117:1072-1082.

208. Martinez CAA, Lanas F, Radaideh G, Kharabsheh SM, Lambelet M, Viaud MAL, Ziadeh NS, Turpie AGG and Investigators X. XANTUS-EL: A real-world, prospective, observational study of patients treated with rivaroxaban for stroke prevention in atrial fibrillation in Eastern Europe, Middle East, Africa and Latin America. *Egypt Heart J.* 2018;70:307-313.

209. Lee KH, Park HW, Lee N, Hyun DY, Won J, Oh SS, Park HJ, Kim Y, Cho JY, Kim MC, Sim DS, Yoon HJ, Yoon NS, Kim KH, Hong YJ, Kim JH, Ahn Y, Jeong MH, Park JC and Cho JG. Optimal dose of dabigatran for the prevention of thromboembolism with minimal bleeding risk in Korean patients with atrial fibrillation. *Europace.* 2017;19:iv1-iv9.

210. Ingrasciotta Y, Crisafulli S, Pizzimenti V, Marciano I, Mancuso A, Ando G, Corrao S, Capranzano P and Trifiro G. Pharmacokinetics of new oral anticoagulants: implications for use in routine care. *Expert Opin Drug Metab Toxicol.* 2018; 14:1057-1069.

211. Lee KH, Park HW, Cho JG, Yoon NS, Kim SS, Kim MR, Kim MC, Cho KH, Kim HK, Kim CH, Kim KH, Jun SJ, Kim WJ, Lee KJ, Jeong HC, Cho JY, Park KH, Sim D, Yoon HJ, Kim KH, Hong YJ, Kim JH, Ahn Y, Jeong MH and Park JC. Comparison of non-vitamin K antagonist oral anticoagulants and warfarin on clinical outcomes in atrial fibrillation patients with renal dysfunction. *Europace.* 2015;17 Suppl 2:ii69-75.

212. Lee SR, Choi EK, Han KD, Jung JH, Oh S and Lip GYH. Optimal Rivaroxaban Dose in Asian Patients With Atrial Fibrillation and Normal or Mildly Impaired Renal Function. *Stroke.* 2019;50:1140-1148.

213. Siontis KC, Zhang X, Eckard A, Bhave N, Schaubel DE, He K, Tilea A, Stack AG, Balkrishnan R, Yao X, Noseworthy PA, Shah ND, Saran R and Nallamothu BK. Outcomes Associated With Apixaban Use in Patients With End-Stage Kidney Disease and Atrial Fibrillation in the United States. *Circulation.* 2018;138: 1519-1529.

214. Stanton BE, Barasch NS and Tellor KB. Comparison of the Safety and Effectiveness of Apixaban versus Warfarin in Patients with Severe Renal Impairment. *Pharmacotherapy.* 2017;37:412-419.

215. Steinberg BA, Shrader P, Thomas L, Ansell J, Fonarow GC, Gersh BJ, Kowey PR, Mahaffey KW, Naccarelli G, Reiffel J, Singer DE, Peterson ED, Piccini JP, Investigators O-A and Patients. Off-Label Dosing of Non-Vitamin K Antagonist Oral Anticoagulants and Adverse Outcomes: The ORBIT-AF II Registry. *J Am Coll Cardiol.* 2016;68:2597-2604.

216. Yao X, Shah ND, Sangaralingham LR, Gersh BJ and Noseworthy PA. Non-Vitamin K Antagonist Oral Anticoagulant Dosing in Patients With Atrial Fibrillation and Renal Dysfunction. *J Am Coll Cardiol.* 2017;69:2779-2790.

217. Lee SR, Lee YS, Park JS, Cha MJ, Kim TH, Park J, Park JK, Lee JM, Kang KW, Shim J, Uhm JS, Kim J, Kim C, Kim JB, Park HW, Joung B and Choi EK. Label Adherence for Non-Vitamin K Antagonist Oral Anticoagulants in a Prospective Cohort of Asian Patients with Atrial Fibrillation. *Yonsei Med J.* 2019;60:277-284.

218. Lee KN, Choi JI, Boo KY, Kim DY, Kim YG, Oh SK, Baek YS, Lee DI, Roh SY, Shim J, Kim JS and Kim YH. Effectiveness and Safety of Off-label Dosing of Non-vitamin K Antagonist Anticoagulant for Atrial Fibrillation in Asian Patients. *Sci Rep.* 2020;10:1801.

219. Cho MS, Yun JE, Park JJ, Kim YJ, Lee J, Kim H, Park DW and Nam GB. Outcomes After Use of Standard- and Low-Dose Non-Vitamin K Oral Anticoagulants in Asian Patients With Atrial Fibrillation. *Stroke.* 2018:STROKEAHA118023093.

220. Joung B. Real-world Data and Recommended Dosage of Non-vitamin K Oral Anticoagulants for Korean Patients. *Korean Circ J.* 2017;47:833-841.

221. Investigators AWGotA, Connolly S, Pogue J, Hart R, Pfeffer M, Hohnloser S, Chrolavicius S, Pfeffer M, Hohnloser S and Yusuf S. Clopidogrel plus aspirin versus oral anticoagulation for atrial fibrillation in the Atrial fibrillation Clopidogrel Trial with Irbesartan for prevention of Vascular Events (ACTIVE W): a randomised controlled trial. *Lancet.* 2006;367:1903-12.

222. Investigators A, Connolly SJ, Pogue J, Hart RG, Hohnloser SH, Pfeffer M, Chrolavicius S and Yusuf S. Effect of clopidogrel added to aspirin in patients with atrial fibrillation. *N Engl J Med.* 2009;360:2066-78.

223. Sjalander S, Sjalander A, Svensson PJ and Friberg L. Atrial fibrillation patients do not benefit from acetylsalicylic acid. *Europace.* 2014;16:631-8.

224. Lip GY. The role of aspirin for stroke prevention in atrial fibrillation. *Nat Rev Cardiol.* 2011;8:602-6.

225. Mant J, Hobbs FD, Fletcher K, Roalfe A, Fitzmaurice D, Lip GY, Murray E, investigators B and Midland Research Practices N. Warfarin versus aspirin for stroke prevention in an elderly community population with atrial fibrillation (the Birmingham Atrial Fibrillation Treatment of the Aged Study, BAFTA): a randomised controlled trial. *Lancet.* 2007;370:493-503.

226. Holmes DR, Reddy VY, Turi ZG, Doshi SK, Sievert H, Buchbinder M, Mullin CM, Sick P and Investigators PA. Percutaneous closure of the left atrial appendage versus warfarin therapy for prevention of stroke in patients with atrial fibrillation: a randomised non-inferiority trial. *Lancet.* 2009;374:534-42.

227. Reddy VY, Mobius-Winkler S, Miller MA, Neuzil P, Schuler G, Wiebe J, Sick P and Sievert H. Left atrial appendage closure with the Watchman device in patients with a contraindication for oral anticoagulation: the ASAP study (ASA Plavix Feasibility Study With Watchman Left Atrial Appendage Closure Technology). *J Am Coll Cardiol.* 2013;61:2551-6.

228. Reddy VY, Doshi SK, Sievert H, Buchbinder M, Neuzil P, Huber K, Halperin JL, Holmes D and Investigators PA. Percutaneous left atrial appendage closure for stroke prophylaxis in patients with atrial fibrillation: 2.3-Year Follow-up of the PROTECT AF (Watchman Left Atrial Appendage System for Embolic Protection in Patients with Atrial Fibrillation) Trial. *Circulation.* 2013;127:720-9.
229. Holmes DR, Jr., Kar S, Price MJ, Whisenant B, Sievert H, Doshi SK, Huber K and Reddy VY. Prospective randomized evaluation of the Watchman Left Atrial Appendage Closure device in patients with atrial fibrillation versus long-term warfarin therapy: the PREVAIL trial. *J Am Coll Cardiol.* 2014;64:1-12.
230. Boersma LV, Schmidt B, Betts TR, Sievert H, Tamburino C, Teiger E, Pokushalov E, Kische S, Schmitz T, Stein KM, Bergmann MW and investigators E. Implant success and safety of left atrial appendage closure with the WATCHMAN device: peri-procedural outcomes from the EWOLUTION registry. *Eur Heart J.* 2016; 37:2465-74.
231. Boersma LV, Ince H, Kische S, Pokushalov E, Schmitz T, Schmidt B, Gori T, Meincke F, Protopopov AV, Betts T, Foley D, Sievert H, Mazzone P, De Potter T, Vireca E, Stein K, Bergmann MW and Investigators E. Efficacy and safety of left atrial appendage closure with WATCHMAN in patients with or without contraindication to oral anticoagulation: 1-Year follow-up outcome data of the EWOLUTION trial. *Heart Rhythm.* 2017;14:1302-1308.
232. Badheka AO, Chothani A, Mehta K, Patel NJ, Deshmukh A, Hoosien M, Shah N, Singh V, Grover P, Savani GT, Panaich SS, Rathod A, Patel N, Arora S, Bhalara V, Coffey JO, O'Neill W, Makkar R, Grines CL, Schreiber T, Di Biase L, Natale A and Viles-Gonzalez JF. Utilization and adverse outcomes of percutaneous left atrial appendage closure for stroke prevention in atrial fibrillation in the United States: influence of hospital volume. *Circ Arrhythm Electrophysiol.* 2015;8:42-8.
233. Pison L, Potpara TS, Chen J, Larsen TB, Bongiorni MG, Blomstrom-Lundqvist C and Scientific Initiative Committee EHRA. Left atrial appendage closure-indications, techniques, and outcomes: results of the European Heart Rhythm Association Survey. *Europace.* 2015;17:642-6.
234. Price MJ, Gibson DN, Yakubov SJ, Schultz JC, Di Biase L, Natale A, Burkhardt JD, Pershad A, Byrne TJ, Gidney B, Aragon JR, Goldstein J, Moulton K, Patel T, Knight B, Lin AC and Valderrabano M. Early safety and efficacy of percutaneous left atrial appendage suture ligation: results from the U.S. transcatheter LAA ligation consortium. *J Am Coll Cardiol.* 2014;64:565-72.
235. Fauchier L, Cinaud A, Brigadeau F, Lepillier A, Pierre B, Abbey S, Fatemi M, Franceschi F, Guedeney P, Jacon P, Paziaud O, Venier S, Deharo JC, Gras D, Klug D, Mansourati J, Montalescot G, Piot O and Defaye P. Device-Related Thrombosis After Percutaneous Left Atrial Appendage Occlusion for Atrial Fibrillation. *J Am Coll Cardiol.* 2018;71:1528-1536.
236. Lakkireddy D, Afzal MR, Lee RJ, Nagaraj H, Tschopp D, Gidney B, Ellis C, Altman E, Lee B, Kar S, Bhadwar N, Sanchez M, Gadiyaram V, Evonich R, Rasekh A, Cheng J, Cuoco F, Chandhok S, Gunda S, Reddy M, Atkins D, Bommana S, Cuculich

P, Gibson D, Nath J, Ferrell R, Matthew E and Wilber D. Short and long-term outcomes of percutaneous left atrial appendage suture ligation: Results from a US multicenter evaluation. *Heart Rhythm*. 2016;13:1030-1036.

237. van Laar C, Verberkmoes NJ, van Es HW, Lewalter T, Dunnington G, Stark S, Longoria J, Hofman FH, Pierce CM, Kotecha D and van Putte BP. Thoracoscopic Left Atrial Appendage Clipping: A Multicenter Cohort Analysis. *JACC Clin Electrophysiol*. 2018;4:893-901.

238. Healey JS, Crystal E, Lamy A, Teoh K, Semelhago L, Hohnloser SH, Cybulsky I, Abouzahr L, Sawchuck C, Carroll S, Morillo C, Kleine P, Chu V, Lonn E and Connolly SJ. Left Atrial Appendage Occlusion Study (LAAOS): results of a randomized controlled pilot study of left atrial appendage occlusion during coronary bypass surgery in patients at risk for stroke. *Am Heart J*. 2005; 150:288-93.

239. Whitlock RP, Vincent J, Blackall MH, Hirsh J, Fremes S, Novick R, Devereaux PJ, Teoh K, Lamy A, Connolly SJ, Yusuf S, Carrier M and Healey JS. Left Atrial Appendage Occlusion Study II (LAAOS II). *Can J Cardiol*. 2013;29:1443-7.

240. Tsai YC, Phan K, Munkholm-Larsen S, Tian DH, La Meir M and Yan TD. Surgical left atrial appendage occlusion during cardiac surgery for patients with atrial fibrillation: a meta-analysis. *Eur J Cardiothorac Surg*. 2015;47:847-54.

241. Aryana A, Singh SK, Singh SM, O'Neill PG, Bowers MR, Allen SL, Lewandowski SL, Vierra EC and d'Avila A. Association between incomplete surgical ligation of left atrial appendage and stroke and systemic embolization. *Heart Rhythm*. 2015;12:1431-7.

242. Gillinov AM, Gelijns AC, Parides MK, DeRose JJ, Jr., Moskowitz AJ, Voisine P, Ailawadi G, Bouchard D, Smith PK, Mack MJ, Acker MA, Mullen JC, Rose EA, Chang HL, Puskas JD, Couderc JP, Gardner TJ, Varghese R, Horvath KA, Bolling SF, Michler RE, Geller NL, Ascheim DD, Miller MA, Bagiella E, Moquete EG, Williams P, Taddei-Peters WC, O'Gara PT, Blackstone EH, Argenziano M and Investigators C. Surgical ablation of atrial fibrillation during mitral-valve surgery. *N Engl J Med*. 2015;372:1399-409.

243. Whitlock R, Healey J, Vincent J, Brady K, Teoh K, Royse A, Shah P, Guo Y, Alings M, Folkeringa RJ, Paparella D, Colli A, Meyer SR, Legare JF, Lamontagne F, Reents W, Boning A and Connolly S. Rationale and design of the Left Atrial Appendage Occlusion Study (LAAOS) III. *Ann Cardiothorac Surg*. 2014;3:45-54.

244. Chao TF, Liu CJ, Lin YJ, Chang SL, Lo LW, Hu YF, Tuan TC, Liao JN, Chung FP, Chen TJ, Lip GYH and Chen SA. Oral Anticoagulation in Very Elderly Patients With Atrial Fibrillation: A Nationwide Cohort Study. *Circulation*. 2018;138:37-47.

245. Nielsen PB, Skjoth F, Sogaard M, Kjaeldgaard JN, Lip GY and Larsen TB. Effectiveness and safety of reduced dose non-vitamin K antagonist oral anticoagulants and warfarin in patients with atrial fibrillation: propensity weighted nationwide cohort study. *BMJ*. 2017;356:j510.

246. Larsen TB, Skjoth F, Nielsen PB, Kjaeldgaard JN and Lip GY. Comparative effectiveness and safety of non-vitamin K antagonist oral anticoagulants and

warfarin in patients with atrial fibrillation: propensity weighted nationwide cohort study. *BMJ*. 2016;353:i3189.

247. Tilz RR, Potpara T, Chen J, Dobreanu D, Larsen TB, Haugaa KH and Dagres N. Left atrial appendage occluder implantation in Europe: indications and anticoagulation post-implantation. Results of the European Heart Rhythm Association Survey. *Europace*. 2017;19:1737-1742.
248. Ogawa H, An Y, Ikeda S, Aono Y, Doi K, Ishii M, Iguchi M, Masunaga N, Esato M, Tsuji H, Wada H, Hasegawa K, Abe M, Lip GYH, Akao M and Fushimi AFRI. Progression From Paroxysmal to Sustained Atrial Fibrillation Is Associated With Increased Adverse Events. *Stroke*. 2018;49:2301-2308.
249. Potpara TS, Stankovic GR, Beleslin BD, Polovina MM, Marinkovic JM, Ostojic MC and Lip GYH. A 12-year follow-up study of patients with newly diagnosed lone atrial fibrillation: implications of arrhythmia progression on prognosis: the Belgrade Atrial Fibrillation study. *Chest*. 2012;141:339-347.
250. Mahajan R, Perera T, Elliott AD, Twomey DJ, Kumar S, Munwar DA, Khokhar KB, Thiyagarajah A, Middeldorp ME, Nalliah CJ, Hendriks JML, Kalman JM, Lau DH and Sanders P. Subclinical device-detected atrial fibrillation and stroke risk: a systematic review and meta-analysis. *Eur Heart J*. 2018;39:1407-1415.
251. Brambatti M, Connolly SJ, Gold MR, Morillo CA, Capucci A, Muto C, Lau CP, Van Gelder IC, Hohnloser SH, Carlson M, Fain E, Nakamya J, Mairesse GH, Halytska M, Deng WQ, Israel CW, Healey JS and Investigators A. Temporal relationship between subclinical atrial fibrillation and embolic events. *Circulation*. 2014; 129:2094-9.
252. Freedman B, Boriani G, Glotzer TV, Healey JS, Kirchhof P and Potpara TS. Management of atrial high-rate episodes detected by cardiac implanted electronic devices. *Nat Rev Cardiol*. 2017;14:701-714.
253. Camm AJ, Simantirakis E, Goette A, Lip GY, Vardas P, Calvert M, Chlouverakis G, Diener HC and Kirchhof P. Atrial high-rate episodes and stroke prevention. *Europace*. 2017;19:169-179.
254. Boriani G, Glotzer TV, Ziegler PD, De Melis M, Mangoni di SSL, Sepsi M, Landolina M, Lunati M, Lewalter T and Camm AJ. Detection of new atrial fibrillation in patients with cardiac implanted electronic devices and factors associated with transition to higher device-detected atrial fibrillation burden. *Heart Rhythm*. 2018;15:376-383.
255. Pastori D, Lip GYH, Farcomeni A, Del Sole F, Sciacqua A, Perticone F, Marcucci R, Grifoni E, Pignatelli P, Violi F and group A-As. Incidence of bleeding in patients with atrial fibrillation and advanced liver fibrosis on treatment with vitamin K or non-vitamin K antagonist oral anticoagulants. *Int J Cardiol*. 2018;264:58-63.
256. Kuo L, Chao TF, Liu CJ, Lin YJ, Chang SL, Lo LW, Hu YF, Tuan TC, Liao JN, Chung FP, Chen TJ, Lip GYH and Chen SA. Liver Cirrhosis in Patients With Atrial Fibrillation: Would Oral Anticoagulation Have a Net Clinical Benefit for Stroke Prevention? *J Am Heart Assoc*. 2017;6.

257. Lee SR, Lee HJ, Choi EK, Han KD, Jung JH, Cha MJ, Oh S and Lip GYH. Direct Oral Anticoagulants in Patients With Atrial Fibrillation and Liver Disease. *J Am Coll Cardiol.* 2019;73:3295-3308.

258. Staerk L, Lip GY, Olesen JB, Fosbol EL, Pallisgaard JL, Bonde AN, Gundlund A, Lindhardt TB, Hansen ML, Torp-Pedersen C and Gislason GH. Stroke and recurrent haemorrhage associated with antithrombotic treatment after gastrointestinal bleeding in patients with atrial fibrillation: nationwide cohort study. *BMJ.* 2015;351:h5876.

259. Eckman MH, Singer DE, Rosand J and Greenberg SM. Moving the tipping point: the decision to anticoagulate patients with atrial fibrillation. *Circ Cardiovasc Qual Outcomes.* 2011;4:14-21.

260. Proietti M and Lip GY. Major Outcomes in Atrial Fibrillation Patients with One Risk Factor: Impact of Time in Therapeutic Range Observations from the SPORTIF Trials. *Am J Med.* 2016;129:1110-6.

261. Lip GY and Nielsen PB. Should Patients With Atrial Fibrillation and 1 Stroke Risk Factor (CHA2DS2-VASc Score 1 in Men, 2 in Women) Be Anticoagulated? Yes: Even 1 Stroke Risk Factor Confers a Real Risk of Stroke. *Circulation.* 2016;133:1498-503; discussion 1503.

262. Lip GY, Nieuwlaat R, Pisters R, Lane DA and Crijns HJ. Refining clinical risk stratification for predicting stroke and thromboembolism in atrial fibrillation using a novel risk factor-based approach: the euro heart survey on atrial fibrillation. *Chest.* 2010;137:263-72.

263. Nielsen PB, Larsen TB, Skjøth F, Overvad TF and Lip GY. Stroke and thromboembolic event rates in atrial fibrillation according to different guideline treatment thresholds: A nationwide cohort study. *Sci Rep.* 2016;6:27410.

264. Pisters R, Lane DA, Nieuwlaat R, de Vos CB, Crijns HJ and Lip GY. A novel user-friendly score (HAS-BLED) to assess 1-year risk of major bleeding in patients with atrial fibrillation: the Euro Heart Survey. *Chest.* 2010;138:1093-100.

265. Bohm M, Ezekowitz MD, Connolly SJ, Eikelboom JW, Hohnloser SH, Reilly PA, Schumacher H, Brueckmann M, Schirmer SH, Kratz MT, Yusuf S, Diener HC, Hijazi Z and Wallentin L. Changes in Renal Function in Patients With Atrial Fibrillation: An Analysis From the RE-LY Trial. *J Am Coll Cardiol.* 2015;65:2481-93.

266. Hijazi Z, Hohnloser SH, Andersson U, Alexander JH, Hanna M, Keltai M, Parkhomenko A, Lopez-Sendon JL, Lopes RD, Siegbahn A, Granger CB and Wallentin L. Efficacy and Safety of Apixaban Compared With Warfarin in Patients With Atrial Fibrillation in Relation to Renal Function Over Time: Insights From the ARISTOTLE Randomized Clinical Trial. *JAMA Cardiol.* 2016;1:451-60.

267. Potpara TS, Polovina MM, Licina MM, Marinkovic JM, Prostran MS and Lip GY. Reliable identification of "truly low" thromboembolic risk in patients initially diagnosed with "lone" atrial fibrillation: the Belgrade atrial fibrillation study. *Circ Arrhythm Electrophysiol.* 2012;5:319-26.

268. Weijs B, Dudink E, de Vos CB, Limantoro I, Tieleman RG, Pisters R, Cheriex EC,

Luermans J and Crijns H. Idiopathic atrial fibrillation patients rapidly outgrow their low thromboembolic risk: a 10-year follow-up study. *Neth Heart J.* 2019;27:487-497.

269. Chao TF, Liao JN, Tuan TC, Lin YJ, Chang SL, Lo LW, Hu YF, Chung FP, Chen TJ, Lip GYH and Chen SA. Incident Co-Morbidities in Patients with Atrial Fibrillation Initially with a CHA2DS2-VASc Score of 0 (Males) or 1 (Females): Implications for Reassessment of Stroke Risk in Initially 'Low-Risk' Patients. *Thromb Haemost.* 2019;119:1162-1170.

270. Clarkesmith DE, Pattison HM, Lip GY and Lane DA. Educational intervention improves anticoagulation control in atrial fibrillation patients: the TREAT randomised trial. *PLoS One.* 2013;8:e74037.

271. Teiger E, Thambo JB, Defaye P, Hermida JS, Abbey S, Klug D, Juliard JM, Pasquie JL, Rioufol G, Lepillier A, Elbaz M, Horvilleur J, Brenot P, Pierre B, Le Corvoisier P and French National Left Atrial Appendage Closure Registry I. Percutaneous Left Atrial Appendage Closure Is a Reasonable Option for Patients With Atrial Fibrillation at High Risk for Cerebrovascular Events. *Circ Cardiovasc Interv.* 2018;11:e005841.

272. Hart RG, Pearce LA, Rothbart RM, McAnulty JH, Asinger RW and Halperin JL. Stroke with intermittent atrial fibrillation: incidence and predictors during aspirin therapy. Stroke Prevention in Atrial Fibrillation Investigators. *J Am Coll Cardiol.* 2000;35:183-7.

273. Saw J, Fahmy P, Azzalini L, Marquis JF, Hibbert B, Morillo C, Carrizo A and Ibrahim R. Early Canadian Multicenter Experience With WATCHMAN for Percutaneous Left Atrial Appendage Closure. *J Cardiovasc Electrophysiol.* 2017;28:396-401.

274. Martin Gutierrez E, Castano M, Gualis J, Martinez-Comendador JM, Maiorano P, Castillo L and Laguna G. Beneficial effect of left atrial appendage closure during cardiac surgery: a meta-analysis of 280 585 patients. *Eur J Cardiothorac Surg.* 2020;57:252-262.

275. Van Gelder IC, Groenveld HF, Crijns HJ, Tuininga YS, Tijssen JG, Alings AM, Hillege HL, Bergsma-Kadijk JA, Cornel JH, Kamp O, Tukkie R, Bosker HA, Van Veldhuisen DJ, Van den Berg MP and Investigators RI. Lenient versus strict rate control in patients with atrial fibrillation. *N Engl J Med.* 2010;362:1363-73.

276. Groenveld HF, Crijns HJ, Van den Berg MP, Van Sonderen E, Alings AM, Tijssen JG, Hillege HL, Tuininga YS, Van Veldhuisen DJ, Ranchor AV, Van Gelder IC and Investigators RI. The effect of rate control on quality of life in patients with permanent atrial fibrillation: data from the RACE II (Rate Control Efficacy in Permanent Atrial Fibrillation II) study. *J Am Coll Cardiol.* 2011;58:1795-803.

277. Van Gelder IC, Wyse DG, Chandler ML, Cooper HA, Olshansky B, Hagens VE, Crijns HJ, Race and Investigators A. Does intensity of rate-control influence outcome in atrial fibrillation? An analysis of pooled data from the RACE and AFFIRM studies. *Europace.* 2006;8:935-42.

278. Li SJ, Sartipy U, Lund LH, Dahlstrom U, Adiels M, Petzold M and Fu M. Prognostic Significance of Resting Heart Rate and Use of beta-Blockers in Atrial Fibrillation

and Sinus Rhythm in Patients With Heart Failure and Reduced Ejection Fraction: Findings From the Swedish Heart Failure Registry. *Circ Heart Fail.* 2015;8:871-9.

279. Yu HT, Yang PS, Lee H, You SC, Kim TH, Uhm JS, Kim JY, Pak HN, Lee MH and Joung B. Outcomes of Rate-Control Treatment in Patients With Atrial Fibrillation and Heart Failure- A Nationwide Cohort Study. *Circ J.* 2017.

280. Kotecha D, Manzano L, Krum H, Rosano G, Holmes J, Altman DG, Collins PD, Packer M, Wikstrand J, Coats AJ, Cleland JG, Kirchhof P, von Lueder TG, Rigby AS, Andersson B, Lip GY, van Veldhuisen DJ, Shibata MC, Wedel H, Bohm M, Flather MD and Beta-Blockers in Heart Failure Collaborative G. Effect of age and sex on efficacy and tolerability of beta blockers in patients with heart failure with reduced ejection fraction: individual patient data meta-analysis. *BMJ.* 2016;353:i1855.

281. Ulimoen SR, Enger S, Carlson J, Platonov PG, Pripp AH, Abdelnoor M, Arnesen H, Gjesdal K and Tveit A. Comparison of four single-drug regimens on ventricular rate and arrhythmia-related symptoms in patients with permanent atrial fibrillation. *Am J Cardiol.* 2013;111:225-30.

282. Kim MS, Lee JH, Kim EJ, Park DG, Park SJ, Park JJ, Shin MS, Yoo BS, Youn JC, Lee SE, Ihm SH, Jang SY, Jo SH, Cho JY, Cho HJ, Choi S, Choi JO, Han SW, Hwang KK, Jeon ES, Cho MC, Chae SC and Choi DJ. Korean Guidelines for Diagnosis and Management of Chronic Heart Failure. *Korean Circ J.* 2017;47:555-643.

283. Goldstein RE, Boccuzzi SJ, Cruess D and Nattel S. Diltiazem increases late-onset congestive heart failure in postinfarction patients with early reduction in ejection fraction. The Adverse Experience Committee; and the Multicenter Diltiazem Postinfarction Research Group. *Circulation.* 1991;83:52-60.

284. Elkayam U, Shotan A, Mehra A and Ostrzega E. Calcium channel blockers in heart failure. *J Am Coll Cardiol.* 1993;22:139A-144A.

285. Nikolaidou T and Channer KS. Chronic atrial fibrillation: a systematic review of medical heart rate control management. *Postgrad Med J.* 2009;85:303-12.

286. Ulimoen SR, Enger S, Pripp AH, Abdelnoor M, Arnesen H, Gjesdal K and Tveit A. Calcium channel blockers improve exercise capacity and reduce N-terminal Pro-B-type natriuretic peptide levels compared with beta-blockers in patients with permanent atrial fibrillation. *Eur Heart J.* 2014;35:517-24.

287. Digitalis Investigation G. The effect of digoxin on mortality and morbidity in patients with heart failure. *N Engl J Med.* 1997;336:525-33.

288. Ahmed A, Rich MW, Fleg JL, Zile MR, Young JB, Kitzman DW, Love TE, Aronow WS, Adams KF, Jr. and Gheorghiade M. Effects of digoxin on morbidity and mortality in diastolic heart failure: the ancillary digitalis investigation group trial. *Circulation.* 2006;114:397-403.

289. Turakhia MP, Santangeli P, Winkelmayer WC, Xu X, Ullal AJ, Than CT, Schmitt S, Holmes TH, Frayne SM, Phibbs CS, Yang F, Hoang DD, Ho PM and Heidenreich PA. Increased mortality associated with digoxin in contemporary patients with atrial fibrillation: findings from the TREAT-AF study. *J Am Coll Cardiol.*

2014;64:660-8.

290. Hallberg P, Lindback J, Lindahl B, Stenestrand U, Melhus H and group R-H. Digoxin and mortality in atrial fibrillation: a prospective cohort study. *Eur J Clin Pharmacol.* 2007;63:959-71.

291. Whitbeck MG, Charnigo RJ, Khairy P, Ziada K, Bailey AL, Zegarra MM, Shah J, Morales G, Macaulay T, Sorrell VL, Campbell CL, Gurley J, Anaya P, Nasr H, Bai R, Di Biase L, Booth DC, Jondeau G, Natale A, Roy D, Smyth S, Moliterno DJ and Elayi CS. Increased mortality among patients taking digoxin--analysis from the AFFIRM study. *Eur Heart J.* 2013;34:1481-8.

292. Shin JH, Kang KW, Kim JG and Lee SJ. Concurrent renal dysfunction with ischemic heart disease is an important determinant for cardiac and cerebrovascular mortality in patients on chronic digoxin therapy for atrial fibrillation. *Kidney Res Clin Pract.* 2018;37:130-137.

293. Gheorghiade M, Fonarow GC, van Veldhuisen DJ, Cleland JG, Butler J, Epstein AE, Patel K, Aban IB, Aronow WS, Anker SD and Ahmed A. Lack of evidence of increased mortality among patients with atrial fibrillation taking digoxin: findings from post hoc propensity-matched analysis of the AFFIRM trial. *Eur Heart J.* 2013;34:1489-97.

294. Flory JH, Ky B, Haynes K, S MB, Munson J, Rowan C, Strom BL and Hennessy S. Observational cohort study of the safety of digoxin use in women with heart failure. *BMJ Open.* 2012;2:e000888.

295. Allen LA, Fonarow GC, Simon DN, Thomas LE, Marzec LN, Pokorney SD, Gersh BJ, Go AS, Hylek EM, Kowey PR, Mahaffey KW, Chang P, Peterson ED, Piccini JP and Investigators O-A. Digoxin Use and Subsequent Outcomes Among Patients in a Contemporary Atrial Fibrillation Cohort. *J Am Coll Cardiol.* 2015;65:2691-8.

296. Ziff OJ, Lane DA, Samra M, Griffith M, Kirchhof P, Lip GY, Steeds RP, Townend J and Kotecha D. Safety and efficacy of digoxin: systematic review and meta-analysis of observational and controlled trial data. *BMJ.* 2015;351:h4451.

297. Aguirre Davila L, Weber K, Bavendiek U, Bauersachs J, Wittes J, Yusuf S and Koch A. Digoxin-mortality: randomized vs. observational comparison in the DIG trial. *Eur Heart J.* 2019;40:3336-3341.

298. Jang SY, Kang KW, Kim JH, Kim B, Chin JY, Park SH, Choi YJ, Jung KT and Lee SK. New-onset atrial fibrillation predicting for complicating cardiac adverse outcome in scrub typhus infection. *Clin Cardiol.* 2019;42:1210-1221.

299. Schreck DM, Rivera AR and Tricarico VJ. Emergency management of atrial fibrillation and flutter: intravenous diltiazem versus intravenous digoxin. *Ann Emerg Med.* 1997;29:135-40.

300. Siu CW, Lau CP, Lee WL, Lam KF and Tse HF. Intravenous diltiazem is superior to intravenous amiodarone or digoxin for achieving ventricular rate control in patients with acute uncomplicated atrial fibrillation. *Crit Care Med.* 2009;37: 2174-9; quiz 2180.

301. Tisdale JE, Padhi ID, Goldberg AD, Silverman NA, Webb CR, Higgins RS, Paone

G, Frank DM and Borzak S. A randomized, double-blind comparison of intravenous diltiazem and digoxin for atrial fibrillation after coronary artery bypass surgery. *Am Heart J.* 1998;135:739-47.

302. Scheuermeyer FX, Grafstein E, Stenstrom R, Christenson J, Heslop C, Heilbron B, McGrath L and Innes G. Safety and efficiency of calcium channel blockers versus beta-blockers for rate control in patients with atrial fibrillation and no acute underlying medical illness. *Acad Emerg Med.* 2013;20:222-30.
303. Platia EV, Michelson EL, Porterfield JK and Das G. Esmolol versus verapamil in the acute treatment of atrial fibrillation or atrial flutter. *Am J Cardiol.* 1989;63:925-9.
304. Ellenbogen KA, Dias VC, Plumb VJ, Heywood JT and Mirvis DM. A placebo-controlled trial of continuous intravenous diltiazem infusion for 24-hour heart rate control during atrial fibrillation and atrial flutter: a multicenter study. *J Am Coll Cardiol.* 1991;18:891-7.
305. Steinberg JS, Katz RJ, Bren GB, Buff LA and Varghese PJ. Efficacy of oral diltiazem to control ventricular response in chronic atrial fibrillation at rest and during exercise. *J Am Coll Cardiol.* 1987;9:405-11.
306. Clemo HF, Wood MA, Gilligan DM and Ellenbogen KA. Intravenous amiodarone for acute heart rate control in the critically ill patient with atrial tachyarrhythmias. *Am J Cardiol.* 1998;81:594-8.
307. Delle Karth G, Geppert A, Neunteufl T, Priglinger U, Haumer M, Gschwandtner M, Siostrzonek P and Heinz G. Amiodarone versus diltiazem for rate control in critically ill patients with atrial tachyarrhythmias. *Crit Care Med.* 2001; 29:1149-53.
308. Hou ZY, Chang MS, Chen CY, Tu MS, Lin SL, Chiang HT and Woosley RL. Acute treatment of recent-onset atrial fibrillation and flutter with a tailored dosing regimen of intravenous amiodarone. A randomized, digoxin-controlled study. *Eur Heart J.* 1995;16:521-8.
309. Queiroga A, Marshall HJ, Clune M and Gammage MD. Ablate and pace revisited: long term survival and predictors of permanent atrial fibrillation. *Heart.* 2003;89:1035-8.
310. Lim KT, Davis MJ, Powell A, Arnolda L, Moulden K, Bulsara M and Weerasooriya R. Ablate and pace strategy for atrial fibrillation: long-term outcome of AIRCRAFT trial. *Europace.* 2007;9:498-505.
311. Geelen P, Brugada J, Andries E and Brugada P. Ventricular fibrillation and sudden death after radiofrequency catheter ablation of the atrioventricular junction. *Pacing Clin Electrophysiol.* 1997;20:343-8.
312. Wang RX, Lee HC, Hodge DO, Cha YM, Friedman PA, Rea RF, Munger TM, Jahangir A, Srivathsan K and Shen WK. Effect of pacing method on risk of sudden death after atrioventricular node ablation and pacemaker implantation in patients with atrial fibrillation. *Heart Rhythm.* 2013;10:696-701.
313. Chatterjee NA, Upadhyay GA, Ellenbogen KA, McAlister FA, Choudhry NK and

Singh JP. Atrioventricular nodal ablation in atrial fibrillation: a meta-analysis and systematic review. *Circ Arrhythm Electrophysiol.* 2012;5:68-76.

314. Bradley DJ and Shen WK. Overview of management of atrial fibrillation in symptomatic elderly patients: pharmacologic therapy versus AV node ablation. *Clin Pharmacol Ther.* 2007;81:284-7.

315. Wood MA, Brown-Mahoney C, Kay GN and Ellenbogen KA. Clinical outcomes after ablation and pacing therapy for atrial fibrillation : a meta-analysis. *Circulation.* 2000;101:1138-44.

316. Ozcan C, Jahangir A, Friedman PA, Patel PJ, Munger TM, Rea RF, Lloyd MA, Packer DL, Hodge DO, Gersh BJ, Hammill SC and Shen WK. Long-term survival after ablation of the atrioventricular node and implantation of a permanent pacemaker in patients with atrial fibrillation. *N Engl J Med.* 2001;344:1043-51.

317. Huang W, Su L and Wu S. Pacing Treatment of Atrial Fibrillation Patients with Heart Failure: His Bundle Pacing Combined with Atrioventricular Node Ablation. *Card Electrophysiol Clin.* 2018;10:519-535.

318. Brignole M, Pokushalov E, Pentimalli F, Palmisano P, Chieffo E, Occhetta E, Quartieri F, Calo L, Ungar A, Mont L and Investigators A-C. A randomized controlled trial of atrioventricular junction ablation and cardiac resynchronization therapy in patients with permanent atrial fibrillation and narrow QRS. *Eur Heart J.* 2018;39:3999-4008.

319. Lafuente-Lafuente C, Longas-Tejero MA, Bergmann JF and Belmin J. Antiarrhythmics for maintaining sinus rhythm after cardioversion of atrial fibrillation. *Cochrane Database Syst Rev.* 2012:CD005049.

320. Roy D, Talajic M, Dorian P, Connolly S, Eisenberg MJ, Green M, Kus T, Lambert J, Dubuc M, Gagné P, Nattel S and Thibault B. Amiodarone to prevent recurrence of atrial fibrillation. Canadian Trial of Atrial Fibrillation Investigators. *N Engl J Med.* 2000;342:913-20.

321. Roy D, Talajic M, Nattel S, Wyse DG, Dorian P, Lee KL, Bourassa MG, Arnold JM, Buxton AE, Camm AJ, Connolly SJ, Dubuc M, Ducharme A, Guerra PG, Hohnloser SH, Lambert J, Le Heuzey JY, O'Hara G, Pedersen OD, Rouleau JL, Singh BN, Stevenson LW, Stevenson WG, Thibault B, Waldo AL, Atrial F and Congestive Heart Failure I. Rhythm control versus rate control for atrial fibrillation and heart failure. *N Engl J Med.* 2008;358:2667-77.

322. Singh BN, Connolly SJ, Crijns HJ, Roy D, Kowey PR, Capucci A, Radzik D, Aliot EM, Hohnloser SH, Euridis and Investigators A. Dronedarone for maintenance of sinus rhythm in atrial fibrillation or flutter. *N Engl J Med.* 2007;357:987-99.

323. Kirchhof P, Andresen D, Bosch R, Borggrefe M, Meinertz T, Parade U, Ravens U, Samol A, Steinbeck G, Treszl A, Wegscheider K and Breithardt G. Short-term versus long-term antiarrhythmic drug treatment after cardioversion of atrial fibrillation (Flec-SL): a prospective, randomised, open-label, blinded endpoint assessment trial. *Lancet.* 2012;380:238-46.

324. Wilber DJ, Pappone C, Neuzil P, De Paola A, Marchlinski F, Natale A, Macle L,

Daoud EG, Calkins H, Hall B, Reddy V, Augello G, Reynolds MR, Vinekar C, Liu CY, Berry SM, Berry DA and ThermoCool AFTI. Comparison of antiarrhythmic drug therapy and radiofrequency catheter ablation in patients with paroxysmal atrial fibrillation: a randomized controlled trial. *JAMA*. 2010;303:333-40.

325. Arbelo E, Brugada J, Hindricks G, Maggioni AP, Tavazzi L, Vardas P, Laroche C, Anselme F, Inama G, Jais P, Kalarus Z, Kautzner J, Lewalter T, Mairesse GH, Perez-Villacastin J, Riahi S, Taborsky M, Theodorakis G, Trines SA and Atrial Fibrillation Ablation Pilot Study I. The atrial fibrillation ablation pilot study: a European Survey on Methodology and results of catheter ablation for atrial fibrillation conducted by the European Heart Rhythm Association. *Eur Heart J*. 2014;35:1466-78.

326. Anselmino M, Matta M, D'Ascenzo F, Bunch TJ, Schilling RJ, Hunter RJ, Pappone C, Neumann T, Noelker G, Fiala M, Bertaglia E, Frontera A, Duncan E, Nalliah C, Jais P, Weerasooriya R, Kalman JM and Gaita F. Catheter ablation of atrial fibrillation in patients with left ventricular systolic dysfunction: a systematic review and meta-analysis. *Circ Arrhythm Electrophysiol*. 2014;7:1011-8.

327. Hohnloser SH, Crijns HJ, van Eickels M, Gaudin C, Page RL, Torp-Pedersen C, Connolly SJ and Investigators A. Effect of dronedarone on cardiovascular events in atrial fibrillation. *N Engl J Med*. 2009;360:668-78.

328. Wyse DG, Waldo AL, DiMarco JP, Domanski MJ, Rosenberg Y, Schron EB, Kellen JC, Greene HL, Mickel MC, Dalquist JE, Corley SD and Atrial Fibrillation Follow-up Investigation of Rhythm Management I. A comparison of rate control and rhythm control in patients with atrial fibrillation. *N Engl J Med*. 2002;347:1825-33.

329. Van Gelder IC, Hagens VE, Bosker HA, Kingma JH, Kamp O, Kingma T, Said SA, Darmanata JI, Timmermans AJ, Tijssen JG, Crijns HJ and Rate Control versus Electrical Cardioversion for Persistent Atrial Fibrillation Study G. A comparison of rate control and rhythm control in patients with recurrent persistent atrial fibrillation. *N Engl J Med*. 2002;347:1834-40.

330. Opolski G, Torbicki A, Kosior DA, Szulc M, Wozakowska-Kaplon B, Kolodziej P, Achremczyk P and Investigators of the Polish How to Treat Chronic Atrial Fibrillation S. Rate control vs rhythm control in patients with nonvalvular persistent atrial fibrillation: the results of the Polish How to Treat Chronic Atrial Fibrillation (HOT CAFE) Study. *Chest*. 2004;126:476-86.

331. Al-Khatib SM, Allen LaPointe NM, Chatterjee R, Crowley MJ, Dupre ME, Kong DF, Lopes RD, Povsic TJ, Raju SS, Shah B, Kosinski AS, McBroom AJ and Sanders GD. Rate- and rhythm-control therapies in patients with atrial fibrillation: a systematic review. *Ann Intern Med*. 2014;160:760-73.

332. Chatterjee S, Sardar P, Lichstein E, Mukherjee D and Aikat S. Pharmacologic rate versus rhythm-control strategies in atrial fibrillation: an updated comprehensive review and meta-analysis. *Pacing Clin Electrophysiol*. 2013;36:122-33.

333. de Denus S, Sanoski CA, Carlsson J, Opolski G and Spinler SA. Rate vs rhythm control in patients with atrial fibrillation: a meta-analysis. *Arch Intern Med*. 2005;165:258-62.

334. Kotecha D and Kirchhof P. Rate and rhythm control have comparable effects on mortality and stroke in atrial fibrillation but better data are needed. *Evid Based Med.* 2014;19:222-3.

335. Kirchhof P, Breithardt G, Camm AJ, Crijns HJ, Kuck KH, Vardas P and Wegscheider K. Improving outcomes in patients with atrial fibrillation: rationale and design of the Early treatment of Atrial fibrillation for Stroke prevention Trial. *Am Heart J.* 2013;166:442-8.

336. Shi LZ, Heng R, Liu SM and Leng FY. Effect of catheter ablation versus antiarrhythmic drugs on atrial fibrillation: A meta-analysis of randomized controlled trials. *Exp Ther Med.* 2015;10:816-822.

337. Kim H, Kim TH, Cha MJ, Lee JM, Park J, Park JK, Kang KW, Shim J, Uhm JS, Kim J, Park HW, Choi EK, Kim JB, Kim C, Lee YS and Joung B. A Prospective Survey of Atrial Fibrillation Management for Real-world Guideline Adherence: COmparison study of Drugs for symptom control and complication prEvention of Atrial Fibrillation (CODE-AF) Registry. *Korean Circ J.* 2017;47:877-887.

338. Kim JG, Lee YS, Kang KW, Choi EK, Cha MJ, Lee JM, Kim JB, Park J, Park JK, Kim TH, Uhm JS, Shim J, Kim J, Park H, Kim C and Joung B. Comparative occurrence of ischemic stroke with the rhythm versus rate control strategy in a national prospective cohort of atrial fibrillation. *Korean J Intern Med.* 2021;36:114-123.

339. Khan IA. Oral loading single dose flecainide for pharmacological cardioversion of recent-onset atrial fibrillation. *Int J Cardiol.* 2003;87:121-8.

340. Chevalier P, Durand-Dubief A, Burri H, Cucherat M, Kirkorian G and Touboul P. Amiodarone versus placebo and class Ic drugs for cardioversion of recent-onset atrial fibrillation: a meta-analysis. *J Am Coll Cardiol.* 2003;41:255-62.

341. Letelier LM, Udol K, Ena J, Weaver B and Guyatt GH. Effectiveness of amiodarone for conversion of atrial fibrillation to sinus rhythm: a meta-analysis. *Arch Intern Med.* 2003;163:777-85.

342. Khan IA, Mehta NJ and Gowda RM. Amiodarone for pharmacological cardioversion of recent-onset atrial fibrillation. *Int J Cardiol.* 2003;89:239-48.

343. Thomas SP, Guy D, Wallace E, Crampton R, Kijvanit P, Eipper V, Ross DL and Cooper MJ. Rapid loading of sotalol or amiodarone for management of recent onset symptomatic atrial fibrillation: a randomized, digoxin-controlled trial. *Am Heart J.* 2004;147:E3.

344. Vijayalakshmi K, Whittaker VJ, Sutton A, Campbell P, Wright RA, Hall JA, Harcombe AA, Linker NJ, Stewart MJ, Davies A and de Belder MA. A randomized trial of prophylactic antiarrhythmic agents (amiodarone and sotalol) in patients with atrial fibrillation for whom direct current cardioversion is planned. *Am Heart J.* 2006;151:863 e1-6.

345. Singh BN, Singh SN, Reda DJ, Tang XC, Lopez B, Harris CL, Fletcher RD, Sharma SC, Atwood JE, Jacobson AK, Lewis HD, Jr., Raisch DW, Ezekowitz MD and Sotalol Amiodarone Atrial Fibrillation Efficacy Trial I. Amiodarone versus sotalol for

atrial fibrillation. *N Engl J Med.* 2005;352:1861-72.

346. Roy D, Pratt CM, Torp-Pedersen C, Wyse DG, Toft E, Juul-Moller S, Nielsen T, Rasmussen SL, Stiell IG, Coutu B, Ip JH, Pritchett EL, Camm AJ and Atrial Arrhythmia Conversion Trial I. Vernakalant hydrochloride for rapid conversion of atrial fibrillation: a phase 3, randomized, placebo-controlled trial. *Circulation.* 2008;117:1518-25.

347. Kowey PR, Dorian P, Mitchell LB, Pratt CM, Roy D, Schwartz PJ, Sadowski J, Sobczyk D, Bochenek A, Toft E and Atrial Arrhythmia Conversion Trial I. Vernakalant hydrochloride for the rapid conversion of atrial fibrillation after cardiac surgery: a randomized, double-blind, placebo-controlled trial. *Circ Arrhythm Electrophysiol.* 2009;2:652-9.

348. Camm AJ, Capucci A, Hohnloser SH, Torp-Pedersen C, Van Gelder IC, Mangal B, Beatch G and Investigators A. A randomized active-controlled study comparing the efficacy and safety of vernakalant to amiodarone in recent-onset atrial fibrillation. *J Am Coll Cardiol.* 2011;57:313-21.

349. Bash LD, Buono JL, Davies GM, Martin A, Fahrbach K, Phatak H, Avetisyan R and Mwamburi M. Systematic review and meta-analysis of the efficacy of cardioversion by vernakalant and comparators in patients with atrial fibrillation. *Cardiovasc Drugs Ther.* 2012;26:167-79.

350. Cristoni L, Tampieri A, Mucci F, Iannone P, Venturi A, Cavazza M and Lenzi T. Cardioversion of acute atrial fibrillation in the short observation unit: comparison of a protocol focused on electrical cardioversion with simple antiarrhythmic treatment. *Emerg Med J.* 2011;28:932-7.

351. Gitt AK, Smolka W, Michailov G, Bernhardt A, Pittrow D and Lewalter T. Types and outcomes of cardioversion in patients admitted to hospital for atrial fibrillation: results of the German RHYTHM-AF Study. *Clin Res Cardiol.* 2013; 102:713-23.

352. Bellone A, Etteri M, Vettorello M, Bonetti C, Clerici D, Gini G, Maino C, Mariani M, Natalizi A, Nessi I, Rampoldi A and Colombo L. Cardioversion of acute atrial fibrillation in the emergency department: a prospective randomised trial. *Emerg Med J.* 2012;29:188-91.

353. Crijns HJ, Weijs B, Fairley AM, Lewalter T, Maggioni AP, Martin A, Ponikowski P, Rosenqvist M, Sanders P, Scanavacca M, Bash LD, Chazelle F, Bernhardt A, Gitt AK, Lip GY and Le Heuzey JY. Contemporary real life cardioversion of atrial fibrillation: Results from the multinational RHYTHM-AF study. *Int J Cardiol.* 2014;172:588-94.

354. Lip GY, Gitt AK, Le Heuzey JY, Bash LD, Morabito CJ, Bernhardt AA, Sisk CM, Chazelle F, Crijns HJ and Committee R-AS. Overtreatment and undertreatment with anticoagulation in relation to cardioversion of atrial fibrillation (the RHYTHM-AF study). *Am J Cardiol.* 2014;113:480-4.

355. Andrade JG, Champagne J, Deyell MW, Essebag V, Lauck S, Morillo C, Sapp J, Skanes A, Theoret-Patrick P, Wells GA, Verma A and Investigators E-AS. A randomized clinical trial of early invasive intervention for atrial fibrillation

(EARLY-AF) - methods and rationale. *Am Heart J.* 2018;206:94-104.

356. Zhang YY, Qiu C, Davis PJ, Jhaveri M, Prystowsky EN, Kowey P and Weintraub WS. Predictors of progression of recently diagnosed atrial fibrillation in REgistry on Cardiac Rhythm DisORDers Assessing the Control of Atrial Fibrillation (RecordAF)-United States cohort. *Am J Cardiol.* 2013;112:79-84.
357. Bunch TJ, May HT, Bair TL, Johnson DL, Weiss JP, Crandall BG, Osborn JS, Anderson JL, Muhlestein JB, Lappe DL and Day JD. Increasing time between first diagnosis of atrial fibrillation and catheter ablation adversely affects long-term outcomes. *Heart Rhythm.* 2013;10:1257-62.
358. Kirchhof P, Monnig G, Wasmer K, Heinecke A, Breithardt G, Eckardt L and Bocker D. A trial of self-adhesive patch electrodes and hand-held paddle electrodes for external cardioversion of atrial fibrillation (MOBIPAPA). *Eur Heart J.* 2005; 26:1292-7.
359. Mittal S, Ayati S, Stein KM, Schwartzman D, Cavlovich D, Tchou PJ, Markowitz SM, Slotwiner DJ, Scheiner MA and Lerman BB. Transthoracic cardioversion of atrial fibrillation: comparison of rectilinear biphasic versus damped sine wave monophasic shocks. *Circulation.* 2000;101:1282-7.
360. Kirchhof P, Eckardt L, Loh P, Weber K, Fischer RJ, Seidl KH, Bocker D, Breithardt G, Haverkamp W and Borggrefe M. Anterior-posterior versus anterior-lateral electrode positions for external cardioversion of atrial fibrillation: a randomised trial. *Lancet.* 2002;360:1275-9.
361. Pluymaekers N, Dudink E and Crijns H. Early or Delayed Cardioversion in Recent-Onset Atrial Fibrillation. Reply. *N Engl J Med.* 2019;381:387-388.
362. Voskoboinik A, Kalman E, Plunkett G, Knott J, Moskovitch J, Sanders P, Kistler PM and Kalman JM. A comparison of early versus delayed elective electrical cardioversion for recurrent episodes of persistent atrial fibrillation: A multi-center study. *Int J Cardiol.* 2019;284:33-37.
363. Um KJ, McIntyre WF, Healey JS, Mendoza PA, Koziarz A, Amit G, Chu VA, Whitlock RP and Belley-Cote EP. Pre- and post-treatment with amiodarone for elective electrical cardioversion of atrial fibrillation: a systematic review and meta-analysis. *Europace.* 2019;21:856-863.
364. Furniss SS and Sneyd JR. Safe sedation in modern cardiological practice. *Heart.* 2015;101:1526-30.
365. Alp NJ, Rahman S, Bell JA and Shahi M. Randomised comparison of antero-lateral versus antero-posterior paddle positions for DC cardioversion of persistent atrial fibrillation. *Int J Cardiol.* 2000;75:211-6.
366. Singh SN, Tang XC, Reda D and Singh BN. Systematic electrocardioversion for atrial fibrillation and role of antiarrhythmic drugs: a substudy of the SAFE-T trial. *Heart Rhythm.* 2009;6:152-5.
367. Channer KS, Birchall A, Steeds RP, Walters SJ, Yeo WW, West JN, Muthusamy R, Rhoden WE, Saeed BT, Batin P, Brooksby WP, Wilson I and Grant S. A randomized placebo-controlled trial of pre-treatment and short- or long-term

maintenance therapy with amiodarone supporting DC cardioversion for persistent atrial fibrillation. *Eur Heart J.* 2004;25:144-50.

368. Bianconi L, Mennuni M, Lukic V, Castro A, Chieffi M and Santini M. Effects of oral propafenone administration before electrical cardioversion of chronic atrial fibrillation: a placebo-controlled study. *J Am Coll Cardiol.* 1996;28:700-6.

369. Hemels ME, Van Noord T, Crijns HJ, Van Veldhuisen DJ, Veeger NJ, Bosker HA, Wiesfeld AC, Van den Berg MP, Ranchor AV and Van Gelder IC. Verapamil versus digoxin and acute versus routine serial cardioversion for the improvement of rhythm control for persistent atrial fibrillation. *J Am Coll Cardiol.* 2006;48:1001-9.

370. Villani GQ, Piepoli MF, Terracciano C and Capucci A. Effects of diltiazem pretreatment on direct-current cardioversion in patients with persistent atrial fibrillation: a single-blind, randomized, controlled study. *Am Heart J.* 2000;140: e12.

371. De Simone A, Stabile G, Vitale DF, Turco P, Di Stasio M, Petrazzuoli F, Gasparini M, De Matteis C, Rotunno R and Di Napoli T. Pretreatment with verapamil in patients with persistent or chronic atrial fibrillation who underwent electrical cardioversion. *J Am Coll Cardiol.* 1999;34:810-4.

372. Intravenous digoxin in acute atrial fibrillation. Results of a randomized, placebo-controlled multicentre trial in 239 patients. The Digitalis in Acute Atrial Fibrillation (DAAF) Trial Group. *Eur Heart J.* 1997;18:649-54.

373. Atarashi H, Inoue H, Fukunami M, Sugi K, Hamada C, Origasa H and Sinus Rhythm Maintenance in Atrial Fibrillation Randomized Trial I. Double-blind placebo-controlled trial of aprindine and digoxin for the prevention of symptomatic atrial fibrillation. *Circ J.* 2002;66:553-6.

374. Toufan M, Kazemi B and Molazadeh N. The significance of the left atrial volume index in prediction of atrial fibrillation recurrence after electrical cardioversion. *J Cardiovasc Thorac Res.* 2017;9:54-59.

375. Lafuente-Lafuente C, Valembois L, Bergmann JF and Belmin J. Antiarrhythmics for maintaining sinus rhythm after cardioversion of atrial fibrillation. *Cochrane Database Syst Rev.* 2015:CD005049.

376. Darkner S, Chen X, Hansen J, Pehrson S, Johannessen A, Nielsen JB and Svendsen JH. Recurrence of arrhythmia following short-term oral AMIOdarone after CATheter ablation for atrial fibrillation: a double-blind, randomized, placebo-controlled study (AMIO-CAT trial). *Eur Heart J.* 2014;35:3356-64.

377. Alboni P, Botto GL, Baldi N, Luzi M, Russo V, Gianfranchi L, Marchi P, Calzolari M, Solano A, Baroffio R and Gaggioli G. Outpatient treatment of recent-onset atrial fibrillation with the "pill-in-the-pocket" approach. *N Engl J Med.* 2004; 351:2384-91.

378. Saborido CM, Hockenhull J, Bagust A, Boland A, Dickson R and Todd D. Systematic review and cost-effectiveness evaluation of 'pill-in-the-pocket' strategy for paroxysmal atrial fibrillation compared to episodic in-hospital treatment or continuous antiarrhythmic drug therapy. *Health Technol Assess.* 2010;14:iii-iv,

1-75.

379. Calkins H, Hindricks G, Cappato R, Kim YH, Saad EB, Aguinaga L, Akar JG, Badhwar V, Brugada J, Camm J, Chen PS, Chen SA, Chung MK, Nielsen JC, Curtis AB, Davies DW, Day JD, d'Avila A, de Groot N, Di Biase L, Duytschaever M, Edgerton JR, Ellenbogen KA, Ellinor PT, Ernst S, Fenelon G, Gerstenfeld EP, Haines DE, Haissaguerre M, Helm RH, Hylek E, Jackman WM, Jalife J, Kalman JM, Kautzner J, Kottkamp H, Kuck KH, Kumagai K, Lee R, Lewalter T, Lindsay BD, Macle L, Mansour M, Marchlinski FE, Michaud GF, Nakagawa H, Natale A, Nattel S, Okumura K, Packer D, Pokushalov E, Reynolds MR, Sanders P, Scanavacca M, Schilling R, Tondo C, Tsao HM, Verma A, Wilber DJ and Yamane T. 2017 HRS/EHRA/ECAS/APHRS/SOLAECE expert consensus statement on catheter and surgical ablation of atrial fibrillation: Executive summary. *Heart Rhythm.* 2017;14:e445-e494.

380. Nyong J, Amit G, Adler AJ, Owolabi OO, Perel P, Prieto-Merino D, Lambiase P, Casas JP and Morillo CA. Efficacy and safety of ablation for people with non-paroxysmal atrial fibrillation. *Cochrane Database Syst Rev.* 2016;11: CD012088.

381. Jais P, Cauchemez B, Macle L, Daoud E, Khairy P, Subbiah R, Hocini M, Extramiana F, Sacher F, Bordachar P, Klein G, Weerasooriya R, Clementy J and Haissaguerre M. Catheter ablation versus antiarrhythmic drugs for atrial fibrillation: the A4 study. *Circulation.* 2008;118:2498-505.

382. Oral H, Pappone C, Chugh A, Good E, Bogun F, Pelosi F, Jr., Bates ER, Lehmann MH, Vicedomini G, Augello G, Agricola E, Sala S, Santinelli V and Morady F. Circumferential pulmonary-vein ablation for chronic atrial fibrillation. *N Engl J Med.* 2006;354:934-41.

383. Mont L, Bisbal F, Hernandez-Madrid A, Perez-Castellano N, Vinolas X, Arenal A, Arribas F, Fernandez-Lozano I, Bodegas A, Cobos A, Matia R, Perez-Villacastin J, Guerra JM, Avila P, Lopez-Gil M, Castro V, Arana JI, Brugada J and investigators S. Catheter ablation vs. antiarrhythmic drug treatment of persistent atrial fibrillation: a multicentre, randomized, controlled trial (SARA study). *Eur Heart J.* 2014;35:501-7.

384. Morillo CA, Verma A, Connolly SJ, Kuck KH, Nair GM, Champagne J, Sterns LD, Beresh H, Healey JS, Natale A and Investigators R-. Radiofrequency ablation vs antiarrhythmic drugs as first-line treatment of paroxysmal atrial fibrillation (RAAFT-2): a randomized trial. *JAMA.* 2014;311:692-700.

385. Cosedis Nielsen J, Johannessen A, Raatikainen P, Hindricks G, Walfridsson H, Kongstad O, Pehrson S, Englund A, Hartikainen J, Mortensen LS and Hansen PS. Radiofrequency ablation as initial therapy in paroxysmal atrial fibrillation. *N Engl J Med.* 2012;367:1587-95.

386. Blomstrom-Lundqvist C, Gizurarson S, Schwieler J, Jensen SM, Bergfeldt L, Kenneback G, Rubulis A, Malmborg H, Raatikainen P, Lonnerholm S, Hoglund N and Mortsell D. Effect of Catheter Ablation vs Antiarrhythmic Medication on Quality of Life in Patients With Atrial Fibrillation: The CAPTAF Randomized

Clinical Trial. *JAMA*. 2019;321:1059-1068.

387. Mark DB, Anstrom KJ, Sheng S, Piccini JP, Baloch KN, Monahan KH, Daniels MR, Bahnson TD, Poole JE, Rosenberg Y, Lee KL, Packer DL and Investigators C. Effect of Catheter Ablation vs Medical Therapy on Quality of Life Among Patients With Atrial Fibrillation: The CABANA Randomized Clinical Trial. *JAMA*. 2019;321:1275-1285.

388. Packer DL, Kowal RC, Wheelan KR, Irwin JM, Champagne J, Guerra PG, Dubuc M, Reddy V, Nelson L, Holcomb RG, Lehmann JW, Ruskin JN and Investigators SAC. Cryoballoon ablation of pulmonary veins for paroxysmal atrial fibrillation: first results of the North American Arctic Front (STOP AF) pivotal trial. *J Am Coll Cardiol*. 2013;61:1713-23.

389. Ganesan AN, Shipp NJ, Brooks AG, Kuklik P, Lau DH, Lim HS, Sullivan T, Roberts-Thomson KC and Sanders P. Long-term outcomes of catheter ablation of atrial fibrillation: a systematic review and meta-analysis. *J Am Heart Assoc*. 2013;2:e004549.

390. Di Biase L, Mohanty P, Mohanty S, Santangeli P, Trivedi C, Lakkireddy D, Reddy M, Jais P, Themistoclakis S, Dello Russo A, Casella M, Pelargonio G, Narducci ML, Schweikert R, Neuzil P, Sanchez J, Horton R, Beheiry S, Hongo R, Hao S, Rossillo A, Forleo G, Tondo C, Burkhardt JD, Haissaguerre M and Natale A. Ablation Versus Amiodarone for Treatment of Persistent Atrial Fibrillation in Patients With Congestive Heart Failure and an Implanted Device: Results From the AATAC Multicenter Randomized Trial. *Circulation*. 2016;133:1637-44.

391. Kuck KH, Brugada J, Furnkranz A, Metzner A, Ouyang F, Chun KR, Elvan A, Arentz T, Bestehorn K, Pocock SJ, Albenque JP, Tondo C, Fire and Investigators ICE. Cryoballoon or Radiofrequency Ablation for Paroxysmal Atrial Fibrillation. *N Engl J Med*. 2016;374:2235-45.

392. Nielsen JC, Johannessen A, Raatikainen P, Hindricks G, Walfridsson H, Pehrson SM, Englund A, Hartikainen J, Mortensen LS, Hansen PS and Investigators M-P. Long-term efficacy of catheter ablation as first-line therapy for paroxysmal atrial fibrillation: 5-year outcome in a randomised clinical trial. *Heart*. 2017;103:368-376.

393. Hakalahti A, Biancari F, Nielsen JC and Raatikainen MJ. Radiofrequency ablation vs. antiarrhythmic drug therapy as first line treatment of symptomatic atrial fibrillation: systematic review and meta-analysis. *Europace*. 2015;17:370-8.

394. Noseworthy PA, Gersh BJ, Kent DM, Piccini JP, Packer DL, Shah ND and Yao X. Atrial fibrillation ablation in practice: assessing CABANA generalizability. *Eur Heart J*. 2019;40:1257-1264.

395. Teh AW, Kistler PM, Lee G, Medi C, Heck PM, Spence SJ, Sparks PB, Morton JB and Kalman JM. Electroanatomic remodeling of the left atrium in paroxysmal and persistent atrial fibrillation patients without structural heart disease. *J Cardiovasc Electrophysiol*. 2012;23:232-8.

396. D'Ascenzo F, Corleto A, Biondi-Zoccai G, Anselmino M, Ferraris F, di Biase L, Natale A, Hunter RJ, Schilling RJ, Miyazaki S, Tada H, Aonuma K, Yenn-Jiang L,

Tao H, Ma C, Packer D, Hammill S and Gaita F. Which are the most reliable predictors of recurrence of atrial fibrillation after transcatheter ablation?: a meta-analysis. *Int J Cardiol.* 2013;167:1984-9.

397. Berruezo A, Tamborero D, Mont L, Benito B, Tolosana JM, Sitges M, Vidal B, Arriagada G, Mendez F, Matiello M, Molina I and Brugada J. Pre-procedural predictors of atrial fibrillation recurrence after circumferential pulmonary vein ablation. *Eur Heart J.* 2007;28:836-41.

398. Njoku A, Kannabhiran M, Arora R, Reddy P, Gopinathannair R, Lakkireddy D and Dominic P. Left atrial volume predicts atrial fibrillation recurrence after radiofrequency ablation: a meta-analysis. *Europace.* 2018;20:33-42.

399. Marrouche NF, Wilber D, Hindricks G, Jais P, Akoum N, Marchlinski F, Kholmovski E, Burgon N, Hu N, Mont L, Deneke T, Duytschaever M, Neumann T, Mansour M, Mahnkopf C, Herweg B, Daoud E, Wissner E, Bansmann P and Brachmann J. Association of atrial tissue fibrosis identified by delayed enhancement MRI and atrial fibrillation catheter ablation: the DECAAF study. *JAMA.* 2014;311: 498-506.

400. Deng H, Bai Y, Shantsila A, Fauchier L, Potpara TS and Lip GYH. Clinical scores for outcomes of rhythm control or arrhythmia progression in patients with atrial fibrillation: a systematic review. *Clin Res Cardiol.* 2017;106:813-823.

401. Kosich F, Schumacher K, Potpara T, Lip GY, Hindricks G and Kornej J. Clinical scores used for the prediction of negative events in patients undergoing catheter ablation for atrial fibrillation. *Clin Cardiol.* 2019;42:320-329.

402. Kornej J, Hindricks G, Shoemaker MB, Husser D, Arya A, Sommer P, Rolf S, Saavedra P, Kanagasundram A, Patrick Whalen S, Montgomery J, Ellis CR, Darbar D and Bollmann A. The APPLE score: a novel and simple score for the prediction of rhythm outcomes after catheter ablation of atrial fibrillation. *Clin Res Cardiol.* 2015;104:871-6.

403. Kornej J, Schumacher K, Dinov B, Kosich F, Sommer P, Arya A, Husser D, Bollmann A, Lip GYH and Hindricks G. Prediction of electro-anatomical substrate and arrhythmia recurrences using APPLE, DR-FLASH and MB-LATER scores in patients with atrial fibrillation undergoing catheter ablation. *Sci Rep.* 2018;8: 12686.

404. Kosiuk J, Dinov B, Kornej J, Acou WJ, Schonbauer R, Fiedler L, Buchta P, Myrda K, Gasior M, Polonski L, Kircher S, Arya A, Sommer P, Bollmann A, Hindricks G and Rolf S. Prospective, multicenter validation of a clinical risk score for left atrial arrhythmogenic substrate based on voltage analysis: DR-FLASH score. *Heart Rhythm.* 2015;12:2207-12.

405. Mujovic N, Marinkovic M, Markovic N, Shantsila A, Lip GY and Potpara TS. Prediction of very late arrhythmia recurrence after radiofrequency catheter ablation of atrial fibrillation: The MB-LATER clinical score. *Sci Rep.* 2017;7:40828.

406. Mesquita J, Ferreira AM, Cavaco D, Moscoso Costa F, Carmo P, Marques H, Morgado F, Mendes M and Adragao P. Development and validation of a risk score for predicting atrial fibrillation recurrence after a first catheter ablation

procedure - ATLAS score. *Europace*. 2018;20:f428-f435.

407. Winkle RA, Jarman JW, Mead RH, Engel G, Kong MH, Fleming W and Patrawala RA. Predicting atrial fibrillation ablation outcome: The CAAP-AF score. *Heart Rhythm*. 2016;13:2119-2125.

408. Pathak RK, Middeldorp ME, Lau DH, Mehta AB, Mahajan R, Twomey D, Alasady M, Hanley L, Antic NA, McEvoy RD, Kalman JM, Abhayaratna WP and Sanders P. Aggressive risk factor reduction study for atrial fibrillation and implications for the outcome of ablation: the ARREST-AF cohort study. *J Am Coll Cardiol*. 2014;64:2222-31.

409. Trines SA, Stabile G, Arbelo E, Dagres N, Brugada J, Kautzner J, Pokushalov E, Maggioni AP, Laroche C, Anselmino M, Beinart R, Traykov V, Blomstrom-Lundqvist C and investigators E-EAFAL-TR. Influence of risk factors in the ESC-EHRA EORP atrial fibrillation ablation long-term registry. *Pacing Clin Electrophysiol*. 2019;42:1365-1373.

410. Wong CX, Sullivan T, Sun MT, Mahajan R, Pathak RK, Middeldorp M, Twomey D, Ganesan AN, Rangnekar G, Roberts-Thomson KC, Lau DH and Sanders P. Obesity and the Risk of Incident, Post-Operative, and Post-Ablation Atrial Fibrillation: A Meta-Analysis of 626,603 Individuals in 51 Studies. *JACC Clin Electrophysiol*. 2015;1:139-152.

411. Santoro F, Di Biase L, Trivedi C, Burkhardt JD, Paoletti Perini A, Sanchez J, Horton R, Mohanty P, Mohanty S, Bai R, Santangeli P, Lakkireddy D, Reddy M, Elayi CS, Hongo R, Beheiry S, Hao S, Schweikert RA, Viles-Gonzalez J, Fassini G, Casella M, Dello Russo A, Tondo C and Natale A. Impact of Uncontrolled Hypertension on Atrial Fibrillation Ablation Outcome. *JACC Clin Electrophysiol*. 2015;1:164-173.

412. Jongnarangsin K, Chugh A, Good E, Mukerji S, Dey S, Crawford T, Sarrazin JF, Kuhne M, Chalfoun N, Wells D, Boonyapisit W, Pelosi F, Jr., Bogun F, Morady F and Oral H. Body mass index, obstructive sleep apnea, and outcomes of catheter ablation of atrial fibrillation. *J Cardiovasc Electrophysiol*. 2008;19:668-72.

413. Patel D, Mohanty P, Di Biase L, Shaheen M, Lewis WR, Quan K, Cummings JE, Wang P, Al-Ahmad A, Venkatraman P, Nashawati E, Lakkireddy D, Schweikert R, Horton R, Sanchez J, Gallinghouse J, Hao S, Beheiry S, Cardinal DS, Zagrodzky J, Canby R, Bailey S, Burkhardt JD and Natale A. Safety and efficacy of pulmonary vein antral isolation in patients with obstructive sleep apnea: the impact of continuous positive airway pressure. *Circ Arrhythm Electrophysiol*. 2010;3:445-51.

414. Matiello M, Nadal M, Tamborero D, Berruezo A, Montserrat J, Embid C, Rios J, Villacastin J, Brugada J and Mont L. Low efficacy of atrial fibrillation ablation in severe obstructive sleep apnoea patients. *Europace*. 2010;12:1084-9.

415. Chilukuri K, Dalal D, Gadrey S, Marine JE, Macpherson E, Henrikson CA, Cheng A, Nazarian S, Sinha S, Spragg D, Berger R and Calkins H. A prospective study evaluating the role of obesity and obstructive sleep apnea for outcomes after catheter ablation of atrial fibrillation. *J Cardiovasc Electrophysiol*. 2010;21:521-5.

416. Naruse Y, Tada H, Satoh M, Yanagihara M, Tsuneoka H, Hirata Y, Ito Y, Kuroki

K, Machino T, Yamasaki H, Igarashi M, Sekiguchi Y, Sato A and Aonuma K. Concomitant obstructive sleep apnea increases the recurrence of atrial fibrillation following radiofrequency catheter ablation of atrial fibrillation: clinical impact of continuous positive airway pressure therapy. *Heart Rhythm.* 2013;10:331-7.

417. Li L, Wang ZW, Li J, Ge X, Guo LZ, Wang Y, Guo WH, Jiang CX and Ma CS. Efficacy of catheter ablation of atrial fibrillation in patients with obstructive sleep apnoea with and without continuous positive airway pressure treatment: a meta-analysis of observational studies. *Europace.* 2014;16:1309-14.

418. Calkins H, Reynolds MR, Spector P, Sondhi M, Xu Y, Martin A, Williams CJ and Sledge I. Treatment of atrial fibrillation with antiarrhythmic drugs or radiofrequency ablation: two systematic literature reviews and meta-analyses. *Circ Arrhythm Electrophysiol.* 2009;2:349-61.

419. Wokhlu A, Monahan KH, Hodge DO, Asirvatham SJ, Friedman PA, Munger TM, Bradley DJ, Bluhm CM, Haroldson JM and Packer DL. Long-term quality of life after ablation of atrial fibrillation the impact of recurrence, symptom relief, and placebo effect. *J Am Coll Cardiol.* 2010;55:2308-16.

420. Reddy VY, Dukkipati SR, Neuzil P, Natale A, Albenque JP, Kautzner J, Shah D, Michaud G, Wharton M, Harari D, Mahapatra S, Lambert H and Mansour M. Randomized, Controlled Trial of the Safety and Effectiveness of a Contact Force-Sensing Irrigated Catheter for Ablation of Paroxysmal Atrial Fibrillation: Results of the TactiCath Contact Force Ablation Catheter Study for Atrial Fibrillation (TOCCASTAR) Study. *Circulation.* 2015;132:907-15.

421. Kirchhof P, Camm AJ, Goette A, Brandes A, Eckardt L, Elvan A, Fetsch T, van Gelder IC, Haase D, Haegeli LM, Hamann F, Heidbuchel H, Hindricks G, Kautzner J, Kuck KH, Mont L, Ng GA, Rekosz J, Schoen N, Schotten U, Suling A, Taggeselle J, Themistoclakis S, Vettorazzi E, Vardas P, Wegscheider K, Willems S, Crijns H, Breithardt G and Investigators E-AT. Early Rhythm-Control Therapy in Patients with Atrial Fibrillation. *N Engl J Med.* 2020;383:1305-1316.

422. Marrouche NF, Brachmann J, Andresen D, Siebels J, Boersma L, Jordaens L, Merkely B, Pokushalov E, Sanders P, Proff J, Schunkert H, Christ H, Vogt J, Bansch D and Investigators C-A. Catheter Ablation for Atrial Fibrillation with Heart Failure. *N Engl J Med.* 2018;378:417-427.

423. Noseworthy PA, Van Houten HK, Gersh BJ, Packer DL, Friedman PA, Shah ND, Dunlay SM, Siontis KC, Piccini JP and Yao X. Generalizability of the CASTLE-AF trial: Catheter ablation for patients with atrial fibrillation and heart failure in routine practice. *Heart Rhythm.* 2020;17:1057-1065.

424. Kuck KH, Merkely B, Zahn R, Arentz T, Seidl K, Schluter M, Tilz RR, Piorkowski C, Geller L, Kleemann T and Hindricks G. Catheter Ablation Versus Best Medical Therapy in Patients With Persistent Atrial Fibrillation and Congestive Heart Failure: The Randomized AMICA Trial. *Circ Arrhythm Electrophysiol.* 2019;12: e007731.

425. Packer DL, Piccini JP, Monahan KH, Al-Khalidi HR, Silverstein AP, Noseworthy

PA, Poole JE, Bahnson TD, Lee KL, Mark DB and Investigators C. Ablation Versus Drug Therapy for Atrial Fibrillation in Heart Failure: Results From the CABANA Trial. *Circulation.* 2021;143:1377-1390.

426. Tang A. A Randomized Ablation-based atrial Fibrillation rhythm control versus rate control Trial in patients with heart failure and high burden Atrial Fibrillation - RAFT-AF. *ACC 2021.* 2021.

427. Khan MN, Jais P, Cummings J, Di Biase L, Sanders P, Martin DO, Kautzner J, Hao S, Themistoclakis S, Fanelli R, Potenza D, Massaro R, Wazni O, Schweikert R, Saliba W, Wang P, Al-Ahmad A, Beheiry S, Santarelli P, Starling RC, Dello Russo A, Pelargonio G, Brachmann J, Schibgilla V, Bonso A, Casella M, Raviele A, Haissaguerre M, Natale A and Investigators P-C. Pulmonary-vein isolation for atrial fibrillation in patients with heart failure. *N Engl J Med.* 2008;359:1778-85.

428. MacDonald MR, Connelly DT, Hawkins NM, Steedman T, Payne J, Shaw M, Denvir M, Bhagra S, Small S, Martin W, McMurray JJ and Petrie MC. Radiofrequency ablation for persistent atrial fibrillation in patients with advanced heart failure and severe left ventricular systolic dysfunction: a randomised controlled trial. *Heart.* 2011;97:740-7.

429. Hunter RJ, Berriman TJ, Diab I, Kamdar R, Richmond L, Baker V, Goromonzi F, Sawhney V, Duncan E, Page SP, Ullah W, Unsworth B, Mayet J, Dhinoja M, Earley MJ, Sporton S and Schilling RJ. A randomized controlled trial of catheter ablation versus medical treatment of atrial fibrillation in heart failure (the CAMTAF trial). *Circ Arrhythm Electrophysiol.* 2014;7:31-8.

430. Al Halabi S, Qintar M, Hussein A, Alraies MC, Jones DG, Wong T, MacDonald MR, Petrie MC, Cantillon D, Tarakji KG, Kanj M, Bhargava M, Varma N, Baranowski B, Wilkoff BL, Wazni O, Callahan T, Saliba W and Chung MK. Catheter Ablation for Atrial Fibrillation in Heart Failure Patients: A Meta-Analysis of Randomized Controlled Trials. *JACC Clin Electrophysiol.* 2015;1:200-209.

431. Prabhu S, Taylor AJ, Costello BT, Kaye DM, McLellan AJA, Voskoboinik A, Sugumar H, Lockwood SM, Stokes MB, Pathik B, Nalliah CJ, Wong GR, Azzopardi SM, Gutman SJ, Lee G, Layland J, Mariani JA, Ling LH, Kalman JM and Kistler PM. Catheter Ablation Versus Medical Rate Control in Atrial Fibrillation and Systolic Dysfunction: The CAMERA-MRI Study. *J Am Coll Cardiol.* 2017;70:1949-1961.

432. Elgendy AY, Mahmoud AN, Khan MS, Sheikh MR, Mojadidi MK, Omer M, Elgendy IY, Bavry AA, Ellenbogen KA, Miles WM and McKillop M. Meta-Analysis Comparing Catheter-Guided Ablation Versus Conventional Medical Therapy for Patients With Atrial Fibrillation and Heart Failure With Reduced Ejection Fraction. *Am J Cardiol.* 2018;122:806-813.

433. Ma Y, Bai F, Qin F, Li Y, Tu T, Sun C, Zhou S and Liu Q. Catheter ablation for treatment of patients with atrial fibrillation and heart failure: a meta-analysis of randomized controlled trials. *BMC Cardiovasc Disord.* 2018;18:165.

434. Khan SU, Rahman H, Talluri S and Kaluski E. The Clinical Benefits and Mortality Reduction Associated With Catheter Ablation in Subjects With Atrial Fibrillation: A Systematic Review and Meta-Analysis. *JACC Clin Electrophysiol.* 2018;4:626-635.

435. Yang PS, Sung JH, Jang E, Yu HT, Kim TH, Uhm JS, Kim JY, Pak HN, Lee MH and Joung B. Catheter Ablation Improves Mortality and Other Outcomes in Real-World Patients With Atrial Fibrillation. *J Am Heart Assoc.* 2020;9:e015740.

436. Martin CA and Lambiase PD. Pathophysiology, diagnosis and treatment of tachycardiomyopathy. *Heart.* 2017;103:1543-1552.

437. Brembilla-Perrot B, Ferreira JP, Manenti V, Sellal JM, Olivier A, Villemin T, Beurrier D, De Chillou C, Louis P, Brembilla A, Juilliere Y and Girerd N. Predictors and prognostic significance of tachycardiomyopathy: insights from a cohort of 1269 patients undergoing atrial flutter ablation. *Eur J Heart Fail.* 2016;18:394-401.

438. Dagres N, Varounis C, Gaspar T, Piorkowski C, Eitel C, Iliodromitis EK, Lekakis JP, Flevari P, Simeonidou E, Rallidis LS, Tsougos E, Hindricks G, Sommer P and Anastasiou-Nana M. Catheter ablation for atrial fibrillation in patients with left ventricular systolic dysfunction. A systematic review and meta-analysis. *J Card Fail.* 2011;17:964-70.

439. Prabhu S, Costello BT, Taylor AJ, Gutman SJ, Voskoboinik A, McLellan AJA, Peck KY, Sugumar H, Iles L, Pathik B, Nalliah CJ, Wong GR, Azzopardi SM, Lee G, Mariani J, Kaye DM, Ling LH, Kalman JM and Kistler PM. Regression of Diffuse Ventricular Fibrosis Following Restoration of Sinus Rhythm With Catheter Ablation in Patients With Atrial Fibrillation and Systolic Dysfunction: A Substudy of the CAMERA MRI Trial. *JACC Clin Electrophysiol.* 2018;4:999-1007.

440. Stabile G, Bertaglia E, Senatore G, De Simone A, Zoppo F, Donnici G, Turco P, Pascotto P, Fazzari M and Vitale DF. Catheter ablation treatment in patients with drug-refractory atrial fibrillation: a prospective, multi-centre, randomized, controlled study (Catheter Ablation For The Cure Of Atrial Fibrillation Study). *Eur Heart J.* 2006;27:216-21.

441. Pappone C, Augello G, Sala S, Gugliotta F, Vicedomini G, Gulletta S, Paglino G, Mazzone P, Sora N, Greiss I, Santagostino A, LiVolsi L, Pappone N, Radinovic A, Manguso F and Santinelli V. A randomized trial of circumferential pulmonary vein ablation versus antiarrhythmic drug therapy in paroxysmal atrial fibrillation: the APAF Study. *J Am Coll Cardiol.* 2006;48:2340-7.

442. Wazni OM, Marrouche NF, Martin DO, Verma A, Bhargava M, Saliba W, Bash D, Schweikert R, Brachmann J, Gunther J, Gutleben K, Pisano E, Potenza D, Fanelli R, Raviele A, Themistoclakis S, Rossillo A, Bonso A and Natale A. Radiofrequency ablation vs antiarrhythmic drugs as first-line treatment of symptomatic atrial fibrillation: a randomized trial. *JAMA.* 2005;293:2634-40.

443. Lee JM, Shim J, Park J, Yu HT, Kim TH, Park JK, Uhm JS, Kim JB, Joung B, Lee MH, Kim YH, Pak HN and Investigators P-A. The Electrical Isolation of the Left Atrial Posterior Wall in Catheter Ablation of Persistent Atrial Fibrillation. *JACC Clin Electrophysiol.* 2019;5:1253-1261.

444. Pak HN, Park J, Park JW, Yang SY, Yu HT, Kim TH, Uhm JS, Choi JI, Joung B, Lee MH, Kim YH and Shim J. Electrical Posterior Box Isolation in Persistent Atrial Fibrillation Changed to Paroxysmal Atrial Fibrillation: A Multicenter, Prospective, Randomized Study. *Circ Arrhythm Electrophysiol.* 2020;13:e008531.

445. Natale A, Reddy VY, Monir G, Wilber DJ, Lindsay BD, McElderry HT, Kantipudi C, Mansour MC, Melby DP, Packer DL, Nakagawa H, Zhang B, Stagg RB, Boo LM and Marchlinski FE. Paroxysmal AF catheter ablation with a contact force sensing catheter: results of the prospective, multicenter SMART-AF trial. *J Am Coll Cardiol.* 2014;64:647-56.

446. McLellan AJ, Ling LH, Azzopardi S, Lee GA, Lee G, Kumar S, Wong MC, Walters TE, Lee JM, Looi KL, Halloran K, Stiles MK, Lever NA, Fynn SP, Heck PM, Sanders P, Morton JB, Kalman JM and Kistler PM. A minimal or maximal ablation strategy to achieve pulmonary vein isolation for paroxysmal atrial fibrillation: a prospective multi-centre randomized controlled trial (the Minimax study). *Eur Heart J.* 2015;36:1812-21.

447. Verma A, Jiang CY, Betts TR, Chen J, Deisenhofer I, Mantovan R, Macle L, Morillo CA, Haverkamp W, Weerasooriya R, Albenque JP, Nardi S, Menardi E, Novak P, Sanders P and Investigators SAI. Approaches to catheter ablation for persistent atrial fibrillation. *N Engl J Med.* 2015;372:1812-22.

448. Luik A, Radzewitz A, Kieser M, Walter M, Bramlage P, Hormann P, Schmidt K, Horn N, Brinkmeier-Theofanopoulou M, Kunzmann K, Riexinger T, Schymik G, Merkel M and Schmitt C. Cryoballoon Versus Open Irrigated Radiofrequency Ablation in Patients With Paroxysmal Atrial Fibrillation: The Prospective, Randomized, Controlled, Noninferiority FreezeAF Study. *Circulation.* 2015;132: 1311-9.

449. Dukkipati SR, Cuoco F, Kutinsky I, Aryana A, Bahnson TD, Lakkireddy D, Woollett I, Issa ZF, Natale A, Reddy VY and HeartLight Study I. Pulmonary Vein Isolation Using the Visually Guided Laser Balloon: A Prospective, Multicenter, and Randomized Comparison to Standard Radiofrequency Ablation. *J Am Coll Cardiol.* 2015;66:1350-60.

450. Kuck KH, Hoffmann BA, Ernst S, Wegscheider K, Treszl A, Metzner A, Eckardt L, Lewalter T, Breithardt G, Willems S and Gap AFAI. Impact of Complete Versus Incomplete Circumferential Lines Around the Pulmonary Veins During Catheter Ablation of Paroxysmal Atrial Fibrillation: Results From the Gap-Atrial Fibrillation-German Atrial Fibrillation Competence Network 1 Trial. *Circ Arrhythm Electrophysiol.* 2016;9:e003337.

451. Nery PB, Belliveau D, Nair GM, Bernick J, Redpath CJ, Szczotka A, Sadek MM, Green MS, Wells G and Birnie DH. Relationship Between Pulmonary Vein Reconnection and Atrial Fibrillation Recurrence: A Systematic Review and Meta-Analysis. *JACC Clin Electrophysiol.* 2016;2:474-483.

452. Bassiouny M, Saliba W, Hussein A, Rickard J, Diab M, Aman W, Dresing T, Callahan Tt, Bhargava M, Martin DO, Shao M, Baranowski B, Tarakji K, Tchou PJ, Hakim A, Kanj M, Lindsay B and Wazni O. Randomized Study of Persistent Atrial Fibrillation Ablation: Ablate in Sinus Rhythm Versus Ablate Complex-Fractionated Atrial Electrograms in Atrial Fibrillation. *Circ Arrhythm Electrophysiol.* 2016; 9:e003596.

453. Nanthakumar K, Plumb VJ, Epstein AE, Veenhuyzen GD, Link D and Kay GN.

Resumption of electrical conduction in previously isolated pulmonary veins: rationale for a different strategy? *Circulation*. 2004;109:1226-9.

454. Verma A, Kilicaslan F, Pisano E, Marrouche NF, Fanelli R, Brachmann J, Geunther J, Potenza D, Martin DO, Cummings J, Burkhardt JD, Saliba W, Schweikert RA and Natale A. Response of atrial fibrillation to pulmonary vein antrum isolation is directly related to resumption and delay of pulmonary vein conduction. *Circulation*. 2005;112:627-35.

455. Ouyang F, Antz M, Ernst S, Hachiya H, Mavrakis H, Deger FT, Schaumann A, Chun J, Falk P, Hennig D, Liu X, Bansch D and Kuck KH. Recovered pulmonary vein conduction as a dominant factor for recurrent atrial tachyarrhythmias after complete circular isolation of the pulmonary veins: lessons from double Lasso technique. *Circulation*. 2005;111:127-35.

456. Cheema A, Dong J, Dalal D, Marine JE, Henrikson CA, Spragg D, Cheng A, Nazarian S, Bilchick K, Sinha S, Scherr D, Almasry I, Halperin H, Berger R and Calkins H. Incidence and time course of early recovery of pulmonary vein conduction after catheter ablation of atrial fibrillation. *J Cardiovasc Electrophysiol*. 2007; 18:387-91.

457. Pratola C, Baldo E, Notarstefano P, Toselli T and Ferrari R. Radiofrequency ablation of atrial fibrillation: is the persistence of all intraprocedural targets necessary for long-term maintenance of sinus rhythm? *Circulation*. 2008;117: 136-43.

458. Rajappan K, Kistler PM, Earley MJ, Thomas G, Izquierdo M, Sporton SC and Schilling RJ. Acute and chronic pulmonary vein reconnection after atrial fibrillation ablation: a prospective characterization of anatomical sites. *Pacing Clin Electrophysiol*. 2008;31:1598-605.

459. Bansch D, Bittkau J, Schneider R, Schneider C, Wendig I, Akin I and Nienaber CA. Circumferential pulmonary vein isolation: wait or stop early after initial successful pulmonary vein isolation? *Europace*. 2013;15:183-8.

460. Nakamura K, Naito S, Kaseno K, Tsukada N, Sasaki T, Hayano M, Nishiuchi S, Fuke E, Miki Y, Sakamoto T, Nakamura K, Kumagai K, Kataoka A, Takaoka H, Kobayashi Y, Funabashi N and Oshima S. Optimal observation time after completion of circumferential pulmonary vein isolation for atrial fibrillation to prevent chronic pulmonary vein reconnections. *Int J Cardiol*. 2013;168:5300-10.

461. Neuzil P, Reddy VY, Kautzner J, Petru J, Wichterle D, Shah D, Lambert H, Yulzari A, Wissner E and Kuck KH. Electrical reconnection after pulmonary vein isolation is contingent on contact force during initial treatment: results from the EFFICAS I study. *Circ Arrhythm Electrophysiol*. 2013;6:327-33.

462. Kim TH, Park J, Uhm JS, Joung B, Lee MH and Pak HN. Pulmonary vein reconnection predicts good clinical outcome after second catheter ablation for atrial fibrillation. *Europace*. 2017;19:961-967.

463. Bordignon S, Furnkranz A, Perrotta L, Dugo D, Konstantinou A, Nowak B, Schulte-Hahn B, Schmidt B and Chun KR. High rate of durable pulmonary vein isolation after second-generation cryoballoon ablation: analysis of repeat

procedures. *Europace.* 2015;17:725-31.

464. Ullah W, McLean A, Tayebjee MH, Gupta D, Ginks MR, Haywood GA, O'Neill M, Lambiase PD, Earley MJ, Schilling RJ and Group** UKMT. Randomized trial comparing pulmonary vein isolation using the SmartTouch catheter with or without real-time contact force data. *Heart Rhythm.* 2016;13:1761-7.

465. Phlips T, Taghji P, El Haddad M, Wolf M, Knecht S, Vandekerckhove Y, Tavernier R and Duytschaever M. Improving procedural and one-year outcome after contact force-guided pulmonary vein isolation: the role of interlesion distance, ablation index, and contact force variability in the 'CLOSE'-protocol. *Europace.* 2018; 20:f419-f427.

466. Shah D, Haissaguerre M, Jais P and Hocini M. Nonpulmonary vein foci: do they exist? *Pacing Clin Electrophysiol.* 2003;26:1631-5.

467. Nademanee K, McKenzie J, Kosar E, Schwab M, Sunsaneewitayakul B, Vasavakul T, Khunnawat C and Ngarmukos T. A new approach for catheter ablation of atrial fibrillation: mapping of the electrophysiologic substrate. *J Am Coll Cardiol.* 2004;43:2044-53.

468. Haissaguerre M, Hocini M, Sanders P, Sacher F, Rotter M, Takahashi Y, Rostock T, Hsu LF, Bordachar P, Reuter S, Roudaut R, Clementy J and Jais P. Catheter ablation of long-lasting persistent atrial fibrillation: clinical outcome and mechanisms of subsequent arrhythmias. *J Cardiovasc Electrophysiol.* 2005;16: 1138-47.

469. Haissaguerre M, Sanders P, Hocini M, Takahashi Y, Rotter M, Sacher F, Rostock T, Hsu LF, Bordachar P, Reuter S, Roudaut R, Clementy J and Jais P. Catheter ablation of long-lasting persistent atrial fibrillation: critical structures for termination. *J Cardiovasc Electrophysiol.* 2005;16:1125-37.

470. Atienza F, Almendral J, Jalife J, Zlochiver S, Ploutz-Snyder R, Torrecilla EG, Arenal A, Kalifa J, Fernandez-Aviles F and Berenfeld O. Real-time dominant frequency mapping and ablation of dominant frequency sites in atrial fibrillation with left-to-right frequency gradients predicts long-term maintenance of sinus rhythm. *Heart Rhythm.* 2009;6:33-40.

471. Stavrakis S, Nakagawa H, Po SS, Scherlag BJ, Lazzara R and Jackman WM. The role of the autonomic ganglia in atrial fibrillation. *JACC Clin Electrophysiol.* 2015;1:1-13.

472. Di Biase L, Burkhardt JD, Mohanty P, Mohanty S, Sanchez JE, Trivedi C, Gunes M, Gokoglan Y, Gianni C, Horton RP, Themistoclakis S, Gallinghouse GJ, Bailey S, Zagrodzky JD, Hongo RH, Beheiry S, Santangeli P, Casella M, Dello Russo A, Al-Ahmad A, Hranitzky P, Lakkireddy D, Tondo C and Natale A. Left Atrial Appendage Isolation in Patients With Longstanding Persistent AF Undergoing Catheter Ablation: BELIEF Trial. *J Am Coll Cardiol.* 2016;68:1929-1940.

473. Gianni C, Mohanty S, Di Biase L, Metz T, Trivedi C, Gokoglan Y, Gunes MF, Bai R, Al-Ahmad A, Burkhardt JD, Gallinghouse GJ, Horton RP, Hranitzky PM, Sanchez JE, Halbfass P, Muller P, Schade A, Deneke T, Tomassoni GF and Natale A. Acute and early outcomes of focal impulse and rotor modulation (FIRM)-guided

rotors-only ablation in patients with nonparoxysmal atrial fibrillation. *Heart Rhythm.* 2016;13:830-5.

474. Santangeli P, Zado ES, Hutchinson MD, Riley MP, Lin D, Frankel DS, Supple GE, Garcia FC, Dixit S, Callans DJ and Marchlinski FE. Prevalence and distribution of focal triggers in persistent and long-standing persistent atrial fibrillation. *Heart Rhythm.* 2016;13:374-82.

475. Katritsis DG, Pokushalov E, Romanov A, Giazitzoglou E, Siontis GC, Po SS, Camm AJ and Ioannidis JP. Autonomic denervation added to pulmonary vein isolation for paroxysmal atrial fibrillation: a randomized clinical trial. *J Am Coll Cardiol.* 2013;62:2318-25.

476. Arbelo E, Guiu E, Ramos P, Bisbal F, Borras R, Andreu D, Tolosana JM, Berruezo A, Brugada J and Mont L. Benefit of left atrial roof linear ablation in paroxysmal atrial fibrillation: a prospective, randomized study. *J Am Heart Assoc.* 2014;3: e000877.

477. Da Costa A, Levallois M, Romeyer-Bouchard C, Bisch L, Gate-Martinet A and Isaaz K. Remote-controlled magnetic pulmonary vein isolation combined with superior vena cava isolation for paroxysmal atrial fibrillation: a prospective randomized study. *Arch Cardiovasc Dis.* 2015;108:163-71.

478. Wong KC, Paisey JR, Sopher M, Balasubramaniam R, Jones M, Qureshi N, Hayes CR, Ginks MR, Rajappan K, Bashir Y and Betts TR. No Benefit of Complex Fractionated Atrial Electrogram Ablation in Addition to Circumferential Pulmonary Vein Ablation and Linear Ablation: Benefit of Complex Ablation Study. *Circ Arrhythm Electrophysiol.* 2015;8:1316-24.

479. Vogler J, Willems S, Sultan A, Schreiber D, Luker J, Servatius H, Schaffer B, Moser J, Hoffmann BA and Steven D. Pulmonary Vein Isolation Versus Defragmentation: The CHASE-AF Clinical Trial. *J Am Coll Cardiol.* 2015;66:2743-2752.

480. Faustino M, Pizzi C, Agricola T, Xhyheri B, Costa GM, Flacco ME, Capasso L, Cicolini G, Di Girolamo E, Leonzio L and Manzoli L. Stepwise ablation approach versus pulmonary vein isolation in patients with paroxysmal atrial fibrillation: Randomized controlled trial. *Heart Rhythm.* 2015;12:1907-15.

481. Scott PA, Silberbauer J and Murgatroyd FD. The impact of adjunctive complex fractionated atrial electrogram ablation and linear lesions on outcomes in persistent atrial fibrillation: a meta-analysis. *Europace.* 2016;18:359-67.

482. Driessen AHG, Berger WR, Krul SPJ, van den Berg NWE, Neefs J, Piersma FR, Chan Pin Yin D, de Jong J, van Boven WP and de Groot JR. Ganglion Plexus Ablation in Advanced Atrial Fibrillation: The AFACT Study. *J Am Coll Cardiol.* 2016;68:1155-1165.

483. Wynn GJ, Panikker S, Morgan M, Hall M, Waktare J, Markides V, Hussain W, Salukhe T, Modi S, Jarman J, Jones DG, Snowdon R, Todd D, Wong T and Gupta D. Biatrial linear ablation in sustained nonpermanent AF: Results of the substrate modification with ablation and antiarrhythmic drugs in nonpermanent atrial fibrillation (SMAN-PAF) trial. *Heart Rhythm.* 2016;13:399-406.

484. Zhang Z, Letsas KP, Zhang N, Efremidis M, Xu G, Li G and Liu T. Linear Ablation Following Pulmonary Vein Isolation in Patients with Atrial Fibrillation: A Meta-Analysis. *Pacing Clin Electrophysiol.* 2016;39:623-30.

485. Fink T, Schluter M, Heeger CH, Lemes C, Maurer T, Reissmann B, Riedl J, Rottner L, Santoro F, Schmidt B, Wohlmuth P, Mathew S, Sohns C, Ouyang F, Metzner A and Kuck KH. Stand-Alone Pulmonary Vein Isolation Versus Pulmonary Vein Isolation With Additional Substrate Modification as Index Ablation Procedures in Patients With Persistent and Long-Standing Persistent Atrial Fibrillation: The Randomized Alster-Lost-AF Trial (Ablation at St. Georg Hospital for Long-Standing Persistent Atrial Fibrillation). *Circ Arrhythm Electrophysiol.* 2017;10.

486. Lee KN, Roh SY, Baek YS, Park HS, Ahn J, Kim DH, Lee DI, Shim J, Choi JI, Park SW and Kim YH. Long-Term Clinical Comparison of Procedural End Points After Pulmonary Vein Isolation in Paroxysmal Atrial Fibrillation: Elimination of Nonpulmonary Vein Triggers Versus Noninducibility. *Circ Arrhythm Electrophysiol.* 2018;11:e005019.

487. Kircher S, Arya A, Altmann D, Rolf S, Bollmann A, Sommer P, Dagres N, Richter S, Breithardt OA, Dinov B, Husser D, Eitel C, Gaspar T, Piorkowski C and Hindricks G. Individually tailored vs. standardized substrate modification during radiofrequency catheter ablation for atrial fibrillation: a randomized study. *Europace.* 2018;20:1766-1775.

488. Ammar-Busch S, Bourier F, Reents T, Semmler V, Telishevska M, Kathan S, Hofmann M, Hessling G and Deisenhofer I. Ablation of Complex Fractionated Electrograms With or Without ADditional LINEar Lesions for Persistent Atrial Fibrillation (The ADLINE Trial). *J Cardiovasc Electrophysiol.* 2017;28:636-641.

489. Blandino A, Bianchi F, Grossi S, Biondi-Zoccai G, Conte MR, Gaido L, Gaita F, Scaglione M and Rametta F. Left Atrial Substrate Modification Targeting Low-Voltage Areas for Catheter Ablation of Atrial Fibrillation: A Systematic Review and Meta-Analysis. *Pacing Clin Electrophysiol.* 2017;40:199-212.

490. Yang B, Jiang C, Lin Y, Yang G, Chu H, Cai H, Lu F, Zhan X, Xu J, Wang X, Ching CK, Singh B, Kim YH, Chen M and Investigators* S-S. STABLE-SR (Electrophysiological Substrate Ablation in the Left Atrium During Sinus Rhythm) for the Treatment of Nonparoxysmal Atrial Fibrillation: A Prospective, Multicenter Randomized Clinical Trial. *Circ Arrhythm Electrophysiol.* 2017;10.

491. Yu HT, Shim J, Park J, Kim IS, Kim TH, Uhm JS, Joung B, Lee MH, Kim YH and Pak HN. Pulmonary Vein Isolation Alone Versus Additional Linear Ablation in Patients With Persistent Atrial Fibrillation Converted to Paroxysmal Type With Antiarrhythmic Drug Therapy: A Multicenter, Prospective, Randomized Study. *Circ Arrhythm Electrophysiol.* 2017;10.

492. Wang YL, Liu X, Zhang Y, Jiang WF, Zhou L, Qin M, Zhang DL, Zhang XD, Wu SH and Xu K. Optimal endpoint for catheter ablation of longstanding persistent atrial fibrillation: A randomized clinical trial. *Pacing Clin Electrophysiol.* 2018;41: 172-178.

493. Perez FJ, Schubert CM, Parvez B, Pathak V, Ellenbogen KA and Wood MA.

Long-term outcomes after catheter ablation of cavo-tricuspid isthmus dependent atrial flutter: a meta-analysis. *Circ Arrhythm Electrophysiol.* 2009;2:393-401.

494. Natale A, Newby KH, Pisano E, Leonelli F, Fanelli R, Potenza D, Beheiry S and Tomassoni G. Prospective randomized comparison of antiarrhythmic therapy versus first-line radiofrequency ablation in patients with atrial flutter. *J Am Coll Cardiol.* 2000;35:1898-904.

495. Wazni O, Marrouche NF, Martin DO, Gillinov AM, Saliba W, Saad E, Klein A, Bhargava M, Bash D, Schweikert R, Erciyes D, Abdul-Karim A, Brachman J, Gunther J, Pisano E, Potenza D, Fanelli R and Natale A. Randomized study comparing combined pulmonary vein-left atrial junction disconnection and cavotricuspid isthmus ablation versus pulmonary vein-left atrial junction disconnection alone in patients presenting with typical atrial flutter and atrial fibrillation. *Circulation.* 2003;108:2479-83.

496. Neumann T, Kuniss M, Conradi G, Janin S, Berkowitsch A, Wojcik M, Rixe J, Erkapic D, Zaltsberg S, Rolf A, Bachmann G, Dill T, Hamm CW and Pitschner HF. MEDAFI-Trial (Micro-embolization during ablation of atrial fibrillation): comparison of pulmonary vein isolation using cryoballoon technique vs. radiofrequency energy. *Europace.* 2011;13:37-44.

497. Herrera Siklody C, Deneke T, Hocini M, Lehrmann H, Shin DI, Miyazaki S, Henschke S, Fluegel P, Schiebeling-Romer J, Bansmann PM, Bourdias T, Dousset V, Haissaguerre M and Arentz T. Incidence of asymptomatic intracranial embolic events after pulmonary vein isolation: comparison of different atrial fibrillation ablation technologies in a multicenter study. *J Am Coll Cardiol.* 2011;58:681-8.

498. Schmidt M, Dorwarth U, Andresen D, Brachmann J, Kuck KH, Kuniss M, Lewalter T, Spitzer S, Willems S, Senges J, Junger C and Hoffmann E. Cryoballoon versus RF ablation in paroxysmal atrial fibrillation: results from the German Ablation Registry. *J Cardiovasc Electrophysiol.* 2014;25:1-7.

499. Perez-Castellano N, Fernandez-Cavazos R, Moreno J, Canadas V, Conde A, Gonzalez-Ferrer JJ, Macaya C and Perez-Villacastin J. The COR trial: a randomized study with continuous rhythm monitoring to compare the efficacy of cryoenergy and radiofrequency for pulmonary vein isolation. *Heart Rhythm.* 2014;11:8-14.

500. Hunter RJ, Baker V, Finlay MC, Duncan ER, Lovell MJ, Tayebjee MH, Ullah W, Siddiqui MS, Mc LA, Richmond L, Kirkby C, Ginks MR, Dhinoja M, Sporton S, Earley MJ and Schilling RJ. Point-by-Point Radiofrequency Ablation Versus the Cryoballoon or a Novel Combined Approach: A Randomized Trial Comparing 3 Methods of Pulmonary Vein Isolation for Paroxysmal Atrial Fibrillation (The Cryo Versus RF Trial). *J Cardiovasc Electrophysiol.* 2015;26:1307-14.

501. Squara F, Zhao A, Marijon E, Latcu DG, Providencia R, Di Giovanni G, Jauvert G, Jourda F, Chierchia GB, De Asmundis C, Ciconte G, Alonso C, Grimard C, Boveda S, Cauchemez B, Saoudi N, Brugada P, Albenque JP and Thomas O. Comparison between radiofrequency with contact force-sensing and second-generation cryoballoon for paroxysmal atrial fibrillation catheter ablation: a multicentre European evaluation. *Europace.* 2015;17:718-24.

502. Straube F, Dorwarth U, Ammar-Busch S, Peter T, Noelker G, Massa T, Kuniss M, Ewertsen NC, Chun KR, Tebbenjohanns J, Tilz R, Kuck KH, Ouarrak T, Senges J, Hoffmann E and Investigators FC. First-line catheter ablation of paroxysmal atrial fibrillation: outcome of radiofrequency vs. cryoballoon pulmonary vein isolation. *Europace*. 2016;18:368-75.

503. Schmidt M, Dorwarth U, Andresen D, Brachmann J, Kuck K, Kuniss M, Willems S, Deneke T, Tebbenjohanns J, Gerds-Li JH, Spitzer S, Senges J, Hochadel M and Hoffmann E. German ablation registry: Cryoballoon vs. radiofrequency ablation in paroxysmal atrial fibrillation--One-year outcome data. *Heart Rhythm*. 2016;13: 836-44.

504. Kuck KH, Furnkranz A, Chun KR, Metzner A, Ouyang F, Schluter M, Elvan A, Lim HW, Kueffer FJ, Arentz T, Albenque JP, Tondo C, Kuhne M, Sticherling C, Brugada J, Fire and Investigators ICE. Cryoballoon or radiofrequency ablation for symptomatic paroxysmal atrial fibrillation: reintervention, rehospitalization, and quality-of-life outcomes in the FIRE AND ICE trial. *Eur Heart J*. 2016;37: 2858-2865.

505. Buist TJ, Adiyaman A, Smit JJJ, Ramdat Misier AR and Elvan A. Arrhythmia-free survival and pulmonary vein reconnection patterns after second-generation cryoballoon and contact-force radiofrequency pulmonary vein isolation. *Clin Res Cardiol*. 2018;107:498-506.

506. Mortsell D, Arbelo E, Dagres N, Brugada J, Laroche C, Trines SA, Malmborg H, Hoglund N, Tavazzi L, Pokushalov E, Stabile G, Blomstrom-Lundqvist C and investigators E-EAFAL-TR. Cryoballoon vs. radiofrequency ablation for atrial fibrillation: a study of outcome and safety based on the ESC-EHRA atrial fibrillation ablation long-term registry and the Swedish catheter ablation registry. *Europace*. 2019;21:581-589.

507. Akkaya E, Berkowitsch A, Zaltsberg S, Greiss H, Hamm CW, Sperzel J, Neumann T and Kuniss M. Ice or fire? Comparison of second-generation cryoballoon ablation and radiofrequency ablation in patients with symptomatic persistent atrial fibrillation and an enlarged left atrium. *J Cardiovasc Electrophysiol*. 2018; 29:375-384.

508. Murray MI, Arnold A, Younis M, Varghese S and Zeiher AM. Cryoballoon versus radiofrequency ablation for paroxysmal atrial fibrillation: a meta-analysis of randomized controlled trials. *Clin Res Cardiol*. 2018;107:658-669.

509. Buiatti A, von Olshausen G, Barthel P, Schneider S, Luik A, Kaess B, Laugwitz KL and Hoppmann P. Cryoballoon vs. radiofrequency ablation for paroxysmal atrial fibrillation: an updated meta-analysis of randomized and observational studies. *Europace*. 2017;19:378-384.

510. Kabunga P, Phan K, Ha H and Sy RW. Meta-Analysis of Contemporary Atrial Fibrillation Ablation Strategies: Irrigated Radiofrequency Versus Duty-Cycled Phased Radiofrequency Versus Cryoballoon Ablation. *JACC Clin Electrophysiol*. 2016;2:377-390.

511. Bollmann A, Ueberham L, Schuler E, Wiedemann M, Reithmann C, Sause A,

Tebbenjohanns J, Schade A, Shin DI, Staudt A, Zacharzowsky U, Ulbrich M, Wetzel U, Neuser H, Bode K, Kuhlen R and Hindricks G. Cardiac tamponade in catheter ablation of atrial fibrillation: German-wide analysis of 21 141 procedures in the Helios atrial fibrillation ablation registry (SAFER). *Europace.* 2018;20:1944-1951.

512. Arbelo E, Brugada J, Blomstrom-Lundqvist C, Laroche C, Kautzner J, Pokushalov E, Raatikainen P, Efremidis M, Hindricks G, Barrera A, Maggioni A, Tavazzi L, Dagres N and on the behalf of the ESCEAFAL-tRI. Contemporary management of patients undergoing atrial fibrillation ablation: in-hospital and 1-year follow-up findings from the ESC-EHRA atrial fibrillation ablation long-term registry. *Eur Heart J.* 2017;38:1303-1316.

513. Steinbeck G, Sinner MF, Lutz M, Muller-Nurasyid M, Kaab S and Reinecke H. Incidence of complications related to catheter ablation of atrial fibrillation and atrial flutter: a nationwide in-hospital analysis of administrative data for Germany in 2014. *Eur Heart J.* 2018;39:4020-4029.

514. Deshmukh A, Patel NJ, Pant S, Shah N, Chothani A, Mehta K, Grover P, Singh V, Vallurupalli S, Savani GT, Badheka A, Tuliani T, Dabhadkar K, Dibu G, Reddy YM, Sewani A, Kowalski M, Mitrani R, Paydak H and Viles-Gonzalez JF. In-hospital complications associated with catheter ablation of atrial fibrillation in the United States between 2000 and 2010: analysis of 93 801 procedures. *Circulation.* 2013;128:2104-12.

515. Tripathi B, Arora S, Kumar V, Abdelrahman M, Lahewala S, Dave M, Shah M, Tan B, Savani S, Badheka A, Gopalan R, Shantha GPS, Viles-Gonzalez J and Deshmukh A. Temporal trends of in-hospital complications associated with catheter ablation of atrial fibrillation in the United States: An update from Nationwide Inpatient Sample database (2011-2014). *J Cardiovasc Electrophysiol.* 2018;29:715-724.

516. Gaita F, Scaglione M, Battaglia A, Matta M, Gallo C, Galata M, Caponi D, Di Donna P and Anselmino M. Very long-term outcome following transcatheter ablation of atrial fibrillation. Are results maintained after 10 years of follow up? *Europace.* 2018;20:443-450.

517. Ouyang F, Tilz R, Chun J, Schmidt B, Wissner E, Zerm T, Neven K, Kokturk B, Konstantinidou M, Metzner A, Fuernkranz A and Kuck KH. Long-term results of catheter ablation in paroxysmal atrial fibrillation: lessons from a 5-year follow-up. *Circulation.* 2010;122:2368-77.

518. Weerasooriya R, Khairy P, Litalien J, Macle L, Hocini M, Sacher F, Lellouche N, Knecht S, Wright M, Nault I, Miyazaki S, Scavee C, Clementy J, Haissaguerre M and Jais P. Catheter ablation for atrial fibrillation: are results maintained at 5 years of follow-up? *J Am Coll Cardiol.* 2011;57:160-6.

519. Siontis KC, Ioannidis JPA, Katritsis GD, Noseworthy PA, Packer DL, Hummel JD, Jais P, Krittayaphong R, Mont L, Morillo CA, Nielsen JC, Oral H, Pappone C, Santinelli V, Weerasooriya R, Wilber DJ, Gersh BJ, Josephson ME and Katritsis DG. Radiofrequency Ablation Versus Antiarrhythmic Drug Therapy for Atrial Fibrillation: Meta-Analysis of Quality of Life, Morbidity, and Mortality. *JACC Clin*

Electrophysiol. 2016;2:170-180.

520. Walfridsson H, Walfridsson U, Nielsen JC, Johannessen A, Raatikainen P, Janzon M, Levin LA, Aronsson M, Hindricks G, Kongstad O, Pehrson S, Englund A, Hartikainen J, Mortensen LS and Hansen PS. Radiofrequency ablation as initial therapy in paroxysmal atrial fibrillation: results on health-related quality of life and symptom burden. The MANTRA-PAF trial. *Europace.* 2015;17:215-21.
521. Wong CX, Abed HS, Molaee P, Nelson AJ, Brooks AG, Sharma G, Leong DP, Lau DH, Middeldorp ME, Roberts-Thomson KC, Wittert GA, Abhayaratna WP, Worthley SG and Sanders P. Pericardial fat is associated with atrial fibrillation severity and ablation outcome. *J Am Coll Cardiol.* 2011;57:1745-51.
522. Kang JH, Lee DI, Kim S, Kim MN, Park YM, Ban JE, Choi JI, Lim HE, Park SW and Kim YH. Prediction of long-term outcomes of catheter ablation of persistent atrial fibrillation by parameters of preablation DC cardioversion. *J Cardiovasc Electrophysiol.* 2012;23:1165-70.
523. Mahajan R, Lau DH, Brooks AG, Shipp NJ, Manavis J, Wood JP, Finnie JW, Samuel CS, Royce SG, Twomey DJ, Thanigaimani S, Kalman JM and Sanders P. Electrophysiological, Electroanatomical, and Structural Remodeling of the Atria as Consequences of Sustained Obesity. *J Am Coll Cardiol.* 2015;66:1-11.
524. Chang SL, Tuan TC, Tai CT, Lin YJ, Lo LW, Hu YF, Tsao HM, Chang CJ, Tsai WC and Chen SA. Comparison of outcome in catheter ablation of atrial fibrillation in patients with versus without the metabolic syndrome. *Am J Cardiol.* 2009; 103:67-72.
525. Mohanty S, Mohanty P, Di Biase L, Bai R, Pump A, Santangeli P, Burkhardt D, Gallinghouse JG, Horton R, Sanchez JE, Bailey S, Zagrodzky J and Natale A. Impact of metabolic syndrome on procedural outcomes in patients with atrial fibrillation undergoing catheter ablation. *J Am Coll Cardiol.* 2012;59:1295-301.
526. Cappato R, Calkins H, Chen SA, Davies W, Iesaka Y, Kalman J, Kim YH, Klein G, Natale A, Packer D, Skanes A, Ambrogi F and Biganzoli E. Updated worldwide survey on the methods, efficacy, and safety of catheter ablation for human atrial fibrillation. *Circ Arrhythm Electrophysiol.* 2010;3:32-8.
527. Nakahara S, Hori Y, Kobayashi S, Sakai Y, Taguchi I, Takayanagi K, Nagashima K, Sonoda K, Kogawa R, Sasaki N, Watanabe I and Okumura Y. Epicardial adipose tissue-based defragmentation approach to persistent atrial fibrillation: its impact on complex fractionated electrograms and ablation outcome. *Heart Rhythm.* 2014;11:1343-51.
528. Masuda M, Mizuno H, Enchi Y, Minamiguchi H, Konishi S, Ohtani T, Yamaguchi O, Okuyama Y, Nanto S and Sakata Y. Abundant epicardial adipose tissue surrounding the left atrium predicts early rather than late recurrence of atrial fibrillation after catheter ablation. *J Interv Card Electrophysiol.* 2015;44:31-7.
529. Blanche C, Tran N, Rigamonti F, Burri H and Zimmermann M. Value of P-wave signal averaging to predict atrial fibrillation recurrences after pulmonary vein isolation. *Europace.* 2013;15:198-204.

530. Cox JL, Schuessler RB and Boineau JP. The development of the Maze procedure for the treatment of atrial fibrillation. *Semin Thorac Cardiovasc Surg*. 2000; 12:2-14.

531. Melby SJ, Zierer A, Bailey MS, Cox JL, Lawton JS, Munfakh N, Crabtree TD, Moazami N, Huddleston CB, Moon MR and Damiano RJ, Jr. A new era in the surgical treatment of atrial fibrillation: the impact of ablation technology and lesion set on procedural efficacy. *Ann Surg*. 2006;244:583-92.

532. Badhwar V, Rankin JS, Damiano RJ, Jr., Gillinov AM, Bakaeen FG, Edgerton JR, Philpott JM, McCarthy PM, Bolling SF, Roberts HG, Thourani VH, Suri RM, Shemin RJ, Firestone S and Ad N. The Society of Thoracic Surgeons 2017 Clinical Practice Guidelines for the Surgical Treatment of Atrial Fibrillation. *Ann Thorac Surg*. 2017;103:329-341.

533. Belley-Cote EP, Singal RK, McClure G, Devereaux K, Brady K, An K, Healey JS, Connolly SJ and Whitlock RP. Perspective and practice of surgical atrial fibrillation ablation: an international survey of cardiac surgeons. *Europace*. 2019;21:445-450.

534. Berger WR, Meulendijks ER, Limpens J, van den Berg NWE, Neefs J, Driessen AHG, Krul SPJ, van Boven WJP and de Groot JR. Persistent atrial fibrillation: A systematic review and meta-analysis of invasive strategies. *Int J Cardiol*. 2019;278:137-143.

535. Barnett SD and Ad N. Surgical ablation as treatment for the elimination of atrial fibrillation: a meta-analysis. *J Thorac Cardiovasc Surg*. 2006;131:1029-35.

536. McClure GR, Belley-Cote EP, Jaffer IH, Dvirnik N, An KR, Fortin G, Spence J, Healey J, Singal RK and Whitlock RP. Surgical ablation of atrial fibrillation: a systematic review and meta-analysis of randomized controlled trials. *Europace*. 2018;20: 1442-1450.

537. Osmancik P, Budera P, Talavera D, Hlavicka J, Herman D, Holy J, Cervinka P, Smid J, Hanak P, Hatala R and Widimsky P. Five-year outcomes in cardiac surgery patients with atrial fibrillation undergoing concomitant surgical ablation versus no ablation. The long-term follow-up of the PRAGUE-12 Study. *Heart Rhythm*. 2019;16:1334-1340.

538. Sharples L, Everett C, Singh J, Mills C, Spyt T, Abu-Omar Y, Fynn S, Thorpe B, Stoneman V, Goddard H, Fox-Rushby J and Nashef S. Amaze: a double-blind, multicentre randomised controlled trial to investigate the clinical effectiveness and cost-effectiveness of adding an ablation device-based maze procedure as an adjunct to routine cardiac surgery for patients with pre-existing atrial fibrillation. *Health Technol Assess*. 2018;22:1-132.

539. Bagge L, Probst J, Jensen SM, Blomstrom P, Thelin S, Holmgren A and Blomstrom-Lundqvist C. Quality of life is not improved after mitral valve surgery combined with epicardial left atrial cryoablation as compared with mitral valve surgery alone: a substudy of the double blind randomized SWEDish Multicentre Atrial Fibrillation study (SWEDMAF). *Europace*. 2018;20:f343-f350.

540. Suwalski P, Kowalewski M, Jasinski M, Staromlynski J, Zembala M, Widenka K,

Brykczynski M, Skiba J, Zembala MO, Bartus K, Hirnle T, Dziembowska I, Deja M, Tobota Z and Maruszewski BJ. Surgical ablation for atrial fibrillation during isolated coronary artery bypass surgery. *Eur J Cardiothorac Surg*. 2020;57: 691-700.

541. Gillinov AM, Bakaeen F, McCarthy PM, Blackstone EH, Rajeswaran J, Pettersson G, Sabik JF, 3rd, Najam F, Hill KM, Svensson LG, Cosgrove DM, Marrouche N and Natale A. Surgery for paroxysmal atrial fibrillation in the setting of mitral valve disease: a role for pulmonary vein isolation? *Ann Thorac Surg*. 2006; 81:19-26; discussion 27-8.

542. Basu S, Nagendran M and Maruthappu M. How effective is bipolar radiofrequency ablation for atrial fibrillation during concomitant cardiac surgery? *Interact Cardiovasc Thorac Surg*. 2012;15:741-8.

543. Chao TF, Lip GYH, Lin YJ, Chang SL, Lo LW, Hu YF, Tuan TC, Liao JN, Chung FP, Chen TJ and Chen SA. Age threshold for the use of non-vitamin K antagonist oral anticoagulants for stroke prevention in patients with atrial fibrillation: insights into the optimal assessment of age and incident comorbidities. *Eur Heart J*. 2019;40:1504-1514.

544. Beukema WP, Sie HT, Misier AR, Delnoy PP, Wellens HJ and Elvan A. Predictive factors of sustained sinus rhythm and recurrent atrial fibrillation after a radiofrequency modified Maze procedure. *Eur J Cardiothorac Surg*. 2008;34: 771-5.

545. Lee SH, Kim JB, Cho WC, Chung CH, Jung SH, Choo SJ and Lee JW. The influence of age on atrial fibrillation recurrence after the maze procedure in patients with giant left atrium. *J Thorac Cardiovasc Surg*. 2011;141:1015-9.

546. Damiano RJ, Jr., Schwartz FH, Bailey MS, Maniar HS, Munfakh NA, Moon MR and Schuessler RB. The Cox maze IV procedure: predictors of late recurrence. *J Thorac Cardiovasc Surg*. 2011;141:113-21.

547. Sunderland N, Maruthappu M and Nagendran M. What size of left atrium significantly impairs the success of maze surgery for atrial fibrillation? *Interact Cardiovasc Thorac Surg*. 2011;13:332-8.

548. Bakker RC, Akin S, Rizopoulos D, Kik C, Takkenberg JJ and Bogers AJ. Results of clinical application of the modified maze procedure as concomitant surgery. *Interact Cardiovasc Thorac Surg*. 2013;16:151-6.

549. Ad N and Holmes SD. Prediction of sinus rhythm in patients undergoing concomitant Cox maze procedure through a median sternotomy. *J Thorac Cardiovasc Surg*. 2014;148:881-6; discussion 886-7.

550. Blomstrom-Lundqvist C, Johansson B, Berglin E, Nilsson L, Jensen SM, Thelin S, Holmgren A, Edvardsson N, Kallner G and Blomstrom P. A randomized double-blind study of epicardial left atrial cryoablation for permanent atrial fibrillation in patients undergoing mitral valve surgery: the SWEDish Multicentre Atrial Fibrillation study (SWEDMAF). *Eur Heart J*. 2007;28:2902-8.

551. Huffman MD, Karmali KN, Berendsen MA, Andrei AC, Kruse J, McCarthy PM and

Malaisrie SC. Concomitant atrial fibrillation surgery for people undergoing cardiac surgery. *Cochrane Database Syst Rev.* 2016:CD011814.

552. Budera P, Straka Z, Osmancik P, Vanek T, Jelinek S, Hlavicka J, Fojt R, Cervinka P, Hulman M, Smid M, Maly M and Widimsky P. Comparison of cardiac surgery with left atrial surgical ablation vs. cardiac surgery without atrial ablation in patients with coronary and/or valvular heart disease plus atrial fibrillation: final results of the PRAGUE-12 randomized multicentre study. *Eur Heart J.* 2012; 33:2644-52.
553. Wang JG, Xin M, Han J, Li Y, Luo TG, Wang J, Meng F and Meng X. Ablation in selective patients with long-standing persistent atrial fibrillation: medium-term results of the Dallas lesion set. *Eur J Cardiothorac Surg.* 2014;46:213-20.
554. Badhwar V, Rankin JS, Ad N, Grau-Sepulveda M, Damiano RJ, Gillinov AM, McCarthy PM, Thourani VH, Suri RM, Jacobs JP and Cox JL. Surgical Ablation of Atrial Fibrillation in the United States: Trends and Propensity Matched Outcomes. *Ann Thorac Surg.* 2017;104:493-500.
555. Joshibayev S and Bolatbekov B. Early and long-term outcomes and quality of life after concomitant mitral valve surgery, left atrial size reduction, and radiofrequency surgical ablation of atrial fibrillation. *Anatol J Cardiol.* 2016; 16:797-803.
556. Driessen AHG, Berger WR, Bierhuizen MFA, Piersma FR, van den Berg NWE, Neefs J, Krul SPJ, van Boven WP and de Groot JR. Quality of life improves after thoracoscopic surgical ablation of advanced atrial fibrillation: Results of the Atrial Fibrillation Ablation and Autonomic Modulation via Thoracoscopic Surgery (AFACT) study. *J Thorac Cardiovasc Surg.* 2018;155:972-980.
557. Castella M, Kotecha D, van Laar C, Wintgens L, Castillo Y, Kelder J, Aragon D, Nunez M, Sandoval E, Casellas A, Mont L, van Boven WJ, Boersma LVA and van Putte BP. Thoracoscopic vs. catheter ablation for atrial fibrillation: long-term follow-up of the FAST randomized trial. *Europace.* 2019;21:746-753.
558. Osmancik P, Budera P, Talavera D, Herman D, Vesela J, Prochazkova R, Rizov V and Kacer P. Improvement in the quality of life of patients with persistent or long-standing persistent atrial fibrillation after hybrid ablation. *J Interv Card Electrophysiol.* 2020;57:435-442.
559. Kim HJ, Kim JS and Kim TS. Epicardial thoracoscopic ablation versus endocardial catheter ablation for management of atrial fibrillation: a systematic review and meta-analysis. *Interact Cardiovasc Thorac Surg.* 2016;22:729-37.
560. Gammie JS, Haddad M, Milford-Beland S, Welke KF, Ferguson TB, Jr., O'Brien SM, Griffith BP and Peterson ED. Atrial fibrillation correction surgery: lessons from the Society of Thoracic Surgeons National Cardiac Database. *Ann Thorac Surg.* 2008;85:909-14.
561. Calkins H, Kuck KH, Cappato R, Brugada J, Camm AJ, Chen SA, Crijns HJ, Damiano RJ, Jr., Davies DW, DiMarco J, Edgerton J, Ellenbogen K, Ezekowitz MD, Haines DE, Haissaguerre M, Hindricks G, Iesaka Y, Jackman W, Jalife J, Jais P, Kalman J, Keane D, Kim YH, Kirchhof P, Klein G, Kottkamp H, Kumagai K, Lindsay BD,

Mansour M, Marchlinski FE, McCarthy PM, Mont JL, Morady F, Nademanee K, Nakagawa H, Natale A, Nattel S, Packer DL, Pappone C, Prystowsky E, Raviele A, Reddy V, Ruskin JN, Shemin RJ, Tsao HM and Wilber D. 2012 HRS/EHRA/ECAS Expert Consensus Statement on Catheter and Surgical Ablation of Atrial Fibrillation: recommendations for patient selection, procedural techniques, patient management and follow-up, definitions, endpoints, and research trial design. *Europace*. 2012;14:528-606.

562. van der Heijden CAJ, Vroomen M, Luermans JG, Vos R, Crijns H, Gelsomino S, La Meir M, Pison L and Maesen B. Hybrid versus catheter ablation in patients with persistent and longstanding persistent atrial fibrillation: a systematic review and meta-analysisdagger. *Eur J Cardiothorac Surg*. 2019;56:433-443.

563. Velagic V, C DEA, Mugnai G, Irfan G, Hunuk B, Stroker E, Hacioglu E, Umbrain V, Beckers S, Czapla J, Wellens F, Nijs J, Brugada P, M LAM and Chierchia GB. Repeat Procedures After Hybrid Thoracoscopic Ablation in the Setting of Longstanding Persistent Atrial Fibrillation: Electrophysiological Findings and 2-Year Clinical Outcome. *J Cardiovasc Electrophysiol*. 2016;27:41-50.

564. Osmancik P, Budera P, Zdarska J, Herman D, Petr R and Straka Z. Electrophysiological findings after surgical thoracoscopic atrial fibrillation ablation. *Heart Rhythm*. 2016;13:1246-52.

565. Nuotio I, Hartikainen JE, Gronberg T, Biancari F and Airaksinen KE. Time to cardioversion for acute atrial fibrillation and thromboembolic complications. *JAMA*. 2014;312:647-9.

566. Lip GY. Cardioversion of atrial fibrillation. *Postgrad Med J*. 1995;71:457-65.

567. Garg A, Khunger M, Seicean S, Chung MK and Tchou PJ. Incidence of Thromboembolic Complications Within 30 Days of Electrical Cardioversion Performed Within 48 Hours of Atrial Fibrillation Onset. *JACC Clin Electrophysiol*. 2016;2: 487-494.

568. Klein AL, Grimm RA, Murray RD, Apperson-Hansen C, Asinger RW, Black IW, Davidoff R, Erbel R, Halperin JL, Orsinelli DA, Porter TR, Stoddard MF and Assessment of Cardioversion Using Transesophageal Echocardiography I. Use of transesophageal echocardiography to guide cardioversion in patients with atrial fibrillation. *N Engl J Med*. 2001;344:1411-20.

569. Stellbrink C, Nixdorff U, Hofmann T, Lehmacher W, Daniel WG, Hanrath P, Geller C, Mugge A, Sehnert W, Schmidt-Lucke C, Schmidt-Lucke JA and Group ACES. Safety and efficacy of enoxaparin compared with unfractionated heparin and oral anticoagulants for prevention of thromboembolic complications in cardioversion of nonvalvular atrial fibrillation: the Anticoagulation in Cardioversion using Enoxaparin (ACE) trial. *Circulation*. 2004;109:997-1003.

570. Cappato R, Ezekowitz MD, Klein AL, Camm AJ, Ma CS, Le Heuzey JY, Talajic M, Scanavacca M, Vardas PE, Kirchhof P, Hemmrich M, Lanius V, Meng IL, Wildgoose P, van Eickels M, Hohnloser SH and Investigators XV. Rivaroxaban vs. vitamin K antagonists for cardioversion in atrial fibrillation. *Eur Heart J*. 2014;35: 3346-55.

571. Ezekowitz MD, Pollack CV, Jr., Halperin JL, England RD, VanPelt Nguyen S, Spahr J, Sudworth M, Cater NB, Breazna A, Oldgren J and Kirchhof P. Apixaban compared to heparin/vitamin K antagonist in patients with atrial fibrillation scheduled for cardioversion: the EMANATE trial. *Eur Heart J.* 2018;39:2959-2971.

572. Goette A, Merino JL, Ezekowitz MD, Zamoryakhin D, Melino M, Jin J, Mercuri MF, Grosso MA, Fernandez V, Al-Saady N, Pelekh N, Merkely B, Zenin S, Kushnir M, Spinar J, Batushkin V, de Groot JR, Lip GY and investigators E-A. Edoxaban versus enoxaparin-warfarin in patients undergoing cardioversion of atrial fibrillation (ENSURE-AF): a randomised, open-label, phase 3b trial. *Lancet.* 2016; 388:1995-2003.

573. Kotecha D, Pollack CV, Jr., De Caterina R, Renda G and Kirchhof P. Direct Oral Anticoagulants Halve Thromboembolic Events After Cardioversion of AF Compared With Warfarin. *J Am Coll Cardiol.* 2018;72:1984-1986.

574. Lip GY, Hammerstingl C, Marin F, Cappato R, Meng IL, Kirsch B, van Eickels M, Cohen A, study XT and investigators C-Ar. Left atrial thrombus resolution in atrial fibrillation or flutter: Results of a prospective study with rivaroxaban (X-TRA) and a retrospective observational registry providing baseline data (CLOT-AF). *Am Heart J.* 2016;178:126-34.

575. Cardoso R, Knijnik L, Bhonsale A, Miller J, Nasi G, Rivera M, Blumer V and Calkins H. An updated meta-analysis of novel oral anticoagulants versus vitamin K antagonists for uninterrupted anticoagulation in atrial fibrillation catheter ablation. *Heart Rhythm.* 2018;15:107-115.

576. Calkins H, Willems S, Gerstenfeld EP, Verma A, Schilling R, Hohnloser SH, Okumura K, Serota H, Nordaby M, Guiver K, Biss B, Brouwer MA, Grimaldi M and Investigators R-C. Uninterrupted Dabigatran versus Warfarin for Ablation in Atrial Fibrillation. *N Engl J Med.* 2017;376:1627-1636.

577. Cappato R, Marchlinski FE, Hohnloser SH, Naccarelli GV, Xiang J, Wilber DJ, Ma CS, Hess S, Wells DS, Juang G, Vijgen J, Hugl BJ, Balasubramaniam R, De Chillou C, Davies DW, Fields LE, Natale A and Investigators V-A. Uninterrupted rivaroxaban vs. uninterrupted vitamin K antagonists for catheter ablation in non-valvular atrial fibrillation. *Eur Heart J.* 2015;36:1805-11.

578. Kirchhof P, Haeusler KG, Blank B, De Bono J, Callans D, Elvan A, Fetsch T, Van Gelder IC, Gentlesk P, Grimaldi M, Hansen J, Hindricks G, Al-Khalidi HR, Massaro T, Mont L, Nielsen JC, Nolker G, Piccini JP, De Potter T, Scherr D, Schotten U, Themistoclakis S, Todd D, Vijgen J and Di Biase L. Apixaban in patients at risk of stroke undergoing atrial fibrillation ablation. *Eur Heart J.* 2018;39:2942-2955.

579. Hohnloser SH, Camm J, Cappato R, Diener HC, Heidbuchel H, Mont L, Morillo CA, Abozguia K, Grimaldi M, Rauer H, Reimitz PE, Smolnik R, Monninghoff C and Kautzner J. Uninterrupted edoxaban vs. vitamin K antagonists for ablation of atrial fibrillation: the ELIMINATE-AF trial. *Eur Heart J.* 2019;40:3013-3021.

580. Reisinger J, Gatterer E, Lang W, Vanicek T, Eisserer G, Bachleitner T, Niemeth C, Aicher F, Grander W, Heinze G, Kuhn P and Siostrzonek P. Flecainide versus ibutilide for immediate cardioversion of atrial fibrillation of recent onset. *Eur*

Heart J. 2004;25:1318-24.

581. Stambler BS, Wood MA, Ellenbogen KA, Perry KT, Wakefield LK and VanderLugt JT. Efficacy and safety of repeated intravenous doses of ibutilide for rapid conversion of atrial flutter or fibrillation. Ibutilide Repeat Dose Study Investigators. *Circulation.* 1996;94:1613-21.

582. Reisinger J, Gatterer E, Heinze G, Wiesinger K, Zeindlhofer E, Gattermeier M, Poelzl G, Kratzer H, Ebner A, Hohenwallner W, Lenz K, Slany J and Kuhn P. Prospective comparison of flecainide versus sotalol for immediate cardioversion of atrial fibrillation. *Am J Cardiol.* 1998;81:1450-4.

583. Mun HS, Shen C, Pak HN, Lee MH, Lin SF, Chen PS and Joung B. Chronic amiodarone therapy impairs the function of the superior sinoatrial node in patients with atrial fibrillation. *Circ J.* 2013;77:2255-63.

584. Van Gelder IC, Crijns HJ, Van Gilst WH, Van Wijk LM, Hamer HP and Lie KI. Efficacy and safety of flecainide acetate in the maintenance of sinus rhythm after electrical cardioversion of chronic atrial fibrillation or atrial flutter. *Am J Cardiol.* 1989;64:1317-21.

585. Echt D, Liebson P, Mitchell L, Peters R, Obias-Manno D, Barker A, Arensberg D, Baker A, Friedman L, Greene H and et al. Mortality and morbidity in patients receiving encainide, flecainide, or placebo. *N Engl J Med* 1991;324(12):781-8.

586. Aliot E, Capucci A, Crijns HJ, Goette A and Tamargo J. Twenty-five years in the making: flecainide is safe and effective for the management of atrial fibrillation. *Europace.* 2011;13:161-73.

587. Gulizia M, Mangiameli S, Orazi S, Chiaranda G, Piccione G, Di Giovanni N, Colletti A, Pensabene O, Lisi F, Vasquez L, Grammatico A and Boriani G. A randomized comparison of amiodarone and class IC antiarrhythmic drugs to treat atrial fibrillation in patients paced for sinus node disease: the Prevention Investigation and Treatment: A Group for Observation and Research on Atrial arrhythmias (PITAGORA) trial. *Am Heart J.* 2008;155:100-7, 107.e1.

588. Chimienti M, Cullen MT, Jr. and Casadei G. Safety of flecainide versus propafenone for the long-term management of symptomatic paroxysmal supraventricular tachyarrhythmias. Report from the Flecainide and Propafenone Italian Study (FAPIS) Group. *Eur Heart J.* 1995;16:1943-51.

589. Kim DS, Koh CW, Cho HK, Kim TY, Ahn SK, Lee MH and Kim SS. Comparision of thr Efficacy of Propafenone and Flecainide in Patients with Atrial Fibrillation. *Kor Circ J.* 1997;27:860-866.

590. Pritchett EL, Page RL, Carlson M, Undesser K, Fava G and Rythmol Atrial Fibrillation Trial I. Efficacy and safety of sustained-release propafenone (propafenone SR) for patients with atrial fibrillation. *Am J Cardiol.* 2003;92: 941-6.

591. Van Gelder I, Crijns H, Van Gilst W, Van Wijk L, Hamer H and Lie K. Efficacy and safety of flecainide acetate in the maintenance of sinus rhythm. *Am J Cardiol* 1989;64(19):1317-21.

592. Kirchhof P, Andresen D, Bosch R, Borggrefe M, Meinertz T, Parade U, Ravens U, Samol A, Steinbeck G, Treszl A, Wegscheider K and Breithardt G. Short-term versus long-term antiarrhythmic drug treatment after cardioversion of. *Lancet.* 2012;380(9838):238-46.

593. Capucci A, Piangerelli L, Ricciotti J, Gabrielli D and Guerra F. Flecainide-metoprolol combination reduces atrial fibrillation clinical recurrences and improves tolerability at 1-year follow-up in persistent symptomatic atrial fibrillation. *Europace.* 2016;18:1698-1704.

594. Kochiadakis GE, Igoumenidis NE, Parthenakis FI, Chlouverakis GI and Vardas PE. Amiodarone versus propafenone for conversion of chronic atrial fibrillation: results of a randomized, controlled study. *J Am Coll Cardiol.* 1999;33:966-71.

595. Bellandi F, Simonetti I, Leoncini M, Frascarelli F, Giovannini T, Maioli M and Dabizzi R. Long-term efficacy and safety of propafenone and sotalol for the maintenance of. *Am J Cardiol* 2001;88(6):640-5.

596. Kochiadakis GE, Igoumenidis NE, Hamilos MI, Tzerakis PG, Klapsinos NC, Zacharis EA and Vardas PE. Long-term maintenance of normal sinus rhythm in patients with current symptomatic atrial fibrillation: amiodarone vs propafenone, both in low doses. *Chest.* 2004;125:377-83.

597. Stroobandt R, Stiels B and Hoebrechts R. Propafenone for conversion and prophylaxis of atrial fibrillation. Propafenone Atrial Fibrillation Trial Investigators. *Am J Cardiol.* 1997;79:418-23.

598. Freemantle N, Lafuente-Lafuente C, Mitchell S, Eckert L and Reynolds M. Mixed treatment comparison of dronedarone, amiodarone, sotalol, flecainide, and propafenone, for the management of atrial fibrillation. *EP Europace.* 2011; 13:329-345.

599. Chun KJ, Byeon K, Im SI, Park KM, Park SJ, Kim JS and On YK. Efficacy of dronedarone versus propafenone in the maintenance of sinus rhythm in patients with atrial fibrillation after electrical cardioversion. *Clin Ther.* 2014;36:1169-75.

600. Plosker GL. Pilsicainide. *Drugs.* 2010;70:455-67.

601. Shiga T, Yoshioka K, Watanabe E, Omori H, Yagi M, Okumura Y, Matsumoto N, Kusano K, Oshiro C, Ikeda T, Takahashi N, Komatsu T, Suzuki A, Suzuki T, Sato Y, Yamashita T and investigators A-Qs. Paroxysmal atrial fibrillation recurrences and quality of life in symptomatic patients: A crossover study of flecainide and pilsicainide. *J Arrhythm.* 2017;33:310-317.

602. Kober L, Torp-Pedersen C, McMurray JJ, Gotzsche O, Levy S, Crijns H, Amlie J, Carlsen J and Dronedarone Study G. Increased mortality after dronedarone therapy for severe heart failure. *N Engl J Med.* 2008;358:2678-87.

603. Connolly SJ, Camm AJ, Halperin JL, Joyner C, Alings M, Amerena J, Atar D, Avezum A, Blomstrom P, Borggrefe M, Budaj A, Chen SA, Ching CK, Commerford P, Dans A, Davy JM, Delacretaz E, Di Pasquale G, Diaz R, Dorian P, Flaker G, Golitsyn S, Gonzalez-Hermosillo A, Granger CB, Heidbuchel H, Kautzner J, Kim JS, Lanas F, Lewis BS, Merino JL, Morillo C, Murin J, Narasimhan C, Paolasso E,

Parkhomenko A, Peters NS, Sim KH, Stiles MK, Tanomsup S, Toivonen L, Tomcsanyi J, Torp-Pedersen C, Tse HF, Vardas P, Vinereanu D, Xavier D, Zhu J, Zhu JR, Baret-Cormel L, Weinling E, Staiger C, Yusuf S, Chrolavicius S, Afzal R, Hohnloser SH and Investigators P. Dronedarone in high-risk permanent atrial fibrillation. *N Engl J Med.* 2011;365:2268-76.

604. Tschuppert Y, Buclin T, Rothuizen LE, Decosterd LA, Galleyrand J, Gaud C and Biollaz J. Effect of dronedarone on renal function in healthy subjects. *Br J Clin Pharmacol.* 2007;64:785-91.

605. Gallik DM, Kim SG, Ferrick KJ, Roth JA and Fisher JD. Efficacy and safety of sotalol in patients with refractory atrial fibrillation or flutter. *Am Heart J.* 1997;134:155-60.

606. Alt E, Ammer R, Lehmann G, Putter K, Ayers GM, Pasquantonio J and Schomig A. Patient characteristics and underlying heart disease as predictors of recurrent atrial fibrillation after internal and external cardioversion in patients treated with oral sotalol. *Am Heart J.* 1997;134:419-25.

607. Piccini JP, Al-Khatib SM, Wojdyla DM, Shaw LK, Horton JR, Lokhnygina Y, Anstrom KJ, DeWald T, Allen-LaPointe N, Steinberg BA, Thomas K, Daubert JP and Peterson ED. Comparison of safety of sotalol versus amiodarone in patients with atrial fibrillation and coronary artery disease. *Am J Cardiol.* 2014;114:716-22.

608. Reiffel JA and Appel G. Importance of QT interval determination and renal function assessment during antiarrhythmic drug therapy. *J Cardiovasc Pharmacol Ther.* 2001;6:111-9.

609. Hondeghem LM and Snyders DJ. Class III antiarrhythmic agents have a lot of potential but a long way to go. Reduced effectiveness and dangers of reverse use dependence. *Circulation.* 1990;81:686-90.

610. Singh SN, Fletcher RD, Fisher SG, Singh BN, Lewis HD, Deedwania PC, Massie BM, Colling C and Lazzeri D. Amiodarone in patients with congestive heart failure and asymptomatic ventricular arrhythmia. Survival Trial of Antiarrhythmic Therapy in Congestive Heart Failure. *N Engl J Med.* 1995;333:77-82.

611. Kirchhof P, Franz MR, Bardai A and Wilde AM. Giant T-U waves precede torsades de pointes in long QT syndrome: a systematic electrocardiographic analysis in patients with acquired and congenital QT prolongation. *J Am Coll Cardiol.* 2009;54:143-9.

612. Goldschlager N, Epstein AE, Naccarelli GV, Olshansky B, Singh B, Collard HR, Murphy E, Practice Guidelines Sub-committee NASoP and Electrophysiology. A practical guide for clinicians who treat patients with amiodarone: 2007. *Heart Rhythm.* 2007;4:1250-9.

613. Burashnikov A, Pourrier M, Gibson JK, Lynch JJ and Antzelevitch C. Rate-dependent effects of vernakalant in the isolated non-remodeled canine left atria are primarily due to block of the sodium channel: comparison with ranolazine and dl-sotalol. *Circ Arrhythm Electrophysiol.* 2012;5:400-8.

614. Roy D, Pratt CM, Torp-Pedersen C, Wyse DG, Toft E, Juul-Moller S, Nielsen T,

Rasmussen SL, Stiell IG, Coutu B, Ip JH, Pritchett EL and Camm AJ. Vernakalant hydrochloride for rapid conversion of atrial fibrillation: a phase 3, randomized, placebo-controlled trial. *Circulation*. 2008;117:1518-25.

615. Camm AJ, Capucci A, Hohnloser SH, Torp-Pedersen C, Van Gelder IC, Mangal B and Beatch G. A randomized active-controlled study comparing the efficacy and safety of vernakalant to amiodarone in recent-onset atrial fibrillation. *J Am Coll Cardiol*. 2011;57:313-21.

616. Simon A, Niederdoeckl J, Skyllouriotis E, Schuetz N, Herkner H, Weiser C, Laggner AN, Domanovits H and Spiel AO. Vernakalant is superior to ibutilide for achieving sinus rhythm in patients with recent-onset atrial fibrillation: a randomized controlled trial at the emergency department. *Europace*. 2017;19:233-240.

617. Husser D, Stridh M, Sornmo L, Geller C, Klein HU, Olsson SB and Bollmann A. Time-frequency analysis of the surface electrocardiogram for monitoring antiarrhythmic drug effects in atrial fibrillation. *Am J Cardiol*. 2005;95:526-8.

618. Kim BH, Kim JR, Lim KS, Kim JW, Kim KP, Hong JH, Jang IJ, Shin SG, Yu KS and Tanaka T. An open-label, single-dose, parallel-group, dose-increasing study comparing the pharmacokinetics and tolerability of pilsicainide hydrochloride in healthy Korean and Japanese male subjects. *Clin Ther*. 2009;31:609-18.

619. Torres V, Tepper D, Flowers D, Wynn J, Lam S, Keefe D, Miura DS and Somberg JC. QT prolongation and the antiarrhythmic efficacy of amiodarone. *J Am Coll Cardiol*. 1986;7:142-7.

620. Cobbe SM. Clinical usefulness of the Vaughan Williams classification system. *Eur Heart J*. 1987;8 Suppl A:65-9.

621. Feld GK, Chen PS, Nicod P, Fleck RP and Meyer D. Possible atrial proarrhythmic effects of class 1C antiarrhythmic drugs. *Am J Cardiol*. 1990;66:378-83.

622. Yap YG and Camm AJ. Drug induced QT prolongation and torsades de pointes. *Heart*. 2003;89:1363-72.

623. Drew BJ, Ackerman MJ, Funk M, Gibler WB, Kligfield P, Menon V, Philippides GJ, Roden DM and Zareba W. Prevention of torsade de pointes in hospital settings: a scientific statement from the American Heart Association and the American College of Cardiology Foundation. *Circulation*. 2010;121:1047-60.

624. Naccarelli GV, Wolbrette DL, Levin V, Samii S, Banchs JE, Penny-Peterson E and Gonzalez MD. Safety and efficacy of dronedarone in the treatment of atrial fibrillation/flutter. *Clin Med Insights Cardiol*. 2011;5:103-19.

625. Fetsch T, Bauer P, Engberding R, Koch HP, Lukl J, Meinertz T, Oeff M, Seipel L, Trappe HJ, Treese N, Breithardt G and Prevention of Atrial Fibrillation after Cardioversion I. Prevention of atrial fibrillation after cardioversion: results of the PAFAC trial. *Eur Heart J*. 2004;25:1385-94.

626. Parkash R, Wells GA, Sapp JL, Healey JS, Tardif JC, Greiss I, Rivard L, Roux JF, Gula L, Nault I, Novak P, Birnie D, Ha A, Wilton SB, Mangat I, Gray C, Gardner M and Tang ASL. Effect of Aggressive Blood Pressure Control on the Recurrence of Atrial Fibrillation After Catheter Ablation: A Randomized, Open-Label Clinical

Trial (SMAC-AF [Substrate Modification With Aggressive Blood Pressure Control]). *Circulation.* 2017;135:1788-1798.

627. Overvad TF, Rasmussen LH, Skjoth F, Overvad K, Lip GY and Larsen TB. Body mass index and adverse events in patients with incident atrial fibrillation. *Am J Med.* 2013;126:640 e9-17.
628. Huxley RR, Misialek JR, Agarwal SK, Loehr LR, Soliman EZ, Chen LY and Alonso A. Physical activity, obesity, weight change, and risk of atrial fibrillation: the Atherosclerosis Risk in Communities study. *Circ Arrhythm Electrophysiol.* 2014; 7:620-5.
629. Murphy NF, MacIntyre K, Stewart S, Hart CL, Hole D and McMurray JJ. Long-term cardiovascular consequences of obesity: 20-year follow-up of more than 15 000 middle-aged men and women (the Renfrew-Paisley study). *Eur Heart J.* 2006; 27:96-106.
630. Wanahita N, Messerli FH, Bangalore S, Gami AS, Somers VK and Steinberg JS. Atrial fibrillation and obesity-results of a meta-analysis. *Am Heart J.* 2008; 155:310-5.
631. Wang TJ, Parise H, Levy D, D'Agostino RB, Sr., Wolf PA, Vasan RS and Benjamin EJ. Obesity and the risk of new-onset atrial fibrillation. *JAMA.* 2004;292:2471-7.
632. Proietti M, Guiducci E, Cheli P and Lip GY. Is There an Obesity Paradox for Outcomes in Atrial Fibrillation? A Systematic Review and Meta-Analysis of Non-Vitamin K Antagonist Oral Anticoagulant Trials. *Stroke.* 2017;48:857-866.
633. Lee SR, Choi EK, Jung JH, Park SH, Han KD, Oh S and Lip GYH. Body Mass Index and Clinical Outcomes in Asian Patients With Atrial Fibrillation Receiving Oral Anticoagulation. *Stroke.* 2021;52:521-530.
634. Abed HS, Wittert GA, Leong DP, Shirazi MG, Bahrami B, Middeldorp ME, Lorimer MF, Lau DH, Antic NA, Brooks AG, Abhayaratna WP, Kalman JM and Sanders P. Effect of weight reduction and cardiometabolic risk factor management on symptom burden and severity in patients with atrial fibrillation: a randomized clinical trial. *Jama.* 2013;310:2050-60.
635. Pathak RK, Middeldorp ME, Meredith M, Mehta AB, Mahajan R, Wong CX, Twomey D, Elliott AD, Kalman JM, Abhayaratna WP, Lau DH and Sanders P. Long-Term Effect of Goal-Directed Weight Management in an Atrial Fibrillation Cohort: A Long-Term Follow-Up Study (LEGACY). *J Am Coll Cardiol.* 2015;65: 2159-69.
636. Piepoli MF, Hoes AW, Agewall S, Albus C, Brotons C, Catapano AL, Cooney MT, Corra U, Cosyns B, Deaton C, Graham I, Hall MS, Hobbs FDR, Lochen ML, Lollgen H, Marques-Vidal P, Perk J, Prescott E, Redon J, Richter DJ, Sattar N, Smulders Y, Tiberi M, van der Worp HB, van Dis I, Verschuren WMM, Binno S and Group ESCSD. 2016 European Guidelines on cardiovascular disease prevention in clinical practice: The Sixth Joint Task Force of the European Society of Cardiology and Other Societies on Cardiovascular Disease Prevention in Clinical Practice (constituted by representatives of 10 societies and by invited experts)Developed with the special contribution of the European Association for Cardiovascular

Prevention & Rehabilitation (EACPR). *Eur Heart J.* 2016;37:2315-2381.

637. Winkle RA, Mead RH, Engel G, Kong MH, Fleming W, Salcedo J and Patrawala RA. Impact of obesity on atrial fibrillation ablation: Patient characteristics, long-term outcomes, and complications. *Heart Rhythm.* 2017;14:819-827.
638. Cha YM, Friedman PA, Asirvatham SJ, Shen WK, Munger TM, Rea RF, Brady PA, Jahangir A, Monahan KH, Hodge DO, Meverden RA, Gersh BJ, Hammill SC and Packer DL. Catheter ablation for atrial fibrillation in patients with obesity. *Circulation.* 2008;117:2583-90.
639. Ettinger PO, Wu CF, De La Cruz C, Jr., Weisse AB, Ahmed SS and Regan TJ. Arrhythmias and the "Holiday Heart": alcohol-associated cardiac rhythm disorders. *Am Heart J.* 1978;95:555-62.
640. Conen D and Albert CM. Alcohol consumption and risk of atrial fibrillation: how much is too much? *J Am Coll Cardiol.* 2014;64:290-2.
641. Liang Y, Mente A, Yusuf S, Gao P, Sleight P, Zhu J, Fagard R, Lonn E, Teo KK, Ontarget and Investigators T. Alcohol consumption and the risk of incident atrial fibrillation among people with cardiovascular disease. *CMAJ.* 2012;184:E857-66.
642. Larsson SC, Drca N and Wolk A. Alcohol consumption and risk of atrial fibrillation: a prospective study and dose-response meta-analysis. *J Am Coll Cardiol.* 2014;64:281-9.
643. Overvad TF, Rasmussen LH, Skjoth F, Overvad K, Albertsen IE, Lane DA, Lip GY and Larsen TB. Alcohol intake and prognosis of atrial fibrillation. *Heart.* 2013;99:1093-9.
644. Voskoboinik A, Kalman JM, De Silva A, Nicholls T, Costello B, Nanayakkara S, Prabhu S, Stub D, Azzopardi S, Vizi D, Wong G, Nalliah C, Sugumar H, Wong M, Kotschet E, Kaye D, Taylor AJ and Kistler PM. Alcohol Abstinence in Drinkers with Atrial Fibrillation. *N Engl J Med.* 2020;382:20-28.
645. Lee SR, Choi EK, Jung JH, Han KD, Oh S and Lip GYH. Lower risk of stroke after alcohol abstinence in patients with incident atrial fibrillation: a nationwide population-based cohort study. *Eur Heart J.* 2021.
646. Cheng M, Hu Z, Lu X, Huang J and Gu D. Caffeine intake and atrial fibrillation incidence: dose response meta-analysis of prospective cohort studies. *Can J Cardiol.* 2014;30:448-54.
647. Lavie CJ, Thomas RJ, Squires RW, Allison TG and Milani RV. Exercise training and cardiac rehabilitation in primary and secondary prevention of coronary heart disease. *Mayo Clin Proc.* 2009;84:373-83.
648. Mont L. Arrhythmias and sport practice. *Heart.* 2010;96:398-405.
649. Menezes AR, Lavie CJ, De Schutter A, Milani RV, O'Keefe J, DiNicolantonio JJ, Morin DP and Abi-Samra FM. Lifestyle modification in the prevention and treatment of atrial fibrillation. *Prog Cardiovasc Dis.* 2015;58:117-25.
650. Karjalainen J, Kujala UM, Kaprio J, Sarna S and Viitasalo M. Lone atrial fibrillation in vigorously exercising middle aged men: case-control study. *BMJ.* 1998; 316:1784-5.

651. Baldesberger S, Bauersfeld U, Candinas R, Seifert B, Zuber M, Ritter M, Jenni R, Oechslin E, Luthi P, Scharf C, Marti B and Attenhofer Jost CH. Sinus node disease and arrhythmias in the long-term follow-up of former professional cyclists. *Eur Heart J.* 2008;29:71-8.

652. Molina L, Mont L, Marrugat J, Berruezo A, Brugada J, Bruguera J, Rebato C and Elosua R. Long-term endurance sport practice increases the incidence of lone atrial fibrillation in men: a follow-up study. *Europace.* 2008;10:618-23.

653. Nielsen JR, Wachtell K and Abdulla J. The Relationship Between Physical Activity and Risk of Atrial Fibrillation-A Systematic Review and Meta-Analysis. *J Atr Fibrillation.* 2013;5:789.

654. Risom SS, Zwisler AD, Johansen PP, Sibilitz KL, Lindschou J, Gluud C, Taylor RS, Svendsen JH and Berg SK. Exercise-based cardiac rehabilitation for adults with atrial fibrillation. *Cochrane Database Syst Rev.* 2017;2:CD011197.

655. Ahn HJ, Lee SR, Choi EK, Han KD, Jung JH, Lim JH, Yun JP, Kwon S, Oh S and Lip GYH. Association between exercise habits and stroke, heart failure, and mortality in Korean patients with incident atrial fibrillation: A nationwide population-based cohort study. *PLoS Med.* 2021;18:e1003659.

656. Dzeshka MS, Shantsila A, Shantsila E and Lip GYH. Atrial Fibrillation and Hypertension. *Hypertension.* 2017;70:854-861.

657. Lim YM, Yang PS, Jang E, Yu HT, Kim TH, Uhm JS, Kim JY, Pak HN, Lee MH, Joung B and Lip GYH. Body Mass Index Variability and Long-term Risk of New-Onset Atrial Fibrillation in the General Population: A Korean Nationwide Cohort Study. *Mayo Clin Proc.* 2019;94:225-235.

658. Williams B, Mancia G, Spiering W, Agabiti Rosei E, Azizi M, Burnier M, Clement DL, Coca A, de Simone G, Dominiczak A, Kahan T, Mahfoud F, Redon J, Ruilope L, Zanchetti A, Kerins M, Kjeldsen SE, Kreutz R, Laurent S, Lip GYH, McManus R, Narkiewicz K, Ruschitzka F, Schmieder RE, Shlyakhto E, Tsioufis C, Aboyans V, Desormais I and Group ESCSD. 2018 ESC/ESH Guidelines for the management of arterial hypertension. *Eur Heart J.* 2018;39:3021-3104.

659. Lip GY, Frison L, Grind M and Invetigators S. Effect of hypertension on anticoagulated patients with atrial fibrillation. *Eur Heart J.* 2007;28:752-9.

660. Steinberg JS, Shabanov V, Ponomarev D, Losik D, Ivanickiy E, Kropotkin E, Polyakov K, Ptaszynski P, Keweloh B, Yao CJ, Pokushalov EA and Romanov AB. Effect of Renal Denervation and Catheter Ablation vs Catheter Ablation Alone on Atrial Fibrillation Recurrence Among Patients With Paroxysmal Atrial Fibrillation and Hypertension: The ERADICATE-AF Randomized Clinical Trial. *JAMA.* 2020;323:248-255.

661. Ahmed MI, White M, Ekundayo OJ, Love TE, Aban I, Liu B, Aronow WS and Ahmed A. A history of atrial fibrillation and outcomes in chronic advanced systolic heart failure: a propensity-matched study. *Eur Heart J.* 2009;30:2029-37.

662. Mountantonakis SE, Grau-Sepulveda MV, Bhatt DL, Hernandez AF, Peterson ED and Fonarow GC. Presence of atrial fibrillation is independently associated with

adverse outcomes in patients hospitalized with heart failure: an analysis of get with the guidelines-heart failure. *Circ Heart Fail.* 2012;5:191-201.

663. Saksena S, Slee A, Waldo AL, Freemantle N, Reynolds M, Rosenberg Y, Rathod S, Grant S, Thomas E and Wyse DG. Cardiovascular outcomes in the AFFIRM Trial (Atrial Fibrillation Follow-Up Investigation of Rhythm Management). An assessment of individual antiarrhythmic drug therapies compared with rate control with propensity score-matched analyses. *J Am Coll Cardiol.* 2011;58: 1975-85.
664. Lau DH, Psaltis PJ, Mackenzie L, Kelly DJ, Carbone A, Worthington M, Nelson AJ, Zhang Y, Kuklik P, Wong CX, Edwards J, Saint DA, Worthley SG and Sanders P. Atrial remodeling in an ovine model of anthracycline-induced nonischemic cardiomyopathy: remodeling of the same sort. *J Cardiovasc Electrophysiol.* 2011;22:175-82.
665. Li D, Fareh S, Leung TK and Nattel S. Promotion of atrial fibrillation by heart failure in dogs: atrial remodeling of a different sort. *Circulation.* 1999;100:87-95.
666. Nasr IA, Bouzamondo A, Hulot JS, Dubourg O, Le Heuzey JY and Lechat P. Prevention of atrial fibrillation onset by beta-blocker treatment in heart failure: a meta-analysis. *Eur Heart J.* 2007;28:457-62.
667. Vermes E, Tardif JC, Bourassa MG, Racine N, Levesque S, White M, Guerra PG and Ducharme A. Enalapril decreases the incidence of atrial fibrillation in patients with left ventricular dysfunction: insight from the Studies Of Left Ventricular Dysfunction (SOLVD) trials. *Circulation.* 2003;107:2926-31.
668. Ducharme A, Swedberg K, Pfeffer MA, Cohen-Solal A, Granger CB, Maggioni AP, Michelson EL, McMurray JJ, Olsson L, Rouleau JL, Young JB and Yusuf S. Prevention of atrial fibrillation in patients with symptomatic chronic heart failure by candesartan in the Candesartan in Heart failure: assessment of Reduction in Mortality and morbidity (CHARM) program. *Am Heart J.* 2006;151:985-91.
669. Maggioni AP, Latini R, Carson PE, Singh SN, Barlera S, Glazer R, Masson S, Cere E, Tognoni G, Cohn JN and Val-He FTI. Valsartan reduces the incidence of atrial fibrillation in patients with heart failure: results from the Valsartan Heart Failure Trial (Val-HeFT). *Am Heart J.* 2005;149:548-57.
670. Swedberg K, Zannad F, McMurray JJ, Krum H, van Veldhuisen DJ, Shi H, Vincent J, Pitt B and Investigators E-HS. Eplerenone and atrial fibrillation in mild systolic heart failure: results from the EMPHASIS-HF (Eplerenone in Mild Patients Hospitalization And SurvIval Study in Heart Failure) study. *J Am Coll Cardiol.* 2012;59:1598-603.
671. McMurray JJ, Packer M, Desai AS, Gong J, Lefkowitz MP, Rizkala AR, Rouleau JL, Shi VC, Solomon SD, Swedberg K, Zile MR, Investigators P-H and Committees. Angiotensin-neprilysin inhibition versus enalapril in heart failure. *N Engl J Med.* 2014;371:993-1004.
672. Packer DL, Mark DB, Robb RA, Monahan KH, Bahnson TD, Poole JE, Noseworthy PA, Rosenberg YD, Jeffries N, Mitchell LB, Flaker GC, Pokushalov E, Romanov A, Bunch TJ, Noelker G, Ardashev A, Revishvili A, Wilber DJ, Cappato R, Kuck

KH, Hindricks G, Davies DW, Kowey PR, Naccarelli GV, Reiffel JA, Piccini JP, Silverstein AP, Al-Khalidi HR, Lee KL and Investigators C. Effect of Catheter Ablation vs Antiarrhythmic Drug Therapy on Mortality, Stroke, Bleeding, and Cardiac Arrest Among Patients With Atrial Fibrillation: The CABANA Randomized Clinical Trial. *JAMA*. 2019;321:1261-1274.

673. Rienstra M, Hobbelt AH, Alings M, Tijssen JGP, Smit MD, Brugemann J, Geelhoed B, Tieleman RG, Hillege HL, Tukkie R, Van Veldhuisen DJ, Crijns H, Van Gelder IC and Investigators R. Targeted therapy of underlying conditions improves sinus rhythm maintenance in patients with persistent atrial fibrillation: results of the RACE 3 trial. *Eur Heart J*. 2018;39:2987-2996.

674. Bayturan O, Puri R, Tuzcu EM, Shao M, Wolski K, Schoenhagen P, Kapadia S, Nissen SE, Sanders P and Nicholls SJ. Atrial fibrillation, progression of coronary atherosclerosis and myocardial infarction. *Eur J Prev Cardiol*. 2017;24:373-381.

675. Ruddox V, Sandven I, Munkhaugen J, Skattebu J, Edvardsen T and Otterstad JE. Atrial fibrillation and the risk for myocardial infarction, all-cause mortality and heart failure: A systematic review and meta-analysis. *Eur J Prev Cardiol*. 2017;24:1555-1566.

676. Sinno H, Derakhchan K, Libersan D, Merhi Y, Leung TK and Nattel S. Atrial ischemia promotes atrial fibrillation in dogs. *Circulation*. 2003;107:1930-6.

677. Alasady M, Abhayaratna WP, Leong DP, Lim HS, Abed HS, Brooks AG, Mattchoss S, Roberts-Thomson KC, Worthley MI, Chew DP and Sanders P. Coronary artery disease affecting the atrial branches is an independent determinant of atrial fibrillation after myocardial infarction. *Heart Rhythm*. 2011;8:955-60.

678. Alasady M, Shipp NJ, Brooks AG, Lim HS, Lau DH, Barlow D, Kuklik P, Worthley MI, Roberts-Thomson KC, Saint DA, Abhayaratna W and Sanders P. Myocardial infarction and atrial fibrillation: importance of atrial ischemia. *Circ Arrhythm Electrophysiol*. 2013;6:738-45.

679. Vinter N, Christesen AMS, Mortensen LS, Urbonaviciene G, Lindholt J, Johnsen SP and Frost L. Coronary artery calcium score and the long-term risk of atrial fibrillation in patients undergoing non-contrast cardiac computed tomography for suspected coronary artery disease: a Danish registry-based cohort study. *Eur Heart J Cardiovasc Imaging*. 2018;19:926-932.

680. McMurray J, Kober L, Robertson M, Dargie H, Colucci W, Lopez-Sendon J, Remme W, Sharpe DN and Ford I. Antiarrhythmic effect of carvedilol after acute myocardial infarction: results of the Carvedilol Post-Infarct Survival Control in Left Ventricular Dysfunction (CAPRICORN) trial. *J Am Coll Cardiol*. 2005;45: 525-30.

681. Gonzalez-Pacheco H, Marquez MF, Arias-Mendoza A, Alvarez-Sangabriel A, Eid-Lidt G, Gonzalez-Hermosillo A, Azar-Manzur F, Altamirano-Castillo A, Briseno-Cruz JL, Garcia-Martinez A, Mendoza-Garcia S and Martinez-Sanchez C. Clinical features and in-hospital mortality associated with different types of atrial fibrillation in patients with acute coronary syndrome with and without ST elevation. *J Cardiol*. 2015;66:148-54.

682. Krijthe BP, Leening MJ, Heeringa J, Kors JA, Hofman A, Franco OH, Witteman JC and Stricker BH. Unrecognized myocardial infarction and risk of atrial fibrillation: the Rotterdam Study. *Int J Cardiol.* 2013;168:1453-7.

683. Kralev S, Schneider K, Lang S, Suselbeck T and Borggrefe M. Incidence and severity of coronary artery disease in patients with atrial fibrillation undergoing first-time coronary angiography. *PLoS One.* 2011;6:e24964.

684. Lee HY, Yang PS, Kim TH, Uhm JS, Pak HN, Lee MH and Joung B. Atrial fibrillation and the risk of myocardial infarction: a nation-wide propensity-matched study. *Sci Rep.* 2017;7:12716.

685. Chao TF, Huang YC, Liu CJ, Chen SJ, Wang KL, Lin YJ, Chang SL, Lo LW, Hu YF, Tuan TC, Chen TJ, Hsieh MH, Lip GY and Chen SA. Acute myocardial infarction in patients with atrial fibrillation with a CHA2DS2-VASc score of 0 or 1: a nationwide cohort study. *Heart Rhythm.* 2014;11:1941-7.

686. Soliman EZ, Lopez F, O'Neal WT, Chen LY, Bengtson L, Zhang ZM, Loehr L, Cushman M and Alonso A. Atrial Fibrillation and Risk of ST-Segment-Elevation Versus Non-ST-Segment-Elevation Myocardial Infarction: The Atherosclerosis Risk in Communities (ARIC) Study. *Circulation.* 2015;131:1843-50.

687. Guimaraes PO, Zakroysky P, Goyal A, Lopes RD, Kaltenbach LA and Wang TY. Usefulness of Antithrombotic Therapy in Patients With Atrial Fibrillation and Acute Myocardial Infarction. *Am J Cardiol.* 2019;123:12-18.

688. Erez A, Goldenberg I, Sabbag A, Nof E, Zahger D, Atar S, Pollak A, Dobrecky-Merye I, Beigel R, Matetzky S, Glikson M and Beinart R. Temporal trends and outcomes associated with atrial fibrillation observed during acute coronary syndrome: Real-world data from the Acute Coronary Syndrome Israeli Survey (ACSIS), 2000-2013. *Clin Cardiol.* 2017;40:275-280.

689. Du X, Ninomiya T, de Galan B, Abadir E, Chalmers J, Pillai A, Woodward M, Cooper M, Harrap S, Hamet P, Poulter N, Lip GY, Patel A and Group AC. Risks of cardiovascular events and effects of routine blood pressure lowering among patients with type 2 diabetes and atrial fibrillation: results of the ADVANCE study. *Eur Heart J.* 2009;30:1128-35.

690. Pallisgaard JL, Schjerning AM, Lindhardt TB, Procida K, Hansen ML, Torp-Pedersen C and Gislason GH. Risk of atrial fibrillation in diabetes mellitus: A nationwide cohort study. *Eur J Prev Cardiol.* 2016;23:621-7.

691. Rizzo MR, Sasso FC, Marfella R, Siniscalchi M, Paolisso P, Carbonara O, Capoluongo MC, Lascar N, Pace C, Sardu C, Passavanti B, Barbieri M, Mauro C and Paolisso G. Autonomic dysfunction is associated with brief episodes of atrial fibrillation in type 2 diabetes. *J Diabetes Complications.* 2015;29:88-92.

692. Movahed MR, Hashemzadeh M and Jamal MM. Diabetes mellitus is a strong, independent risk for atrial fibrillation and flutter in addition to other cardiovascular disease. *Int J Cardiol.* 2005;105:315-8.

693. Lee SR, Choi EK, Rhee TM, Lee HJ, Lim WH, Kang SH, Han KD, Cha MJ, Cho Y, Oh IY and Oh S. Evaluation of the association between diabetic retinopathy

and the incidence of atrial fibrillation: A nationwide population-based study. *Int J Cardiol.* 2016;223:953-957.

694. Fangel MV, Nielsen PB, Larsen TB, Christensen B, Overvad TF, Lip GYH, Goldhaber SZ and Jensen MB. Type 1 versus type 2 diabetes and thromboembolic risk in patients with atrial fibrillation: A Danish nationwide cohort study. *Int J Cardiol.* 2018;268:137-142.

695. Fatemi O, Yuriditsky E, Tsioufis C, Tsachris D, Morgan T, Basile J, Bigger T, Cushman W, Goff D, Soliman EZ, Thomas A and Papademetriou V. Impact of intensive glycemic control on the incidence of atrial fibrillation and associated cardiovascular outcomes in patients with type 2 diabetes mellitus (from the Action to Control Cardiovascular Risk in Diabetes Study). *Am J Cardiol.* 2014; 114:1217-22.

696. Chang SH, Wu LS, Chiou MJ, Liu JR, Yu KH, Kuo CF, Wen MS, Chen WJ, Yeh YH and See LC. Association of metformin with lower atrial fibrillation risk among patients with type 2 diabetes mellitus: a population-based dynamic cohort and in vitro studies. *Cardiovasc Diabetol.* 2014;13:123.

697. Zhang Z, Zhang X, Korantzopoulos P, Letsas KP, Tse G, Gong M, Meng L, Li G and Liu T. Thiazolidinedione use and atrial fibrillation in diabetic patients: a meta-analysis. *BMC Cardiovasc Disord.* 2017;17:96.

698. Bell DSH and Goncalves E. Atrial fibrillation and type 2 diabetes: Prevalence, etiology, pathophysiology and effect of anti-diabetic therapies. *Diabetes Obes Metab.* 2019;21:210-217.

699. Patti G, Di Gioia G, Cavallari I and Nenna A. Safety and efficacy of nonvitamin K antagonist oral anticoagulants versus warfarin in diabetic patients with atrial fibrillation: A study-level meta-analysis of phase III randomized trials. *Diabetes Metab Res Rev.* 2017;33.

700. Hylek EM, Held C, Alexander JH, Lopes RD, De Caterina R, Wojdyla DM, Huber K, Jansky P, Steg PG, Hanna M, Thomas L, Wallentin L and Granger CB. Major bleeding in patients with atrial fibrillation receiving apixaban or warfarin: The ARISTOTLE Trial (Apixaban for Reduction in Stroke and Other Thromboembolic Events in Atrial Fibrillation): Predictors, Characteristics, and Clinical Outcomes. *J Am Coll Cardiol.* 2014;63:2141-7.

701. Lip GYH, Clementy N, Pierre B, Boyer M and Fauchier L. The impact of associated diabetic retinopathy on stroke and severe bleeding risk in diabetic patients with atrial fibrillation: the loire valley atrial fibrillation project. *Chest.* 2015;147: 1103-1110.

702. Donnellan E, Aagaard P, Kanj M, Jaber W, Elshazly M, Hoosien M, Baranowski B, Hussein A, Saliba W and Wazni O. Association Between Pre-Ablation Glycemic Control and Outcomes Among Patients With Diabetes Undergoing Atrial Fibrillation Ablation. *JACC Clin Electrophysiol.* 2019;5:897-903.

703. Linz D, Baumert M, Catcheside P, Floras J, Sanders P, Levy P, Cowie MR and Doug McEvoy R. Assessment and interpretation of sleep disordered breathing severity in cardiology: Clinical implications and perspectives. *Int J Cardiol.*

2018;271:281-288.

704. Gami AS, Pressman G, Caples SM, Kanagala R, Gard JJ, Davison DE, Malouf JF, Ammash NM, Friedman PA and Somers VK. Association of atrial fibrillation and obstructive sleep apnea. *Circulation*. 2004;110:364-7.

705. Goudis CA and Ketikoglou DG. Obstructive sleep and atrial fibrillation: Pathophysiological mechanisms and therapeutic implications. *Int J Cardiol*. 2017;230:293-300.

706. Epstein LJ, Kristo D, Strollo PJ, Jr., Friedman N, Malhotra A, Patil SP, Ramar K, Rogers R, Schwab RJ, Weaver EM, Weinstein MD and Adult Obstructive Sleep Apnea Task Force of the American Academy of Sleep M. Clinical guideline for the evaluation, management and long-term care of obstructive sleep apnea in adults. *J Clin Sleep Med*. 2009;5:263-76.

707. Linz D, McEvoy RD, Cowie MR, Somers VK, Nattel S, Levy P, Kalman JM and Sanders P. Associations of Obstructive Sleep Apnea With Atrial Fibrillation and Continuous Positive Airway Pressure Treatment: A Review. *JAMA Cardiol*. 2018; 3:532-540.

708. Shukla A, Aizer A, Holmes D, Fowler S, Park DS, Bernstein S, Bernstein N and Chinitz L. Effect of Obstructive Sleep Apnea Treatment on Atrial Fibrillation Recurrence: A Meta-Analysis. *JACC Clin Electrophysiol*. 2015;1:41-51.

709. Pathak RK, Elliott A, Middeldorp ME, Meredith M, Mehta AB, Mahajan R, Hendriks JM, Twomey D, Kalman JM, Abhayaratna WP, Lau DH and Sanders P. Impact of CARDIOrespiratory FITness on Arrhythmia Recurrence in Obese Individuals With Atrial Fibrillation: The CARDIO-FIT Study. *J Am Coll Cardiol*. 2015;66: 985-96.

710. Van Gelder IC, Rienstra M, Crijns HJ and Olshansky B. Rate control in atrial fibrillation. *Lancet*. 2016;388:818-28.

711. Bonfanti L, Annovi A, Sanchis-Gomar F, Saccenti C, Meschi T, Ticinesi A and Cervellin G. Effectiveness and safety of electrical cardioversion for acute-onset atrial fibrillation in the emergency department: a real-world 10-year single center experience. *Clin Exp Emerg Med*. 2019;6:64-69.

712. Scheuermeyer FX, Grafstein E, Stenstrom R, Innes G, Heslop C, MacPhee J, Pourvali R, Heilbron B, McGrath L and Christenson J. Thirty-day and 1-year outcomes of emergency department patients with atrial fibrillation and no acute underlying medical cause. *Ann Emerg Med*. 2012;60:755-765 e2.

713. Bavendiek U, Berliner D, Davila LA, Schwab J, Maier L, Philipp SA, Rieth A, Westenfeld R, Piorkowski C, Weber K, Hanselmann A, Oldhafer M, Schallhorn S, von der Leyen H, Schroder C, Veltmann C, Stork S, Bohm M, Koch A, Bauersachs J, Investigators D-H and Committees. Rationale and design of the DIGIT-HF trial (DIGitoxin to Improve ouTcomes in patients with advanced chronic Heart Failure): a randomized, double-blind, placebo-controlled study. *Eur J Heart Fail*. 2019;21:676-684.

714. Darby AE and Dimarco JP. Management of atrial fibrillation in patients with

structural heart disease. *Circulation*. 2012;125:945-57.

715. Boriani G, Proietti M, Laroche C, Diemberger I, Popescu MI, Riahi S, Shantsila A, Dan GA, Tavazzi L, Maggioni AP, Lip GYH and Investigators E-APGR. Changes to oral anticoagulant therapy and risk of death over a 3-year follow-up of a contemporary cohort of European patients with atrial fibrillation final report of the EURObservational Research Programme on Atrial Fibrillation (EORP-AF) pilot general registry. *Int J Cardiol*. 2018;271:68-74.
716. Boriani G, Laroche C, Diemberger I, Fantecchi E, Popescu MI, Rasmussen LH, Dan GA, Kalarus Z, Tavazzi L, Maggioni AP and Lip GY. 'Real-world' management and outcomes of patients with paroxysmal vs. non-paroxysmal atrial fibrillation in Europe: the EURObservational Research Programme-Atrial Fibrillation (EORP-AF) General Pilot Registry. *Europace*. 2016;18:648-57.
717. Gulizia MM, Cemin R, Colivicchi F, De Luca L, Di Lenarda A, Boriani G, Di Pasquale G, Nardi F, Scherillo M, Lucci D, Fabbri G, Maggioni AP and Investigators B-A. Management of atrial fibrillation in the emergency room and in the cardiology ward: the BLITZ AF study. *Europace*. 2019;21:230-238.
718. Sanclemente C, Yeste M, Suarez C, Coll R, Aguilar E, Sahuquillo JC, Lerma R, Monreal M and investigators F. Predictors of outcome in stable outpatients with peripheral artery disease. *Intern Emerg Med*. 2014;9:69-77.
719. Fauchier L, Clementy N, Bisson A, Ivanes F, Angoulvant D, Babuty D and Lip GY. Should Atrial Fibrillation Patients With Only 1 Nongender-Related CHA2DS2-VASc Risk Factor Be Anticoagulated? *Stroke*. 2016;47:1831-6.
720. Neumann FJ, Sousa-Uva M, Ahlsson A, Alfonso F, Banning AP, Benedetto U, Byrne RA, Collet JP, Falk V, Head SJ, Juni P, Kastrati A, Koller A, Kristensen SD, Niebauer J, Richter DJ, Seferovic PM, Sibbing D, Stefanini GG, Windecker S, Yadav R, Zembala MO and Group ESCSD. 2018 ESC/EACTS Guidelines on myocardial revascularization. *Eur Heart J*. 2019;40:87-165.
721. Knuuti J, Wijns W, Saraste A, Capodanno D, Barbato E, Funck-Brentano C, Prescott E, Storey RF, Deaton C, Cuisset T, Agewall S, Dickstein K, Edvardsen T, Escaned J, Gersh BJ, Svitil P, Gilard M, Hasdai D, Hatala R, Mahfoud F, Masip J, Muneretto C, Valgimigli M, Achenbach S, Bax JJ and Group ESCSD. 2019 ESC Guidelines for the diagnosis and management of chronic coronary syndromes. *Eur Heart J*. 2020;41:407-477.
722. Lip GYH, Collet JP, Haude M, Byrne R, Chung EH, Fauchier L, Halvorsen S, Lau D, Lopez-Cabanillas N, Lettino M, Marin F, Obel I, Rubboli A, Storey RF, Valgimigli M, Huber K and Group ESCSD. 2018 Joint European consensus document on the management of antithrombotic therapy in atrial fibrillation patients presenting with acute coronary syndrome and/or undergoing percutaneous cardiovascular interventions: a joint consensus document of the European Heart Rhythm Association (EHRA), European Society of Cardiology Working Group on Thrombosis, European Association of Percutaneous Cardiovascular Interventions (EAPCI), and European Association of Acute Cardiac Care (ACCA) endorsed by the Heart Rhythm Society (HRS), Asia-Pacific Heart Rhythm Society (APHRS),

Latin America Heart Rhythm Society (LAHRS), and Cardiac Arrhythmia Society of Southern Africa (CASSA). *Europace.* 2019;21:192-193.

723. Gargiulo G, Goette A, Tijssen J, Eckardt L, Lewalter T, Vranckx P and Valgimigli M. Safety and efficacy outcomes of double vs. triple antithrombotic therapy in patients with atrial fibrillation following percutaneous coronary intervention: a systematic review and meta-analysis of non-vitamin K antagonist oral anticoagulant-based randomized clinical trials. *Eur Heart J.* 2019;40:3757-3767.

724. Potpara TS, Mujovic N, Proietti M, Dagres N, Hindricks G, Collet JP, Valgimigli M, Heidbuchel H and Lip GYH. Revisiting the effects of omitting aspirin in combined antithrombotic therapies for atrial fibrillation and acute coronary syndromes or percutaneous coronary interventions: meta-analysis of pooled data from the PIONEER AF-PCI, RE-DUAL PCI, and AUGUSTUS trials. *Europace.* 2020; 22:33-46.

725. Lamberts M, Gislason GH, Olesen JB, Kristensen SL, Schjerning Olsen AM, Mikkelsen A, Christensen CB, Lip GY, Kober L, Torp-Pedersen C and Hansen ML. Oral anticoagulation and antiplatelets in atrial fibrillation patients after myocardial infarction and coronary intervention. *J Am Coll Cardiol.* 2013;62: 981-9.

726. Fiedler KA, Maeng M, Mehilli J, Schulz-Schupke S, Byrne RA, Sibbing D, Hoppmann P, Schneider S, Fusaro M, Ott I, Kristensen SD, Ibrahim T, Massberg S, Schunkert H, Laugwitz KL, Kastrati A and Sarafoff N. Duration of Triple Therapy in Patients Requiring Oral Anticoagulation After Drug-Eluting Stent Implantation: The ISAR-TRIPLE Trial. *J Am Coll Cardiol.* 2015;65:1619-1629.

727. Cannon CP, Bhatt DL, Oldgren J, Lip GYH, Ellis SG, Kimura T, Maeng M, Merkely B, Zeymer U, Gropper S, Nordaby M, Kleine E, Harper R, Manassie J, Januzzi JL, Ten Berg JM, Steg PG, Hohnloser SH, Committee R-DPS and Investigators. Dual Antithrombotic Therapy with Dabigatran after PCI in Atrial Fibrillation. *N Engl J Med.* 2017;377:1513-1524.

728. Gibson CM, Mehran R, Bode C, Halperin J, Verheugt FW, Wildgoose P, Birmingham M, Ianus J, Burton P, van Eickels M, Korjian S, Daaboul Y, Lip GY, Cohen M, Husted S, Peterson ED and Fox KA. Prevention of Bleeding in Patients with Atrial Fibrillation Undergoing PCI. *N Engl J Med.* 2016;375:2423-2434.

729. Lopes RD, Hong H, Harskamp RE, Bhatt DL, Mehran R, Cannon CP, Granger CB, Verheugt FWA, Li J, Ten Berg JM, Sarafoff N, Gibson CM and Alexander JH. Safety and Efficacy of Antithrombotic Strategies in Patients With Atrial Fibrillation Undergoing Percutaneous Coronary Intervention: A Network Meta-analysis of Randomized Controlled Trials. *JAMA Cardiol.* 2019;4:747-755.

730. Vranckx P, Valgimigli M, Eckardt L, Tijssen J, Lewalter T, Gargiulo G, Batushkin V, Campo G, Lysak Z, Vakaliuk I, Milewski K, Laeis P, Reimitz PE, Smolnik R, Zierhut W and Goette A. Edoxaban-based versus vitamin K antagonist-based antithrombotic regimen after successful coronary stenting in patients with atrial fibrillation (ENTRUST-AF PCI): a randomised, open-label, phase 3b trial. *Lancet.* 2019;394:1335-1343.

731. Golwala HB, Cannon CP, Steg PG, Doros G, Qamar A, Ellis SG, Oldgren J, Ten Berg JM, Kimura T, Hohnloser SH, Lip GYH and Bhatt DL. Safety and efficacy of dual vs. triple antithrombotic therapy in patients with atrial fibrillation following percutaneous coronary intervention: a systematic review and meta-analysis of randomized clinical trials. *Eur Heart J*. 2018;39:1726-1735a.

732. Yasuda S, Kaikita K, Akao M, Ako J, Matoba T, Nakamura M, Miyauchi K, Hagiwara N, Kimura K, Hirayama A, Matsui K, Ogawa H and Investigators A. Antithrombotic Therapy for Atrial Fibrillation with Stable Coronary Disease. *N Engl J Med*. 2019;381:1103-1113.

733. Andreou I, Briasoulis A, Pappas C, Ikonomidis I and Alexopoulos D. Ticagrelor Versus Clopidogrel as Part of Dual or Triple Antithrombotic Therapy: a Systematic Review and Meta-Analysis. *Cardiovasc Drugs Ther*. 2018;32:287-294.

734. Fu A, Singh K, Abunassar J, Malhotra N, Le May M, Labinaz M, Glover C, Marquis JF, Froeschl M, Dick A, Hibbert B, Chong AY, So DY and Investigators C. Ticagrelor in Triple Antithrombotic Therapy: Predictors of Ischemic and Bleeding Complications. *Clin Cardiol*. 2016;39:19-23.

735. Jackson LR, 2nd, Ju C, Zettler M, Messenger JC, Cohen DJ, Stone GW, Baker BA, Effron M, Peterson ED and Wang TY. Outcomes of Patients With Acute Myocardial Infarction Undergoing Percutaneous Coronary Intervention Receiving an Oral Anticoagulant and Dual Antiplatelet Therapy: A Comparison of Clopidogrel Versus Prasugrel From the TRANSLATE-ACS Study. *JACC Cardiovasc Interv*. 2015;8:1880-9.

736. Sarafoff N, Martischnig A, Wealer J, Mayer K, Mehilli J, Sibbing D and Kastrati A. Triple therapy with aspirin, prasugrel, and vitamin K antagonists in patients with drug-eluting stent implantation and an indication for oral anticoagulation. *J Am Coll Cardiol*. 2013;61:2060-6.

737. Verlinden NJ, Coons JC, Iasella CJ and Kane-Gill SL. Triple Antithrombotic Therapy With Aspirin, P2Y12 Inhibitor, and Warfarin After Percutaneous Coronary Intervention: An Evaluation of Prasugrel or Ticagrelor Versus Clopidogrel. *J Cardiovasc Pharmacol Ther*. 2017;22:546-551.

738. Lopes RD, Heizer G, Aronson R, Vora AN, Massaro T, Mehran R, Goodman SG, Windecker S, Darius H, Li J, Averkov O, Bahit MC, Berwanger O, Budaj A, Hijazi Z, Parkhomenko A, Sinnaeve P, Storey RF, Thiele H, Vinereanu D, Granger CB, Alexander JH and Investigators A. Antithrombotic Therapy after Acute Coronary Syndrome or PCI in Atrial Fibrillation. *N Engl J Med*. 2019.

739. Gibson CM, Mehran R, Bode C, Halperin J, Verheugt FW, Wildgoose P, Birmingham M, Ianus J, Burton P and van Eickels M. Prevention of bleeding in patients with atrial fibrillation undergoing PCI. *New England Journal of Medicine*. 2016;375: 2423-2434.

740. Cannon CP, Bhatt DL, Oldgren J, Lip GYH, Ellis SG, Kimura T, Maeng M, Merkely B, Zeymer U, Gropper S, Nordaby M, Kleine E, Harper R, Manassie J, Januzzi JL, Ten Berg JM, Steg PG and Hohnloser SH. Dual Antithrombotic Therapy with Dabigatran after PCI in Atrial Fibrillation. *N Engl J Med*. 2017;377:1513-1524.

741. Berge E, Abdelnoor M, Nakstad PH and Sandset PM. Low molecular-weight heparin versus aspirin in patients with acute ischaemic stroke and atrial fibrillation: a double-blind randomised study. HAEST Study Group. Heparin in Acute Embolic Stroke Trial. *Lancet.* 2000;355:1205-10.

742. Paciaroni M, Agnelli G, Micheli S and Caso V. Efficacy and safety of anticoagulant treatment in acute cardioembolic stroke: a meta-analysis of randomized controlled trials. *Stroke.* 2007;38:423-30.

743. Ntaios G, Papavasileiou V, Diener HC, Makaritsis K and Michel P. Nonvitamin-K-antagonist oral anticoagulants in patients with atrial fibrillation and previous stroke or transient ischemic attack: a systematic review and meta-analysis of randomized controlled trials. *Stroke.* 2012;43:3298-304.

744. Gonzalez Toledo ME, Klein FR, Riccio PM, Cassara FP, Munoz Giacomelli F, Racosta JM, Roberts ES and Sposato LA. Atrial fibrillation detected after acute ischemic stroke: evidence supporting the neurogenic hypothesis. *J Stroke Cerebrovasc Dis.* 2013;22:e486-91.

745. Steffel J, Verhamme P, Potpara TS, Albaladejo P, Antz M, Desteghe L, Georg Haeusler K, Oldgren J, Reinecke H, Roldan-Schilling V, Rowell N, Sinnaeve P, Collins R, Camm AJ, Heidbuchel H and Group ESCSD. The 2018 European Heart Rhythm Association Practical Guide on the use of non-vitamin K antagonist oral anticoagulants in patients with atrial fibrillation: executive summary. *Europace.* 2018;20:1231-1242.

746. Saxena R, Lewis S, Berge E, Sandercock PA and Koudstaal PJ. Risk of early death and recurrent stroke and effect of heparin in 3169 patients with acute ischemic stroke and atrial fibrillation in the International Stroke Trial. *Stroke.* 2001;32:2333-7.

747. Hart RG, Coull BM and Hart D. Early recurrent embolism associated with nonvalvular atrial fibrillation: a retrospective study. *Stroke.* 1983;14:688-93.

748. Dewilde WJ, Oirbans T, Verheugt FW, Kelder JC, De Smet BJ, Herrman JP, Adriaenssens T, Vrolix M, Heestermans AA, Vis MM, Tijsen JG, van 't Hof AW, ten Berg JM and investigators Ws. Use of clopidogrel with or without aspirin in patients taking oral anticoagulant therapy and undergoing percutaneous coronary intervention: an open-label, randomised, controlled trial. *Lancet.* 2013;381:1107-15.

749. Pikija S, Sztriha LK, Sebastian Mutzenbach J, Golaszewski SM and Sellner J. Idarucizumab in Dabigatran-Treated Patients with Acute Ischemic Stroke Receiving Alteplase: A Systematic Review of the Available Evidence. *CNS Drugs.* 2017;31:747-757.

750. Steinberg BA, Shrader P, Pieper K, Thomas L, Allen LA, Ansell J, Chan PS, Ezekowitz MD, Fonarow GC, Freeman JV, Gersh BJ, Kowey PR, Mahaffey KW, Naccarelli GV, Reiffel JA, Singer DE, Peterson ED, Piccini JP and Outcomes Registry for Better Informed Treatment of Atrial Fibrillation III. Frequency and Outcomes of Reduced Dose Non-Vitamin K Antagonist Anticoagulants: Results From ORBIT-AF II (The Outcomes Registry for Better Informed Treatment of Atrial

Fibrillation II). *J Am Heart Assoc.* 2018;7.

751. Diener HC, Sacco RL, Easton JD, Granger CB, Bernstein RA, Uchiyama S, Kreuzer J, Cronin L, Cotton D, Grauer C, Brueckmann M, Chernyatina M, Donnan G, Ferro JM, Grond M, Kallmunzer B, Krupinski J, Lee BC, Lemmens R, Masjuan J, Odinak M, Saver JL, Schellinger PD, Toni D, Toyoda K, Committee R-SES and Investigators. Dabigatran for Prevention of Stroke after Embolic Stroke of Undetermined Source. *N Engl J Med.* 2019;380:1906-1917.

752. Hart RG, Connolly SJ and Mundl H. Rivaroxaban for Stroke Prevention after Embolic Stroke of Undetermined Source. *N Engl J Med.* 2018;379:987.

753. Healey JS, Gladstone DJ, Swaminathan B, Eckstein J, Mundl H, Epstein AE, Haeusler KG, Mikulik R, Kasner SE, Toni D, Arauz A, Ntaios G, Hankey GJ, Perera K, Pagola J, Shuaib A, Lutsep H, Yang X, Uchiyama S, Endres M, Coutts SB, Karlinski M, Czlonkowska A, Molina CA, Santo G, Berkowitz SD, Hart RG and Connolly SJ. Recurrent Stroke With Rivaroxaban Compared With Aspirin According to Predictors of Atrial Fibrillation: Secondary Analysis of the NAVIGATE ESUS Randomized Clinical Trial. *JAMA Neurol.* 2019;76:764-773.

754. Geisler T, Poli S, Meisner C, Schreieck J, Zuern CS, Nagele T, Brachmann J, Jung W, Gahn G, Schmid E, Baezner H, Keller T, Petzold GC, Schrickel JW, Liman J, Wachter R, Schon F, Schabet M, Lindner A, Ludolph AC, Kimmig H, Jander S, Schlegel U, Gawaz M and Ziemann U. Apixaban for treatment of embolic stroke of undetermined source (ATTICUS randomized trial): Rationale and study design. *Int J Stroke.* 2017;12:985-990.

755. Li YG, Pastori D, Farcomeni A, Yang PS, Jang E, Joung B, Wang YT, Guo YT and Lip GYH. A Simple Clinical Risk Score (C2HEST) for Predicting Incident Atrial Fibrillation in Asian Subjects: Derivation in 471,446 Chinese Subjects, With Internal Validation and External Application in 451,199 Korean Subjects. *Chest.* 2019;155:510-518.

756. Gladstone DJ, Spring M, Dorian P, Panzov V, Thorpe KE, Hall J, Vaid H, O'Donnell M, Laupacis A, Cote R, Sharma M, Blakely JA, Shuaib A, Hachinski V, Coutts SB, Sahlas DJ, Teal P, Yip S, Spence JD, Buck B, Verreault S, Casaubon LK, Penn A, Selchen D, Jin A, Howse D, Mehdiratta M, Boyle K, Aviv R, Kapral MK, Mamdani M, Investigators E and Coordinators. Atrial fibrillation in patients with cryptogenic stroke. *N Engl J Med.* 2014;370:2467-77.

757. Sanna T, Diener HC, Passman RS, Di Lazzaro V, Bernstein RA, Morillo CA, Rymer MM, Thijs V, Rogers T, Beckers F, Lindborg K, Brachmann J and Investigators CA. Cryptogenic stroke and underlying atrial fibrillation. *N Engl J Med.* 2014;370:2478-86.

758. Wachter R, Groschel K, Gelbrich G, Hamann GF, Kermer P, Liman J, Seegers J, Wasser K, Schulte A, Jurries F, Messerschmid A, Behnke N, Groschel S, Uphaus T, Grings A, Ibis T, Klimpe S, Wagner-Heck M, Arnold M, Protsenko E, Heuschmann PU, Conen D, Weber-Kruger M, Find AFI and Coordinators. Holter-electrocardiogram-monitoring in patients with acute ischaemic stroke (Find-AFRANDOMISED): an open-label randomised controlled trial. *Lancet*

Neurol. 2017;16:282-290.

759. Li YG, Bisson A, Bodin A, Herbert J, Grammatico-Guillon L, Joung B, Wang YT, Lip GYH and Fauchier L. C2 HEST Score and Prediction of Incident Atrial Fibrillation in Poststroke Patients: A French Nationwide Study. *J Am Heart Assoc.* 2019;8:e012546.

760. Sposato LA, Cipriano LE, Saposnik G, Ruiz Vargas E, Riccio PM and Hachinski V. Diagnosis of atrial fibrillation after stroke and transient ischaemic attack: a systematic review and meta-analysis. *Lancet Neurol.* 2015;14:377-87.

761. Thijs VN, Brachmann J, Morillo CA, Passman RS, Sanna T, Bernstein RA, Diener HC, Di Lazzaro V, Rymer MM, Hogge L, Rogers TB, Ziegler PD and Assar MD. Predictors for atrial fibrillation detection after cryptogenic stroke: Results from CRYSTAL AF. *Neurology.* 2016;86:261-9.

762. Levin LA, Husberg M, Sobocinski PD, Kull VF, Friberg L, Rosenqvist M and Davidson T. A cost-effectiveness analysis of screening for silent atrial fibrillation after ischaemic stroke. *Europace.* 2015;17:207-14.

763. Yong JH, Thavorn K, Hoch JS, Mamdani M, Thorpe KE, Dorian P, Sharma M, Laupacis A, Gladstone DJ and Committee ES. Potential Cost-Effectiveness of Ambulatory Cardiac Rhythm Monitoring After Cryptogenic Stroke. *Stroke.* 2016;47:2380-5.

764. Shen AY, Yao JF, Brar SS, Jorgensen MB and Chen W. Racial/ethnic differences in the risk of intracranial hemorrhage among patients with atrial fibrillation. *J Am Coll Cardiol.* 2007;50:309-15.

765. Murthy SB, Gupta A, Merkler AE, Navi BB, Mandava P, Iadecola C, Sheth KN, Hanley DF, Ziai WC and Kamel H. Restarting Anticoagulant Therapy After Intracranial Hemorrhage: A Systematic Review and Meta-Analysis. *Stroke.* 2017; 48:1594-1600.

766. Cuker A. Laboratory measurement of the non-vitamin K antagonist oral anticoagulants: selecting the optimal assay based on drug, assay availability, and clinical indication. *J Thromb Thrombolysis.* 2016;41:241-7.

767. Salmonson T, Dogne JM, Janssen H, Garcia Burgos J and Blake P. Non-vitamin-K oral anticoagulants and laboratory testing: now and in the future: Views from a workshop at the European Medicines Agency (EMA). *Eur Heart J Cardiovasc Pharmacother.* 2017;3:42-47.

768. Chai-Adisaksopha C, Hillis C, Lim W, Boonyawat K, Moffat K and Crowther M. Hemodialysis for the treatment of dabigatran-associated bleeding: a case report and systematic review. *J Thromb Haemost.* 2015;13:1790-8.

769. Anderson I and Cifu AS. Management of Bleeding in Patients Taking Oral Anticoagulants. *JAMA.* 2018;319:2032-2033.

770. Milling TJ, Jr., Refaai MA, Sarode R, Lewis B, Mangione A, Durn BL, Harman A, Lee ML and Goldstein JN. Safety of a Four-factor Prothrombin Complex Concentrate Versus Plasma for Vitamin K Antagonist Reversal: An Integrated Analysis of Two Phase IIIb Clinical Trials. *Acad Emerg Med.* 2016;23:466-75.

771. Pollack CV, Jr., Reilly PA, van Ryn J, Eikelboom JW, Glund S, Bernstein RA, Dubiel R, Huisman MV, Hylek EM, Kam CW, Kamphuisen PW, Kreuzer J, Levy JH, Royle G, Sellke FW, Stangier J, Steiner T, Verhamme P, Wang B, Young L and Weitz JI. Idarucizumab for Dabigatran Reversal - Full Cohort Analysis. *N Engl J Med.* 2017;377:431-441.

772. Connolly SJ, Crowther M, Eikelboom JW, Gibson CM, Curnutte JT, Lawrence JH, Yue P, Bronson MD, Lu G, Conley PB, Verhamme P, Schmidt J, Middeldorp S, Cohen AT, Beyer-Westendorf J, Albaladejo P, Lopez-Sendon J, Demchuk AM, Pallin DJ, Concha M, Goodman S, Leeds J, Souza S, Siegal DM, Zotova E, Meeks B, Ahmad S, Nakamya J, Milling TJ, Jr. and Investigators A-. Full Study Report of Andexanet Alfa for Bleeding Associated with Factor Xa Inhibitors. *N Engl J Med.* 2019;380:1326-1335.

773. Levi M, Moore KT, Castillejos CF, Kubitza D, Berkowitz SD, Goldhaber SZ, Raghoebar M, Patel MR, Weitz JI and Levy JH. Comparison of three-factor and four-factor prothrombin complex concentrates regarding reversal of the anticoagulant effects of rivaroxaban in healthy volunteers. *J Thromb Haemost.* 2014;12:1428-36.

774. Zahir H, Brown KS, Vandell AG, Desai M, Maa JF, Dishy V, Lomeli B, Feussner A, Feng W, He L, Grosso MA, Lanz HJ and Antman EM. Edoxaban effects on bleeding following punch biopsy and reversal by a 4-factor prothrombin complex concentrate. *Circulation.* 2015;131:82-90.

775. Isnard R, Bauer F, Cohen-Solal A, Damy T, Donal E, Galinier M, Hagege A, Jourdain P, Leclercq C, Sabatier R, Trochu JN and Cohen A. Non-vitamin K antagonist oral anticoagulants and heart failure. *Arch Cardiovasc Dis.* 2016;109:641-650.

776. Xiong Q, Lau YC, Senoo K, Lane DA, Hong K and Lip GY. Non-vitamin K antagonist oral anticoagulants (NOACs) in patients with concomitant atrial fibrillation and heart failure: a systemic review and meta-analysis of randomized trials. *Eur J Heart Fail.* 2015;17:1192-200.

777. Ezekowitz JA, O'Meara E, McDonald MA, Abrams H, Chan M, Ducharme A, Giannetti N, Grzeslo A, Hamilton PG, Heckman GA, Howlett JG, Koshman SL, Lepage S, McKelvie RS, Moe GW, Rajda M, Swiggum E, Virani SA, Zieroth S, Al-Hesayen A, Cohen-Solal A, D'Astous M, De S, Estrella-Holder E, Fremes S, Green L, Haddad H, Harkness K, Hernandez AF, Kouz S, LeBlanc MH, Masoudi FA, Ross HJ, Roussin A and Sussex B. 2017 Comprehensive Update of the Canadian Cardiovascular Society Guidelines for the Management of Heart Failure. *Can J Cardiol.* 2017;33:1342-1433.

778. Group NCHFGW, Atherton JJ, Sindone A, De Pasquale CG, Driscoll A, MacDonald PS, Hopper I, Kistler PM, Briffa T, Wong J, Abhayaratna W, Thomas L, Audehm R, Newton P, O'Loughlin J, Branagan M and Connell C. National Heart Foundation of Australia and Cardiac Society of Australia and New Zealand: Guidelines for the Prevention, Detection, and Management of Heart Failure in Australia 2018. *Heart Lung Circ.* 2018;27:1123-1208.

779. Ponikowski P, Voors AA, Anker SD, Bueno H, Cleland JGF, Coats AJS, Falk V,

Gonzalez-Juanatey JR, Harjola VP, Jankowska EA, Jessup M, Linde C, Nihoyannopoulos P, Parissis JT, Pieske B, Riley JP, Rosano GMC, Ruilope LM, Ruschitzka F, Rutten FH, van der Meer P and Group ESCSD. 2016 ESC Guidelines for the diagnosis and treatment of acute and chronic heart failure: The Task Force for the diagnosis and treatment of acute and chronic heart failure of the European Society of Cardiology (ESC)Developed with the special contribution of the Heart Failure Association (HFA) of the ESC. *Eur Heart J*. 2016;37: 2129-2200.

780. Kelly JP, DeVore AD, Wu J, Hammill BG, Sharma A, Cooper LB, Felker GM, Piccini JP, Allen LA, Heidenreich PA, Peterson ED, Yancy CW, Fonarow GC and Hernandez AF. Rhythm Control Versus Rate Control in Patients With Atrial Fibrillation and Heart Failure With Preserved Ejection Fraction: Insights From Get With The Guidelines-Heart Failure. *J Am Heart Assoc*. 2019;8:e011560.

781. Filippatos G and Farmakis D. How to Use Beta-Blockers in Heart Failure With Reduced Ejection Fraction and Atrial Fibrillation. *J Am Coll Cardiol*. 2017;69: 2897-2900.

782. Nielsen PB, Larsen TB, Gorst-Rasmussen A, Skjoth F and Lip GY. beta-Blockers in Atrial Fibrillation Patients With or Without Heart Failure: Association With Mortality in a Nationwide Cohort Study. *Circ Heart Fail*. 2016;9:e002597.

783. Yu HT, Yang PS, Lee H, You SC, Kim TH, Uhm JS, Kim JY, Pak HN, Lee MH and Joung B. Outcomes of Rate-Control Treatment in Patients With Atrial Fibrillation and Heart Failure- A Nationwide Cohort Study. *Circ J*. 2018;82:652-658.

784. Nkomo VT, Gardin JM, Skelton TN, Gottdiener JS, Scott CG and Enriquez-Sarano M. Burden of valvular heart diseases: a population-based study. *Lancet*. 2006; 368:1005-11.

785. Eguchi K, Ohtaki E, Matsumura T, Tanaka K, Tohbaru T, Iguchi N, Misu K, Asano R, Nagayama M, Sumiyoshi T, Kasegawa H and Hosoda S. Pre-operative atrial fibrillation as the key determinant of outcome of mitral valve repair for degenerative mitral regurgitation. *Eur Heart J*. 2005;26:1866-72.

786. Maan A, Heist EK, Passeri J, Inglessis I, Baker J, Ptaszek L, Vlahakes G, Ruskin JN, Palacios I, Sundt T and Mansour M. Impact of atrial fibrillation on outcomes in patients who underwent transcatheter aortic valve replacement. *Am J Cardiol*. 2015;115:220-6.

787. Ngaage DL, Schaff HV, Barnes SA, Sundt TM, 3rd, Mullany CJ, Dearani JA, Daly RC and Orszulak TA. Prognostic implications of preoperative atrial fibrillation in patients undergoing aortic valve replacement: is there an argument for concomitant arrhythmia surgery? *Ann Thorac Surg*. 2006;82:1392-9.

788. Lim E, Barlow CW, Hosseinpour AR, Wisbey C, Wilson K, Pidgeon W, Charman S, Barlow JB and Wells FC. Influence of atrial fibrillation on outcome following mitral valve repair. *Circulation*. 2001;104:I59-63.

789. Philippart R, Brunet-Bernard A, Clementy N, Bourguignon T, Mirza A, Babuty D, Angoulvant D, Lip GY and Fauchier L. Prognostic value of CHA2DS2-VASc score in patients with 'non-valvular atrial fibrillation' and valvular heart disease: the

Loire Valley Atrial Fibrillation Project. *Eur Heart J.* 2015;36:1822-30.

790. Lip GYH, Jensen M, Melgaard L, Skjoth F, Nielsen PB and Larsen TB. Stroke and bleeding risk scores in patients with atrial fibrillation and valvular heart disease: evaluating 'valvular heart disease' in a nationwide cohort study. *Europace.* 2019;21:33-40.

791. Philippart R, Brunet-Bernard A, Clementy N, Bourguignon T, Mirza A, Angoulvant D, Babuty D, Lip GY and Fauchier L. Oral anticoagulation, stroke and thromboembolism in patients with atrial fibrillation and valve bioprosthesis. The Loire Valley Atrial Fibrillation Project. *Thromb Haemost.* 2016;115:1056-63.

792. Siontis KC, Yao X, Gersh BJ and Noseworthy PA. Direct Oral Anticoagulants in Patients With Atrial Fibrillation and Valvular Heart Disease Other Than Significant Mitral Stenosis and Mechanical Valves: A Meta-Analysis. *Circulation.* 2017;135:714-716.

793. Kim JY, Kim SH, Myong JP, Kim YR, Kim TS, Kim JH, Jang SW, Oh YS, Lee MY and Rho TH. Outcomes of Direct Oral Anticoagulants in Patients With Mitral Stenosis. *J Am Coll Cardiol.* 2019;73:1123-1131.

794. Lip GYH, Collet JP, Caterina R, Fauchier L, Lane DA, Larsen TB, Marin F, Morais J, Narasimhan C, Olshansky B, Pierard L, Potpara T, Sarrafzadegan N, Sliwa K, Varela G, Vilahur G, Weiss T, Boriani G, Rocca B and Group ESCSD. Antithrombotic therapy in atrial fibrillation associated with valvular heart disease: a joint consensus document from the European Heart Rhythm Association (EHRA) and European Society of Cardiology Working Group on Thrombosis, endorsed by the ESC Working Group on Valvular Heart Disease, Cardiac Arrhythmia Society of Southern Africa (CASSA), Heart Rhythm Society (HRS), Asia Pacific Heart Rhythm Society (APHRS), South African Heart (SA Heart) Association and Sociedad Latinoamericana de Estimulacion Cardiaca y Electrofisiologia (SOLEACE). *Europace.* 2017;19:1757-1758.

795. Bisson A, Bodin A, Clementy N, Bernard A, Babuty D, Lip GYH and Fauchier L. Stroke, thromboembolism and bleeding in patients with atrial fibrillation according to the EHRA valvular heart disease classification. *Int J Cardiol.* 2018;260:93-98.

796. Seeger J, Gonska B, Rodewald C, Rottbauer W and Wohrle J. Apixaban in Patients With Atrial Fibrillation After Transfemoral Aortic Valve Replacement. *JACC Cardiovasc Interv.* 2017;10:66-74.

797. Dangas GD, Tijssen JGP, Wohrle J, Sondergaard L, Gilard M, Mollmann H, Makkar RR, Herrmann HC, Giustino G, Baldus S, De Backer O, Guimaraes AHC, Gullestad L, Kini A, von Lewinski D, Mack M, Moreno R, Schafer U, Seeger J, Tchetche D, Thomitzek K, Valgimigli M, Vranckx P, Welsh RC, Wildgoose P, Volkl AA, Zazula A, van Amsterdam RGM, Mehran R, Windecker S and Investigators G. A Controlled Trial of Rivaroxaban after Transcatheter Aortic-Valve Replacement. *N Engl J Med.* 2020;382:120-129.

798. Potpara TS, Ferro CJ and Lip GYH. Use of oral anticoagulants in patients with atrial fibrillation and renal dysfunction. *Nat Rev Nephrol.* 2018;14:337-351.

799. Olesen JB, Lip GY, Kamper AL, Hommel K, Kober L, Lane DA, Lindhardsen J, Gislason GH and Torp-Pedersen C. Stroke and bleeding in atrial fibrillation with chronic kidney disease. *N Engl J Med.* 2012;367:625-35.

800. Zimmerman D, Sood MM, Rigatto C, Holden RM, Hiremath S and Clase CM. Systematic review and meta-analysis of incidence, prevalence and outcomes of atrial fibrillation in patients on dialysis. *Nephrol Dial Transplant.* 2012;27: 3816-22.

801. Banerjee A, Fauchier L, Vourc'h P, Andres CR, Taillandier S, Halimi JM and Lip GYH. A prospective study of estimated glomerular filtration rate and outcomes in patients with atrial fibrillation: the Loire Valley Atrial Fibrillation Project. *Chest.* 2014;145:1370-1382.

802. Fauchier L, Bisson A, Clementy N, Vourc'h P, Angoulvant D, Babuty D, Halimi JM and Lip GYH. Changes in glomerular filtration rate and outcomes in patients with atrial fibrillation. *Am Heart J.* 2018;198:39-45.

803. Bohula EA, Giugliano RP, Ruff CT, Kuder JF, Murphy SA, Antman EM and Braunwald E. Impact of Renal Function on Outcomes With Edoxaban in the ENGAGE AF-TIMI 48 Trial. *Circulation.* 2016;134:24-36.

804. Hijazi Z, Hohnloser SH, Oldgren J, Andersson U, Connolly SJ, Eikelboom JW, Ezekowitz MD, Reilly PA, Siegbahn A, Yusuf S and Wallentin L. Efficacy and safety of dabigatran compared with warfarin in relation to baseline renal function in patients with atrial fibrillation: a RE-LY (Randomized Evaluation of Long-term Anticoagulation Therapy) trial analysis. *Circulation.* 2014;129:961-70.

805. Fox KA, Piccini JP, Wojdyla D, Becker RC, Halperin JL, Nessel CC, Paolini JF, Hankey GJ, Mahaffey KW, Patel MR, Singer DE and Califf RM. Prevention of stroke and systemic embolism with rivaroxaban compared with warfarin in patients with non-valvular atrial fibrillation and moderate renal impairment. *Eur Heart J.* 2011;32:2387-94.

806. Hohnloser SH, Hijazi Z, Thomas L, Alexander JH, Amerena J, Hanna M, Keltai M, Lanas F, Lopes RD, Lopez-Sendon J, Granger CB and Wallentin L. Efficacy of apixaban when compared with warfarin in relation to renal function in patients with atrial fibrillation: insights from the ARISTOTLE trial. *Eur Heart J.* 2012;33:2821-30.

807. Coleman CI, Kreutz R, Sood NA, Bunz TJ, Eriksson D, Meinecke AK and Baker WL. Rivaroxaban Versus Warfarin in Patients With Nonvalvular Atrial Fibrillation and Severe Kidney Disease or Undergoing Hemodialysis. *Am J Med.* 2019;132: 1078-1083.

808. Ha JT, Neuen BL, Cheng LP, Jun M, Toyama T, Gallagher MP, Jardine MJ, Sood MM, Garg AX, Palmer SC, Mark PB, Wheeler DC, Jha V, Freedman B, Johnson DW, Perkovic V and Badve SV. Benefits and Harms of Oral Anticoagulant Therapy in Chronic Kidney Disease: A Systematic Review and Meta-analysis. *Ann Intern Med.* 2019;171:181-189.

809. Violi F, Davi G, Hiatt W, Lip GY, Corazza GR, Perticone F, Proietti M, Pignatelli P, Vestri AR, Basili S and Investigators AS. Prevalence of peripheral artery disease

by abnormal ankle-brachial index in atrial fibrillation: implications for risk and therapy. *J Am Coll Cardiol.* 2013;62:2255-6.

810. Anandasundaram B, Lane DA, Apostolakis S and Lip GY. The impact of atherosclerotic vascular disease in predicting a stroke, thromboembolism and mortality in atrial fibrillation patients: a systematic review. *J Thromb Haemost.* 2013;11:975-87.

811. Gorenek B, Boriani G, Dan GA, Fauchier L, Fenelon G, Huang H, Kudaiberdieva G, Lip GYH, Mahajan R, Potpara T, Ramirez JD, Vos MA, Marin F and Group ESCSD. European Heart Rhythm Association (EHRA) position paper on arrhythmia management and device therapies in endocrine disorders, endorsed by Asia Pacific Heart Rhythm Society (APHRS) and Latin American Heart Rhythm Society (LAHRS). *Europace.* 2018;20:895-896.

812. Bruere H, Fauchier L, Bernard Brunet A, Pierre B, Simeon E, Babuty D and Clementy N. History of thyroid disorders in relation to clinical outcomes in atrial fibrillation. *Am J Med.* 2015;128:30-7.

813. Nakazawa HK, Sakurai K, Hamada N, Momotani N and Ito K. Management of atrial fibrillation in the post-thyrotoxic state. *Am J Med.* 1982;72:903-6.

814. Kristensen SL, Lindhardsen J, Ahlehoff O, Erichsen R, Lamberts M, Khalid U, Torp-Pedersen C, Nielsen OH, Gislason GH and Hansen PR. Increased risk of atrial fibrillation and stroke during active stages of inflammatory bowel disease: a nationwide study. *Europace.* 2014;16:477-84.

815. Holster IL, Valkhoff VE, Kuipers EJ and Tjwa E. New oral anticoagulants increase risk for gastrointestinal bleeding: a systematic review and meta-analysis. *Gastroenterology.* 2013;145:105-112 e15.

816. Kolb JM, Flack KF, Chatterjee-Murphy P, Desai J, Wallentin LC, Ezekowitz M, Connolly S, Reilly P, Brueckmann M, Ilgenfritz J and Aisenberg J. Locations and Mucosal Lesions Responsible for Major Gastrointestinal Bleeding in Patients on Warfarin or Dabigatran. *Dig Dis Sci.* 2018;63:1878-1889.

817. Chai-Adisaksopha C, Hillis C, Monreal M, Witt DM and Crowther M. Thromboembolic events, recurrent bleeding and mortality after resuming anticoagulant following gastrointestinal bleeding. A meta-analysis. *Thromb Haemost.* 2015;114:819-25.

818. O'Dea D, Whetteckey J and Ting N. A Prospective, Randomized, Open-Label Study to Evaluate Two Management Strategies for Gastrointestinal Symptoms in Patients Newly on Treatment with Dabigatran. *Cardiol Ther.* 2016;5:187-201.

819. Lai HC, Chien WC, Chung CH, Lee WL, Wu TJ, Wang KY, Liu CN and Liu TJ. Atrial fibrillation, liver disease, antithrombotics and risk of cerebrovascular events: A population-based cohort study. *Int J Cardiol.* 2016;223:829-837.

820. Lip GY, Frison L, Halperin JL and Lane DA. Comparative validation of a novel risk score for predicting bleeding risk in anticoagulated patients with atrial fibrillation: the HAS-BLED (Hypertension, Abnormal Renal/Liver Function, Stroke, Bleeding History or Predisposition, Labile INR, Elderly, Drugs/Alcohol

Concomitantly) score. *J Am Coll Cardiol.* 2011;57:173-80.

821. Hoolwerf EW, Kraaijpoel N, Buller HR and van Es N. Direct oral anticoagulants in patients with liver cirrhosis: A systematic review. *Thromb Res.* 2018;170: 102-108.
822. Kubitza D, Roth A, Becka M, Alatrach A, Halabi A, Hinrichsen H and Mueck W. Effect of hepatic impairment on the pharmacokinetics and pharmacodynamics of a single dose of rivaroxaban, an oral, direct Factor Xa inhibitor. *Br J Clin Pharmacol.* 2013;76:89-98.
823. O'Brien EC, Simon DN, Thomas LE, Hylek EM, Gersh BJ, Ansell JE, Kowey PR, Mahaffey KW, Chang P, Fonarow GC, Pencina MJ, Piccini JP and Peterson ED. The ORBIT bleeding score: a simple bedside score to assess bleeding risk in atrial fibrillation. *Eur Heart J.* 2015;36:3258-64.
824. Bonde AN, Blanche P, Staerk L, Gerds TA, Gundlund A, Gislason G, Torp-Pedersen C, Lip GYH, Hlatky MA and Olesen JB. Oral anticoagulation among atrial fibrillation patients with anaemia: an observational cohort study. *Eur Heart J.* 2019;40:3782-3790.
825. Arun M, Brauneis D, Doros G, Shelton AC, Sloan JM, Quillen K, Ruberg FL, Sanchorawala V and Varga C. The incidence of atrial fibrillation among patients with AL amyloidosis undergoing high-dose melphalan and stem cell transplantation: experience at a single institution. *Bone Marrow Transplant.* 2017; 52:1349-1351.
826. Yuan M, Tse G, Zhang Z, Han X, Wu WKK, Li G, Xia Y and Liu T. The incidence of atrial fibrillation with trastuzumab treatment: A systematic review and meta-analysis. *Cardiovasc Ther.* 2018;36:e12475.
827. Ganatra S, Sharma A, Shah S, Chaudhry GM, Martin DT, Neilan TG, Mahmood SS, Barac A, Groarke JD, Hayek SS, Dani S, Venesy D, Patten R and Nohria A. Ibrutinib-Associated Atrial Fibrillation. *JACC Clin Electrophysiol.* 2018;4:1491-1500.
828. Boriani G, Corradini P, Cuneo A, Falanga A, Foa R, Gaidano G, Ghia PP, Martelli M, Marasca R, Massaia M, Mauro FR, Minotti G, Molica S, Montillo M, Pinto A, Tedeschi A, Vitolo U and Zinzani PL. Practical management of ibrutinib in the real life: Focus on atrial fibrillation and bleeding. *Hematol Oncol.* 2018;36: 624-632.
829. Yun S, Vincelette ND, Acharya U and Abraham I. Risk of Atrial Fibrillation and Bleeding Diathesis Associated With Ibrutinib Treatment: A Systematic Review and Pooled Analysis of Four Randomized Controlled Trials. *Clin Lymphoma Myeloma Leuk.* 2017;17:31-37 e13.
830. Feinberg WM, Blackshear JL, Laupacis A, Kronmal R and Hart RG. Prevalence, age distribution, and gender of patients with atrial fibrillation. Analysis and implications. *Arch Intern Med.* 1995;155:469-73.
831. Hijazi Z, Lindback J, Alexander JH, Hanna M, Held C, Hylek EM, Lopes RD, Oldgren J, Siegbahn A, Stewart RA, White HD, Granger CB, Wallentin L, Aristotle and

Investigators S. The ABC (age, biomarkers, clinical history) stroke risk score: a biomarker-based risk score for predicting stroke in atrial fibrillation. *Eur Heart J*. 2016;37:1582-90.

832. Marinigh R, Lip GY, Fiotti N, Giansante C and Lane DA. Age as a risk factor for stroke in atrial fibrillation patients: implications for thromboprophylaxis. *J Am Coll Cardiol*. 2010;56:827-37.

833. Stroke Risk in Atrial Fibrillation Working G. Independent predictors of stroke in patients with atrial fibrillation: a systematic review. *Neurology*. 2007;69: 546-54.

834. Graham DJ, Reichman ME, Wernecke M, Zhang R, Southworth MR, Levenson M, Sheu TC, Mott K, Goulding MR, Houstoun M, MaCurdy TE, Worrall C and Kelman JA. Cardiovascular, bleeding, and mortality risks in elderly Medicare patients treated with dabigatran or warfarin for nonvalvular atrial fibrillation. *Circulation*. 2015;131:157-64.

835. Biteker M, Basaran O, Dogan V, Altun I, Ozpamuk Karadeniz F, Tekkesin AI, Cakilli Y, Turkkan C, Hamidi M, Demir V, Gursoy MO, Tek Ozturk M, Aksan G, Seyis S, Balli M, Alici MH and Bozyel S. Real-World Clinical Characteristics and Treatment Patterns of Individuals Aged 80 and Older with Nonvalvular Atrial Fibrillation: Results from the ReAl-life Multicenter Survey Evaluating Stroke Study. *J Am Geriatr Soc*. 2017;65:1684-1690.

836. Gage BF, Boechler M, Doggette AL, Fortune G, Flaker GC, Rich MW and Radford MJ. Adverse outcomes and predictors of underuse of antithrombotic therapy in medicare beneficiaries with chronic atrial fibrillation. *Stroke*. 2000;31:822-7.

837. Ghaswalla PK, Harpe SE and Slattum PW. Warfarin use in nursing home residents: results from the 2004 national nursing home survey. *Am J Geriatr Pharmacother*. 2012;10:25-36 e2.

838. Kotecha D, Chudasama R, Lane DA, Kirchhof P and Lip GY. Atrial fibrillation and heart failure due to reduced versus preserved ejection fraction: A systematic review and meta-analysis of death and adverse outcomes. *Int J Cardiol*. 2016;203:660-6.

839. Oqab Z, Pournazari P and Sheldon RS. What is the Impact of Frailty on Prescription of Anticoagulation in Elderly Patients with Atrial Fibrillation? A Systematic Review and Meta-Analysis. *J Atr Fibrillation*. 2018;10:1870.

840. Proietti M, Laroche C, Opolski G, Maggioni AP, Boriani G, Lip GYH and Investigators AFGP. 'Real-world' atrial fibrillation management in Europe: observations from the 2-year follow-up of the EURObservational Research Programme-Atrial Fibrillation General Registry Pilot Phase. *Europace*. 2017;19: 722-733.

841. Singh P, Arrevad PS, Peterson GM and Bereznicki LR. Evaluation of antithrombotic usage for atrial fibrillation in aged care facilities. *J Clin Pharm Ther*. 2011;36:166-71.

842. Annoni G and Mazzola P. Real-world characteristics of hospitalized frail elderly

patients with atrial fibrillation: can we improve the current prescription of anticoagulants? *J Geriatr Cardiol*. 2016;13:226-32.

843. Deandrea S, Bravi F, Turati F, Lucenteforte E, La Vecchia C and Negri E. Risk factors for falls in older people in nursing homes and hospitals. A systematic review and meta-analysis. *Arch Gerontol Geriatr*. 2013;56:407-15.

844. Phelan EA, Mahoney JE, Voit JC and Stevens JA. Assessment and management of fall risk in primary care settings. *Med Clin North Am*. 2015;99:281-93.

845. Lip GY, Clementy N, Pericart L, Banerjee A and Fauchier L. Stroke and major bleeding risk in elderly patients aged >/=75 years with atrial fibrillation: the Loire Valley atrial fibrillation project. *Stroke*. 2015;46:143-50.

846. Gage BF, Yan Y, Milligan PE, Waterman AD, Culverhouse R, Rich MW and Radford MJ. Clinical classification schemes for predicting hemorrhage: results from the National Registry of Atrial Fibrillation (NRAF). *Am Heart J*. 2006;151:713-9.

847. Donze J, Clair C, Hug B, Rodondi N, Waeber G, Cornuz J and Aujesky D. Risk of falls and major bleeds in patients on oral anticoagulation therapy. *Am J Med*. 2012;125:773-8.

848. Garwood CL and Corbett TL. Use of anticoagulation in elderly patients with atrial fibrillation who are at risk for falls. *Ann Pharmacother*. 2008;42:523-32.

849. Hart RG, Pearce LA and Aguilar MI. Adjusted-dose warfarin versus aspirin for preventing stroke in patients with atrial fibrillation. *Ann Intern Med*. 2007;147:590-2.

850. Rash A, Downes T, Portner R, Yeo WW, Morgan N and Channer KS. A randomised controlled trial of warfarin versus aspirin for stroke prevention in octogenarians with atrial fibrillation (WASPO). *Age Ageing*. 2007;36:151-6.

851. Sardar P, Chatterjee S, Chaudhari S and Lip GY. New oral anticoagulants in elderly adults: evidence from a meta-analysis of randomized trials. *J Am Geriatr Soc*. 2014;62:857-64.

852. Siu CW and Tse HF. Net clinical benefit of warfarin therapy in elderly Chinese patients with atrial fibrillation. *Circ Arrhythm Electrophysiol*. 2014;7:300-6.

853. Mozaffarian D, Benjamin EJ, Go AS, Arnett DK, Blaha MJ, Cushman M, de Ferranti S, Despres JP, Fullerton HJ, Howard VJ, Huffman MD, Judd SE, Kissela BM, Lackland DT, Lichtman JH, Lisabeth LD, Liu S, Mackey RH, Matchar DB, McGuire DK, Mohler ER, 3rd, Moy CS, Muntner P, Mussolino ME, Nasir K, Neumar RW, Nichol G, Palaniappan L, Pandey DK, Reeves MJ, Rodriguez CJ, Sorlie PD, Stein J, Towfighi A, Turan TN, Virani SS, Willey JZ, Woo D, Yeh RW, Turner MB, American Heart Association Statistics C and Stroke Statistics S. Heart disease and stroke statistics--2015 update: a report from the American Heart Association. *Circulation*. 2015;131:e29-322.

854. Alnsasra H, Haim M, Senderey AB, Reges O, Leventer-Roberts M, Arnson Y, Leibowitz M, Hoshen M and Avgil-Tsadok M. Net clinical benefit of anticoagulant treatments in elderly patients with nonvalvular atrial fibrillation: Experience from the real world. *Heart Rhythm*. 2019;16:31-37.

855. Deitelzweig S, Keshishian A, Li X, Kang A, Dhamane AD, Luo X, Balachander N, Rosenblatt L, Mardekian J, Pan X, Nadkarni A, Di Fusco M, Garcia Reeves AB, Yuce H and Lip GYH. Comparisons between Oral Anticoagulants among Older Nonvalvular Atrial Fibrillation Patients. *J Am Geriatr Soc.* 2019;67:1662-1671.

856. Dillinger JG, Aleil B, Cheggour S, Benhamou Y, Bejot Y, Marechaux S, Delluc A, Bertoletti L and Lellouche N. Dosing issues with non-vitamin K antagonist oral anticoagulants for the treatment of non-valvular atrial fibrillation: Why we should not underdose our patients. *Arch Cardiovasc Dis.* 2018;111:85-94.

857. Nieuwlaat R, Olsson SB, Lip GY, Camm AJ, Breithardt G, Capucci A, Meeder JG, Prins MH, Levy S, Crijns HJ and Euro Heart Survey I. Guideline-adherent antithrombotic treatment is associated with improved outcomes compared with undertreatment in high-risk patients with atrial fibrillation. The Euro Heart Survey on Atrial Fibrillation. *Am Heart J.* 2007;153:1006-12.

858. Fumagalli S, Said SAM, Laroche C, Gabbai D, Marchionni N, Boriani G, Maggioni AP, Popescu MI, Rasmussen LH, Crijns H, Lip GYH and Investigators E-A. Age-Related Differences in Presentation, Treatment, and Outcome of Patients With Atrial Fibrillation in Europe: The EORP-AF General Pilot Registry (EURObservational Research Programme-Atrial Fibrillation). *JACC Clin Electrophysiol.* 2015;1:326-334.

859. Paciullo F, Proietti M, Bianconi V, Nobili A, Pirro M, Mannucci PM, Lip GYH, Lupattelli G and Investigators R. Choice and Outcomes of Rate Control versus Rhythm Control in Elderly Patients with Atrial Fibrillation: A Report from the REPOSI Study. *Drugs Aging.* 2018;35:365-373.

860. Shariff N, Desai RV, Patel K, Ahmed MI, Fonarow GC, Rich MW, Aban IB, Banach M, Love TE, White M, Aronow WS, Epstein AE and Ahmed A. Rate-control versus rhythm-control strategies and outcomes in septuagenarians with atrial fibrillation. *Am J Med.* 2013;126:887-93.

861. Purmah Y, Proietti M, Laroche C, Mazurek M, Tahmatzidis D, Boriani G, Novo S, Lip GYH and Investigators E-AGPR. Rate vs. rhythm control and adverse outcomes among European patients with atrial fibrillation. *Europace.* 2018; 20:243-252.

862. Abdin A, Yalin K, Lyan E, Sawan N, Liosis S, Meyer-Saraei R, Elsner C, Lange SA, Heeger CH, Eitel C, Eitel I and Tilz RR. Safety and efficacy of cryoballoon ablation for the treatment of atrial fibrillation in elderly patients. *Clin Res Cardiol.* 2019;108:167-174.

863. Bhargava M, Marrouche NF, Martin DO, Schweikert RA, Saliba W, Saad EB, Bash D, Williams-Andrews M, Rossillo A, Erciyes D, Khaykin Y, Burkhardt JD, Joseph G, Tchou PJ and Natale A. Impact of age on the outcome of pulmonary vein isolation for atrial fibrillation using circular mapping technique and cooled-tip ablation catheter. *J Cardiovasc Electrophysiol.* 2004;15:8-13.

864. Bulava A, Hanis J and Dusek L. Clinical outcomes of radiofrequency catheter ablation of atrial fibrillation in octogenarians-10-year experience of a one high-volume center. *J Geriatr Cardiol.* 2017;14:575-581.

865. Bunch TJ, Weiss JP, Crandall BG, May HT, Bair TL, Osborn JS, Anderson JL, Lappe DL, Muhlestein JB, Nelson J and Day JD. Long-term clinical efficacy and risk of catheter ablation for atrial fibrillation in octogenarians. *Pacing Clin Electrophysiol.* 2010;33:146-52.

866. Heeger CH, Abdin A, Mathew S, Reissmann B, Yalin K, Liosis S, Fink T, Proietti R, Eitel C, Vogler J, Lemes C, Maurer T, Rillig A, Meyer-Saraei R, Graf T, Wohlmuth P, Goldmann B, Ouyang F, Kuck KH, Metzner A and Tilz RR. Efficacy and Safety of Cryoballoon Ablation in Patients With Heart Failure and Reduced Left Ventricular Ejection Fraction- A Multicenter Study. *Circ J.* 2019;83:1653-1659.

867. Kis Z, Noten AM, Martirosyan M, Hendriks AA, Bhagwandien R and Szili-Torok T. Comparison of long-term outcome between patients aged < 65 years vs. >/= 65 years after atrial fibrillation ablation. *J Geriatr Cardiol.* 2017;14:569-574.

868. Lin T, Du X, Bai R, Chen YW, Yu RH, Long DY, Tang RB, Sang CH, Li SN, Ma CS and Dong JZ. Long-term results of single-procedure catheter ablation for atrial fibrillationin pre- and post-menopausal women. *J Geriatr Cardiol.* 2014;11:120-5.

869. Lioni L, Letsas KP, Efremidis M, Vlachos K, Giannopoulos G, Kareliotis V, Deftereos S and Sideris A. Catheter ablation of atrial fibrillation in the elderly. *J Geriatr Cardiol.* 2014;11:291-5.

870. Metzner I, Wissner E, Tilz RR, Rillig A, Mathew S, Schmidt B, Chun J, Wohlmuth P, Deiss S, Lemes C, Maurer T, Fink T, Heeger C, Ouyang F, Kuck KH and Metzner A. Ablation of atrial fibrillation in patients >/=75 years: long-term clinical outcome and safety. *Europace.* 2016;18:543-9.

871. Santangeli P, Di Biase L, Mohanty P, Burkhardt JD, Horton R, Bai R, Mohanty S, Pump A, Gibson D, Couts L, Hongo R, Beheiry S and Natale A. Catheter ablation of atrial fibrillation in octogenarians: safety and outcomes. *J Cardiovasc Electrophysiol.* 2012;23:687-93.

872. Tan HW, Wang XH, Shi HF, Yang GS, Zhou L, Gu JN, Jiang WF and Liu X. Efficacy, safety and outcome of catheter ablation for atrial fibrillation in octogenarians. *Int J Cardiol.* 2010;145:147-8.

873. Zado E, Callans DJ, Riley M, Hutchinson M, Garcia F, Bala R, Lin D, Cooper J, Verdino R, Russo AM, Dixit S, Gerstenfeld E and Marchlinski FE. Long-term clinical efficacy and risk of catheter ablation for atrial fibrillation in the elderly. *J Cardiovasc Electrophysiol.* 2008;19:621-6.

874. Abugattas JP, Iacopino S, Moran D, De Regibus V, Takarada K, Mugnai G, Stroker E, Coutino-Moreno HE, Choudhury R, Storti C, De Greef Y, Paparella G, Brugada P, de Asmundis C and Chierchia GB. Efficacy and safety of the second generation cryoballoon ablation for the treatment of paroxysmal atrial fibrillation in patients over 75 years: a comparison with a younger cohort. *Europace.* 2017;19:1798-1803.

875. Bunch TJ, May HT, Bair TL, Jacobs V, Crandall BG, Cutler M, Weiss JP, Mallender C, Osborn JS, Anderson JL and Day JD. The Impact of Age on 5-Year Outcomes After Atrial Fibrillation Catheter Ablation. *J Cardiovasc Electrophysiol.* 2016; 27:141-6.

876. Guiot A, Jongnarangsin K, Chugh A, Suwanagool A, Latchamsetty R, Myles JD, Jiang Q, Crawford T, Good E, Pelosi F, Jr., Bogun F, Morady F and Oral H. Anticoagulant therapy and risk of cerebrovascular events after catheter ablation of atrial fibrillation in the elderly. *J Cardiovasc Electrophysiol.* 2012;23:36-43.

877. Kusumoto F, Prussak K, Wiesinger M, Pullen T and Lynady C. Radiofrequency catheter ablation of atrial fibrillation in older patients: outcomes and complications. *J Interv Card Electrophysiol.* 2009;25:31-5.

878. Liu Y, Huang H, Huang C, Zhang S, Ma C, Liu X, Yang Y, Cao K, Wu S, Wang F, National Atrial Fibrillation Working Group of Chinese Society of P and Electrophysiology. Catheter ablation of atrial fibrillation in Chinese elderly patients. *Int J Cardiol.* 2011;152:266-7.

879. Shah RU, Freeman JV, Shilane D, Wang PJ, Go AS and Hlatky MA. Procedural complications, rehospitalizations, and repeat procedures after catheter ablation for atrial fibrillation. *J Am Coll Cardiol.* 2012;59:143-9.

880. Spragg DD, Dalal D, Cheema A, Scherr D, Chilukuri K, Cheng A, Henrikson CA, Marine JE, Berger RD, Dong J and Calkins H. Complications of catheter ablation for atrial fibrillation: incidence and predictors. *J Cardiovasc Electrophysiol.* 2008;19:627-31.

881. Srivatsa UN, Danielsen B, Anderson I, Amsterdam E, Pezeshkian N, Yang Y and White RH. Risk predictors of stroke and mortality after ablation for atrial fibrillation: the California experience 2005-2009. *Heart Rhythm.* 2014;11:1898-903.

882. Friberg L and Rosenqvist M. Less dementia with oral anticoagulation in atrial fibrillation. *Eur Heart J.* 2018;39:453-460.

883. Jacobs V, Woller SC, Stevens S, May HT, Bair TL, Anderson JL, Crandall BG, Day JD, Johanning K, Long Y, Mallender C, Olson JL, Osborn JS, Weiss JP and Bunch TJ. Time outside of therapeutic range in atrial fibrillation patients is associated with long-term risk of dementia. *Heart Rhythm.* 2014;11:2206-13.

884. Jacobs V, Woller SC, Stevens SM, May HT, Bair TL, Crandall BG, Cutler M, Day JD, Weiss JP, Osborn JS, Mallender C, Anderson JL and Bunch TJ. Percent Time With a Supratherapeutic INR in Atrial Fibrillation Patients Also Using an Antiplatelet Agent Is Associated With Long-Term Risk of Dementia. *J Cardiovasc Electrophysiol.* 2015;26:1180-1186.

885. Jacobs V, May HT, Bair TL, Crandall BG, Cutler MJ, Day JD, Mallender C, Osborn JS, Stevens SM, Weiss JP, Woller SC and Bunch TJ. Long-Term Population-Based Cerebral Ischemic Event and Cognitive Outcomes of Direct Oral Anticoagulants Compared With Warfarin Among Long-term Anticoagulated Patients for Atrial Fibrillation. *Am J Cardiol.* 2016;118:210-4.

886. Zhang C, Gu ZC, Shen L, Pan MM, Yan YD, Pu J, Liu XY and Lin HW. Non-vitamin K Antagonist Oral Anticoagulants and Cognitive Impairment in Atrial Fibrillation: Insights From the Meta-Analysis of Over 90,000 Patients of Randomized Controlled Trials and Real-World Studies. *Front Aging Neurosci.* 2018;10:258.

887. Sogaard M, Skjoth F, Jensen M, Kjaeldgaard JN, Lip GYH, Larsen TB and Nielsen PB. Nonvitamin K Antagonist Oral Anticoagulants Versus Warfarin in Atrial Fibrillation Patients and Risk of Dementia: A Nationwide Propensity-Weighted Cohort Study. *J Am Heart Assoc.* 2019;8:e011358.

888. Friberg L, Andersson T and Rosenqvist M. Less dementia and stroke in low-risk patients with atrial fibrillation taking oral anticoagulation. *Eur Heart J.* 2019; 40:2327-2335.

889. Dagres N, Chao TF, Fenelon G, Aguinaga L, Benhayon D, Benjamin EJ, Bunch TJ, Chen LY, Chen SA, Darrieux F, de Paola A, Fauchier L, Goette A, Kalman J, Kalra L, Kim YH, Lane DA, Lip GYH, Lubitz SA, Marquez MF, Potpara T, Pozzer DL, Ruskin JN, Savelieva I, Teo WS, Tse HF, Verma A, Zhang S and Chung MK. European Heart Rhythm Association (EHRA)/Heart Rhythm Society (HRS)/Asia Pacific Heart Rhythm Society (APHRS)/Latin American Heart Rhythm Society (LAHRS) expert consensus on arrhythmias and cognitive function: what is the best practice? *Heart Rhythm.* 2018;15:e37-e60.

890. Okuno J, Yanagi H and Tomura S. Is cognitive impairment a risk factor for poor compliance among Japanese elderly in the community? *Eur J Clin Pharmacol.* 2001;57:589-94.

891. Salas M, In't Veld BA, van der Linden PD, Hofman A, Breteler M and Stricker BH. Impaired cognitive function and compliance with antihypertensive drugs in elderly: the Rotterdam Study. *Clin Pharmacol Ther.* 2001;70:561-6.

892. Kim D, Yang PS, Jang E, Yu HT, Kim TH, Uhm JS, Kim JY, Sung JH, Pak HN, Lee MH, Lip GYH and Joung B. Association of anticoagulant therapy with risk of dementia among patients with atrial fibrillation. *Europace.* 2020.

893. Kim D, Yang PS, Jang E, Tae Yu H, Kim TH, Uhm JS, Kim JY, Sung JH, Pak HN, Lee MH, Lip GYH and Joung B. Blood Pressure Control and Dementia Risk in Midlife Patients With Atrial Fibrillation. *Hypertension.* 2020;75:1296-1304.

894. Kim D, Yang PS, Sung JH, Jang E, Yu HT, Kim TH, Uhm JS, Kim JY, Pak HN, Lee MH, Lip GYH and Joung B. Less dementia after catheter ablation for atrial fibrillation: a nationwide cohort study. *Eur Heart J.* 2020.

895. Jensen AS, Idorn L, Norager B, Vejlstrup N and Sondergaard L. Anticoagulation in adults with congenital heart disease: The who, the when and the how? *Heart.* 2015;101:424-9.

896. Eikelboom JW, Connolly SJ, Brueckmann M, Granger CB, Kappetein AP, Mack MJ, Blatchford J, Devenny K, Friedman J, Guiver K, Harper R, Khder Y, Lobmeyer MT, Maas H, Voigt JU, Simoons ML, Van de Werf F and Investigators R-A. Dabigatran versus warfarin in patients with mechanical heart valves. *N Engl J Med.* 2013;369:1206-14.

897. Renda G, Ricci F, Giugliano RP and De Caterina R. Non-Vitamin K Antagonist Oral Anticoagulants in Patients With Atrial Fibrillation and Valvular Heart Disease. *J Am Coll Cardiol.* 2017;69:1363-1371.

898. Caldeira D, David C, Costa J, Ferreira JJ and Pinto FJ. Non-vitamin K antagonist

oral anticoagulants in patients with atrial fibrillation and valvular heart disease: systematic review and meta-analysis. *Eur Heart J Cardiovasc Pharmacother.* 2018;4:111-118.

899. Ammash NM, Phillips SD, Hodge DO, Connolly HM, Grogan MA, Friedman PA, Warnes CA and Asirvatham SJ. Outcome of direct current cardioversion for atrial arrhythmias in adults with congenital heart disease. *Int J Cardiol.* 2012; 154:270-4.

900. Feltes TF and Friedman RA. Transesophageal echocardiographic detection of atrial thrombi in patients with nonfibrillation atrial tachyarrhythmias and congenital heart disease. *J Am Coll Cardiol.* 1994;24:1365-70.

901. Roos-Hesselink JW, Meijboom FJ, Spitaels SE, van Domburg R, van Rijen EH, Utens EM, Bogers AJ and Simoons ML. Excellent survival and low incidence of arrhythmias, stroke and heart failure long-term after surgical ASD closure at young age. A prospective follow-up study of 21-33 years. *Eur Heart J.* 2003;24:190-7.

902. Mas JL, Derumeaux G, Guillon B, Massardier E, Hosseini H, Mechtouff L, Arquizan C, Bejot Y, Vuillier F, Detante O, Guidoux C, Canaple S, Vaduva C, Dequatre-Ponchelle N, Sibon I, Garnier P, Ferrier A, Timsit S, Robinet-Borgomano E, Sablot D, Lacour JC, Zuber M, Favrole P, Pinel JF, Apoil M, Reiner P, Lefebvre C, Guerin P, Piot C, Rossi R, Dubois-Rande JL, Eicher JC, Meneveau N, Lusson JR, Bertrand B, Schleich JM, Godart F, Thambo JB, Leborgne L, Michel P, Pierard L, Turc G, Barthelet M, Charles-Nelson A, Weimar C, Moulin T, Juliard JM, Chatellier G and Investigators C. Patent Foramen Ovale Closure or Anticoagulation vs. Antiplatelets after Stroke. *N Engl J Med.* 2017;377:1011-1021.

903. Gutierrez SD, Earing MG, Singh AK, Tweddell JS and Bartz PJ. Atrial tachyarrhythmias and the Cox-maze procedure in congenital heart disease. *Congenit Heart Dis.* 2013;8:434-9.

904. Kobayashi J, Yamamoto F, Nakano K, Sasako Y, Kitamura S and Kosakai Y. Maze procedure for atrial fibrillation associated with atrial septal defect. *Circulation.* 1998;98:II399-402.

905. Shim H, Yang JH, Park PW, Jeong DS and Jun TG. Efficacy of the maze procedure for atrial fibrillation associated with atrial septal defect. *Korean J Thorac Cardiovasc Surg.* 2013;46:98-103.

906. Sherwin ED, Triedman JK and Walsh EP. Update on interventional electrophysiology in congenital heart disease: evolving solutions for complex hearts. *Circ Arrhythm Electrophysiol.* 2013;6:1032-40.

907. Sy RW, Gollob MH, Klein GJ, Yee R, Skanes AC, Gula LJ, Leong-Sit P, Gow RM, Green MS, Birnie DH and Krahn AD. Arrhythmia characterization and long-term outcomes in catecholaminergic polymorphic ventricular tachycardia. *Heart Rhythm.* 2011;8:864-71.

908. Sumitomo N, Sakurada H, Taniguchi K, Matsumura M, Abe O, Miyashita M, Kanamaru H, Karasawa K, Ayusawa M, Fukamizu S, Nagaoka I, Horie M, Harada K and Hiraoka M. Association of atrial arrhythmia and sinus node dysfunction

in patients with catecholaminergic polymorphic ventricular tachycardia. *Circ J.* 2007;71:1606-9.

909. Zellerhoff S, Pistulli R, Monnig G, Hinterseer M, Beckmann BM, Kobe J, Steinbeck G, Kaab S, Haverkamp W, Fabritz L, Gradaus R, Breithardt G, Schulze-Bahr E, Bocker D and Kirchhof P. Atrial Arrhythmias in long-QT syndrome under daily life conditions: a nested case control study. *J Cardiovasc Electrophysiol.* 2009; 20:401-7.

910. Chu AF, Zado E and Marchlinski FE. Atrial arrhythmias in patients with arrhythmogenic right ventricular cardiomyopathy/dysplasia and ventricular tachycardia. *Am J Cardiol.* 2010;106:720-2.

911. Francis J and Antzelevitch C. Atrial fibrillation and Brugada syndrome. *J Am Coll Cardiol.* 2008;51:1149-53.

912. Siontis KC, Geske JB, Ong K, Nishimura RA, Ommen SR and Gersh BJ. Atrial fibrillation in hypertrophic cardiomyopathy: prevalence, clinical correlations, and mortality in a large high-risk population. *J Am Heart Assoc.* 2014;3:e001002.

913. Stollberger C, Blazek G, Winkler-Dworak M and Finsterer J. Atrial fibrillation in left ventricular noncompaction with and without neuromuscular disorders is associated with a poor prognosis. *Int J Cardiol.* 2009;133:41-5.

914. Kusano KF, Taniyama M, Nakamura K, Miura D, Banba K, Nagase S, Morita H, Nishii N, Watanabe A, Tada T, Murakami M, Miyaji K, Hiramatsu S, Nakagawa K, Tanaka M, Miura A, Kimura H, Fuke S, Sumita W, Sakuragi S, Urakawa S, Iwasaki J and Ohe T. Atrial fibrillation in patients with Brugada syndrome relationships of gene mutation, electrophysiology, and clinical backgrounds. *J Am Coll Cardiol.* 2008;51:1169-75.

915. Klopotowski M, Kwapiszewska A, Kukula K, Jamiolkowski J, Dabrowski M, Derejko P, Oreziak A, Baranowski R, Spiewak M, Marczak M, Klisiewicz A, Szepietowska B, Chmielak Z and Witkowski A. Clinical and echocardiographic parameters as risk factors for atrial fibrillation in patients with hypertrophic cardiomyopathy. *Clin Cardiol.* 2018;41:1336-1340.

916. Aras D, Tufekcioglu O, Ergun K, Ozeke O, Yildiz A, Topaloglu S, Deveci B, Sahin O, Kisacik HL and Korkmaz S. Clinical features of isolated ventricular noncompaction in adults long-term clinical course, echocardiographic properties, and predictors of left ventricular failure. *J Card Fail.* 2006;12:726-33.

917. Saguner AM, Ganahl S, Kraus A, Baldinger SH, Medeiros-Domingo A, Saguner AR, Mueller-Burri SA, Wolber T, Haegeli LM, Krasniqi N, Tanner FC, Steffel J, Brunckhorst C and Duru F. Clinical role of atrial arrhythmias in patients with arrhythmogenic right ventricular dysplasia. *Circ J.* 2014;78:2854-61.

918. Tonet JL, Castro-Miranda R, Iwa T, Poulain F, Frank R and Fontaine GH. Frequency of supraventricular tachyarrhythmias in arrhythmogenic right ventricular dysplasia. *Am J Cardiol.* 1991;67:1153.

919. van Rijsingen IA, Nannenberg EA, Arbustini E, Elliott PM, Mogensen J, Hermans-van Ast JF, van der Kooi AJ, van Tintelen JP, van den Berg MP, Grasso

M, Serio A, Jenkins S, Rowland C, Richard P, Wilde AA, Perrot A, Pankuweit S, Zwinderman AH, Charron P, Christiaans I and Pinto YM. Gender-specific differences in major cardiac events and mortality in lamin A/C mutation carriers. *Eur J Heart Fail.* 2013;15:376-84.

920. Li S, Zhang C, Liu N, Bai H, Hou C, Wang J, Song L and Pu J. Genotype-Positive Status Is Associated With Poor Prognoses in Patients With Left Ventricular Noncompaction Cardiomyopathy. *J Am Heart Assoc.* 2018;7:e009910.

921. van Velzen HG, Theuns DA, Yap SC, Michels M and Schinkel AF. Incidence of Device-Detected Atrial Fibrillation and Long-Term Outcomes in Patients With Hypertrophic Cardiomyopathy. *Am J Cardiol.* 2017;119:100-105.

922. Bordachar P, Reuter S, Garrigue S, Cai X, Hocini M, Jais P, Haissaguerre M and Clementy J. Incidence, clinical implications and prognosis of atrial arrhythmias in Brugada syndrome. *Eur Heart J.* 2004;25:879-84.

923. Bourfiss M, Te Riele AS, Mast TP, Cramer MJ, JF VDH, TA VANV, Loh P, Dooijes D, Hauer RN and Velthuis BK. Influence of Genotype on Structural Atrial Abnormalities and Atrial Fibrillation or Flutter in Arrhythmogenic Right Ventricular Dysplasia/Cardiomyopathy. *J Cardiovasc Electrophysiol.* 2016;27: 1420-1428.

924. Hasselberg NE, Haland TF, Saberniak J, Brekke PH, Berge KE, Leren TP, Edvardsen T and Haugaa KH. Lamin A/C cardiomyopathy: young onset, high penetrance, and frequent need for heart transplantation. *Eur Heart J.* 2018;39:853-860.

925. Kumar S, Baldinger SH, Gandjbakhch E, Maury P, Sellal JM, Androulakis AF, Waintraub X, Charron P, Rollin A, Richard P, Stevenson WG, Macintyre CJ, Ho CY, Thompson T, Vohra JK, Kalman JM, Zeppenfeld K, Sacher F, Tedrow UB and Lakdawala NK. Long-Term Arrhythmic and Nonarrhythmic Outcomes of Lamin A/C Mutation Carriers. *J Am Coll Cardiol.* 2016;68:2299-2307.

926. Pasotti M, Klersy C, Pilotto A, Marziliano N, Rapezzi C, Serio A, Mannarino S, Gambarin F, Favalli V, Grasso M, Agozzino M, Campana C, Gavazzi A, Febo O, Marini M, Landolina M, Mortara A, Piccolo G, Vigano M, Tavazzi L and Arbustini E. Long-term outcome and risk stratification in dilated cardiolaminopathies. *J Am Coll Cardiol.* 2008;52:1250-60.

927. Sacher F, Probst V, Maury P, Babuty D, Mansourati J, Komatsu Y, Marquie C, Rosa A, Diallo A, Cassagneau R, Loizeau C, Martins R, Field ME, Derval N, Miyazaki S, Denis A, Nogami A, Ritter P, Gourraud JB, Ploux S, Rollin A, Zemmoura A, Lamaison D, Bordachar P, Pierre B, Jais P, Pasquie JL, Hocini M, Legal F, Defaye P, Boveda S, Iesaka Y, Mabo P and Haissaguerre M. Outcome after implantation of a cardioverter-defibrillator in patients with Brugada syndrome: a multicenter study-part 2. *Circulation.* 2013;128:1739-47.

928. Hernandez-Ojeda J, Arbelo E, Borras R, Berne P, Tolosana JM, Gomez-Juanatey A, Berruezo A, Campuzano O, Sarquella-Brugada G, Mont L, Brugada R and Brugada J. Patients With Brugada Syndrome and Implanted Cardioverter-Defibrillators: Long-Term Follow-Up. *J Am Coll Cardiol.* 2017;70:1991-2002.

929. Camm CF, James CA, Tichnell C, Murray B, Bhonsale A, te Riele AS, Judge DP,

Tandri H and Calkins H. Prevalence of atrial arrhythmias in arrhythmogenic right ventricular dysplasia/cardiomyopathy. *Heart Rhythm.* 2013;10:1661-8.

930. Johnson JN, Tester DJ, Perry J, Salisbury BA, Reed CR and Ackerman MJ. Prevalence of early-onset atrial fibrillation in congenital long QT syndrome. *Heart Rhythm.* 2008;5:704-9.
931. Rodriguez-Manero M, Namdar M, Sarkozy A, Casado-Arroyo R, Ricciardi D, de Asmundis C, Chierchia GB, Wauters K, Rao JY, Bayrak F, Van Malderen S and Brugada P. Prevalence, clinical characteristics and management of atrial fibrillation in patients with Brugada syndrome. *Am J Cardiol.* 2013;111:362-7.
932. Borggrefe M, Wolpert C, Antzelevitch C, Veltmann C, Giustetto C, Gaita F and Schimpf R. Short QT syndrome. Genotype-phenotype correlations. *J Electrocardiol.* 2005;38:75-80.
933. Gaita F, Giustetto C, Bianchi F, Wolpert C, Schimpf R, Riccardi R, Grossi S, Richiardi E and Borggrefe M. Short QT Syndrome: a familial cause of sudden death. *Circulation.* 2003;108:965-70.
934. Giustetto C, Di Monte F, Wolpert C, Borggrefe M, Schimpf R, Sbragia P, Leone G, Maury P, Anttonen O, Haissaguerre M and Gaita F. Short QT syndrome: clinical findings and diagnostic-therapeutic implications. *Eur Heart J.* 2006;27:2440-7.
935. Gollob MH, Redpath CJ and Roberts JD. The short QT syndrome: proposed diagnostic criteria. *J Am Coll Cardiol.* 2011;57:802-12.
936. Mussigbrodt A, Knopp H, Efimova E, Weber A, Bertagnolli L, Hilbert S, Kosiuk J, Dinov B, Bode K, Kircher S, Dagres N, Richter S, Sommer P, Husser D, Bollmann A, Hindricks G and Arya A. Supraventricular arrhythmias in patients with arrhythmogenic right ventricular dysplasia/cardiomyopathy associate with long-term outcome after catheter ablation of ventricular tachycardias. *Europace.* 2018;20:1182-1187.
937. Choi YJ, Choi EK, Han KD, Jung JH, Park J, Lee E, Choe W, Lee SR, Cha MJ, Lim WH and Oh S. Temporal trends of the prevalence and incidence of atrial fibrillation and stroke among Asian patients with hypertrophic cardiomyopathy: A nationwide population-based study. *Int J Cardiol.* 2018;273:130-135.
938. Peters S. Atrial arrhythmias in arrhythmogenic cardiomyopathy: at the beginning or at the end of the disease story? *Circ J.* 2015;79:446.
939. Olesen MS, Yuan L, Liang B, Holst AG, Nielsen N, Nielsen JB, Hedley PL, Christiansen M, Olesen SP, Haunso S, Schmitt N, Jespersen T and Svendsen JH. High prevalence of long QT syndrome-associated SCN5A variants in patients with early-onset lone atrial fibrillation. *Circ Cardiovasc Genet.* 2012;5:450-9.
940. Fatkin D, MacRae C, Sasaki T, Wolff MR, Porcu M, Frenneaux M, Atherton J, Vidaillet HJ, Jr., Spudich S, De Girolami U, Seidman JG, Seidman C, Muntoni F, Muehle G, Johnson W and McDonough B. Missense mutations in the rod domain of the lamin A/C gene as causes of dilated cardiomyopathy and conduction-system disease. *N Engl J Med.* 1999;341:1715-24.
941. Pappone C, Radinovic A, Manguso F, Vicedomini G, Sala S, Sacco FM, Ciconte

G, Saviano M, Ferrari M, Sommariva E, Sacchi S, Ciaccio C, Kallergis EM and Santinelli V. New-onset atrial fibrillation as first clinical manifestation of latent Brugada syndrome: prevalence and clinical significance. *Eur Heart J.* 2009; 30:2985-92.

942. Hong K, Bjerregaard P, Gussak I and Brugada R. Short QT syndrome and atrial fibrillation caused by mutation in KCNH2. *J Cardiovasc Electrophysiol.* 2005; 16:394-6.

943. Mazzanti A, Ng K, Faragli A, Maragna R, Chiodaroli E, Orphanou N, Monteforte N, Memmi M, Gambelli P, Novelli V, Bloise R, Catalano O, Moro G, Tibollo V, Morini M, Bellazzi R, Napolitano C, Bagnardi V and Priori SG. Arrhythmogenic Right Ventricular Cardiomyopathy: Clinical Course and Predictors of Arrhythmic Risk. *J Am Coll Cardiol.* 2016;68:2540-2550.

944. Giustetto C, Cerrato N, Gribaudo E, Scrocco C, Castagno D, Richiardi E, Giachino D, Bianchi F, Barbonaglia L and Ferraro A. Atrial fibrillation in a large population with Brugada electrocardiographic pattern: prevalence, management, and correlation with prognosis. *Heart Rhythm.* 2014;11:259-65.

945. Rowin EJ, Hausvater A, Link MS, Abt P, Gionfriddo W, Wang W, Rastegar H, Estes NAM, Maron MS and Maron BJ. Clinical Profile and Consequences of Atrial Fibrillation in Hypertrophic Cardiomyopathy. *Circulation.* 2017;136:2420-2436.

946. Conte G, Dewals W, Sieira J, de Asmundis C, Ciconte G, Chierchia GB, Di Giovanni G, Baltogiannis G, Saitoh Y, Levinstein M, La Meir M, Wellens F, Pappaert G and Brugada P. Drug-induced brugada syndrome in children: clinical features, device-based management, and long-term follow-up. *J Am Coll Cardiol.* 2014;63: 2272-9.

947. Maron BJ, Olivotto I, Spirito P, Casey SA, Bellone P, Gohman TE, Graham KJ, Burton DA and Cecchi F. Epidemiology of hypertrophic cardiomyopathy-related death: revisited in a large non-referral-based patient population. *Circulation.* 2000;102: 858-64.

948. Olivotto I, Cecchi F, Casey SA, Dolara A, Traverse JH and Maron BJ. Impact of atrial fibrillation on the clinical course of hypertrophic cardiomyopathy. *Circulation.* 2001;104:2517-24.

949. Pizzale S, Gollob MH, Gow R and Birnie DH. Sudden death in a young man with catecholaminergic polymorphic ventricular tachycardia and paroxysmal atrial fibrillation. *J Cardiovasc Electrophysiol.* 2008;19:1319-21.

950. Sugiyasu A, Oginosawa Y, Nogami A and Hata Y. A case with catecholaminergic polymorphic ventricular tachycardia unmasked after successful ablation of atrial tachycardias from pulmonary veins. *Pacing Clin Electrophysiol.* 2009;32:e21-4.

951. Veltmann C, Kuschyk J, Schimpf R, Streitner F, Schoene N, Borggrefe M and Wolpert C. Prevention of inappropriate ICD shocks in patients with Brugada syndrome. *Clin Res Cardiol.* 2010;99:37-44.

952. Klein GJ, Bashore TM, Sellers TD, Pritchett EL, Smith WM and Gallagher JJ. Ventricular fibrillation in the Wolff-Parkinson-White syndrome. *N Engl J Med.*

1979;301:1080-5.

953. Brugada J, Katritsis DG, Arbelo E, Arribas F, Bax JJ, Blomstrom-Lundqvist C, Calkins H, Corrado D, Deftereos SG, Diller GP, Gomez-Doblas JJ, Gorenek B, Grace A, Ho SY, Kaski JC, Kuck KH, Lambiase PD, Sacher F, Sarquella-Brugada G, Suwalski P, Zaza A and Group ESCSD. 2019 ESC Guidelines for the management of patients with supraventricular tachycardiaThe Task Force for the management of patients with supraventricular tachycardia of the European Society of Cardiology (ESC). *Eur Heart J.* 2020;41:655-720.

954. Sellers TD, Jr., Bashore TM and Gallagher JJ. Digitalis in the pre-excitation syndrome. Analysis during atrial fibrillation. *Circulation.* 1977;56:260-7.

955. Morady F, DiCarlo LA, Jr., Baerman JM and De Buitleir M. Effect of propranolol on ventricular rate during atrial fibrillation in the Wolff-Parkinson-White syndrome. *Pacing Clin Electrophysiol.* 1987;10:492-6.

956. Glatter KA, Dorostkar PC, Yang Y, Lee RJ, Van Hare GF, Keung E, Modin G and Scheinman MM. Electrophysiological effects of ibutilide in patients with accessory pathways. *Circulation.* 2001;104:1933-9.

957. Ludmer PL, McGowan NE, Antman EM and Friedman PL. Efficacy of propafenone in Wolff-Parkinson-White syndrome: electrophysiologic findings and long-term follow-up. *J Am Coll Cardiol.* 1987;9:1357-63.

958. Crijns HJ, den Heijer P, van Wijk LM and Lie KI. Successful use of flecainide in atrial fibrillation with rapid ventricular rate in the Wolff-Parkinson-White syndrome. *Am Heart J.* 1988;115:1317-21.

959. Boahene KA, Klein GJ, Yee R, Sharma AD and Fujimura O. Termination of acute atrial fibrillation in the Wolff-Parkinson-White syndrome by procainamide and propafenone: importance of atrial fibrillatory cycle length. *J Am Coll Cardiol.* 1990;16:1408-14.

960. Simonian SM, Lotfipour S, Wall C and Langdorf MI. Challenging the superiority of amiodarone for rate control in Wolff-Parkinson-White and atrial fibrillation. *Intern Emerg Med.* 2010;5:421-6.

961. Drenthen W, Pieper PG, Roos-Hesselink JW, van Lottum WA, Voors AA, Mulder BJ, van Dijk AP, Vliegen HW, Yap SC, Moons P, Ebels T, van Veldhuisen DJ and Investigators Z. Outcome of pregnancy in women with congenital heart disease: a literature review. *J Am Coll Cardiol.* 2007;49:2303-11.

962. Opotowsky AR, Siddiqi OK, D'Souza B, Webb GD, Fernandes SM and Landzberg MJ. Maternal cardiovascular events during childbirth among women with congenital heart disease. *Heart.* 2012;98:145-51.

963. Lee MS, Chen W, Zhang Z, Duan L, Ng A, Spencer HT, Kwan DM and Shen AY. Atrial Fibrillation and Atrial Flutter in Pregnant Women-A Population-Based Study. *J Am Heart Assoc.* 2016;5:e003182.

964. Li JM, Nguyen C, Joglar JA, Hamdan MH and Page RL. Frequency and outcome of arrhythmias complicating admission during pregnancy: experience from a high-volume and ethnically-diverse obstetric service. *Clin Cardiol.* 2008;31:

538-41.

965. Vaidya VR, Arora S, Patel N, Badheka AO, Patel N, Agnihotri K, Billimoria Z, Turakhia MP, Friedman PA, Madhavan M, Kapa S, Noseworthy PA, Cha YM, Gersh B, Asirvatham SJ and Deshmukh AJ. Burden of Arrhythmia in Pregnancy. *Circulation.* 2017;135:619-621.

966. Regitz-Zagrosek V, Roos-Hesselink JW, Bauersachs J, Blomstrom-Lundqvist C, Cifkova R, De Bonis M, Iung B, Johnson MR, Kintscher U, Kranke P, Lang IM, Morais J, Pieper PG, Presbitero P, Price S, Rosano GMC, Seeland U, Simoncini T, Swan L, Warnes CA and Group ESCSD. 2018 ESC Guidelines for the management of cardiovascular diseases during pregnancy. *Eur Heart J.* 2018;39: 3165-3241.

967. Wang YC, Chen CH, Su HY and Yu MH. The impact of maternal cardioversion on fetal haemodynamics. *Eur J Obstet Gynecol Reprod Biol.* 2006;126:268-9.

968. Moore JS, Teefey P, Rao K, Berlowitz MS, Chae SH and Yankowitz J. Maternal arrhythmia: a case report and review of the literature. *Obstet Gynecol Surv.* 2012;67:298-312.

969. Page RL. Treatment of arrhythmias during pregnancy. *Am Heart J.* 1995; 130:871-6.

970. Barnes EJ, Eben F and Patterson D. Direct current cardioversion during pregnancy should be performed with facilities available for fetal monitoring and emergency caesarean section. *BJOG.* 2002;109:1406-7.

971. Heidbuchel H, Anne W, Willems R, Adriaenssens B, Van de Werf F and Ector H. Endurance sports is a risk factor for atrial fibrillation after ablation for atrial flutter. *Int J Cardiol.* 2006;107:67-72.

972. Abdulla J and Nielsen JR. Is the risk of atrial fibrillation higher in athletes than in the general population? A systematic review and meta-analysis. *Europace.* 2009;11:1156-9.

973. Calvo N, Ramos P, Montserrat S, Guasch E, Coll-Vinent B, Domenech M, Bisbal F, Hevia S, Vidorreta S, Borras R, Falces C, Embid C, Montserrat JM, Berruezo A, Coca A, Sitges M, Brugada J and Mont L. Emerging risk factors and the dose-response relationship between physical activity and lone atrial fibrillation: a prospective case-control study. *Europace.* 2016;18:57-63.

974. Crump C, Sundquist J, Winkleby MA and Sundquist K. Height, Weight, and Aerobic Fitness Level in Relation to the Risk of Atrial Fibrillation. *Am J Epidemiol.* 2018;187:417-426.

975. Mont L, Sambola A, Brugada J, Vacca M, Marrugat J, Elosua R, Pare C, Azqueta M and Sanz G. Long-lasting sport practice and lone atrial fibrillation. *Eur Heart J.* 2002;23:477-82.

976. Mont L, Tamborero D, Elosua R, Molina I, Coll-Vinent B, Sitges M, Vidal B, Scalise A, Tejeira A, Berruezo A, Brugada J and Investigators G. Physical activity, height, and left atrial size are independent risk factors for lone atrial fibrillation in middle-aged healthy individuals. *Europace.* 2008;10:15-20.

977. Guasch E and Mont L. Diagnosis, pathophysiology, and management of exercise-induced arrhythmias. *Nat Rev Cardiol.* 2017;14:88-101.

978. Kirchhof P, Benussi S, Kotecha D, Ahlsson A, Atar D, Casadei B, Castella M, Diener HC, Heidbuchel H, Hendriks J, Hindricks G, Manolis AS, Oldgren J, Popescu BA, Schotten U, Van Putte B, Vardas P and Group ESCSD. 2016 ESC Guidelines for the management of atrial fibrillation developed in collaboration with EACTS. *Eur Heart J.* 2016;37:2893-2962.

979. Stein R, Medeiros CM, Rosito GA, Zimerman LI and Ribeiro JP. Intrinsic sinus and atrioventricular node electrophysiologic adaptations in endurance athletes. *J Am Coll Cardiol.* 2002;39:1033-8.

980. Calvo N, Mont L, Tamborero D, Berruezo A, Viola G, Guasch E, Nadal M, Andreu D, Vidal B, Sitges M and Brugada J. Efficacy of circumferential pulmonary vein ablation of atrial fibrillation in endurance athletes. *Europace.* 2010;12:30-6.

981. Koopman P, Nuyens D, Garweg C, La Gerche A, De Buck S, Van Casteren L, Alzand B, Willems R and Heidbuchel H. Efficacy of radiofrequency catheter ablation in athletes with atrial fibrillation. *Europace.* 2011;13:1386-93.

982. O'Brien B, Burrage PS, Ngai JY, Prutkin JM, Huang CC, Xu X, Chae SH, Bollen BA, Piccini JP, Schwann NM, Mahajan A, Ruel M, Body SC, Sellke FW, Mathew J and Muehlschlegel JD. Society of Cardiovascular Anesthesiologists/European Association of Cardiothoracic Anaesthetists Practice Advisory for the Management of Perioperative Atrial Fibrillation in Patients Undergoing Cardiac Surgery. *J Cardiothorac Vasc Anesth.* 2019;33:12-26.

983. Dobrev D, Aguilar M, Heijman J, Guichard JB and Nattel S. Postoperative atrial fibrillation: mechanisms, manifestations and management. *Nat Rev Cardiol.* 2019;16:417-436.

984. Lubitz SA, Yin X, Rienstra M, Schnabel RB, Walkey AJ, Magnani JW, Rahman F, McManus DD, Tadros TM, Levy D, Vasan RS, Larson MG, Ellinor PT and Benjamin EJ. Long-term outcomes of secondary atrial fibrillation in the community: the Framingham Heart Study. *Circulation.* 2015;131:1648-55.

985. Amar D. Postthoracotomy atrial fibrillation. *Curr Opin Anaesthesiol.* 2007;20:43-7.

986. Philip I, Berroeta C and Leblanc I. Perioperative challenges of atrial fibrillation. *Curr Opin Anaesthesiol.* 2014;27:344-52.

987. Konstantino Y, Zelnik Yovel D, Friger MD, Sahar G, Knyazer B and Amit G. Postoperative Atrial Fibrillation Following Coronary Artery Bypass Graft Surgery Predicts Long-Term Atrial Fibrillation and Stroke. *Isr Med Assoc J.* 2016;18: 744-748.

988. Lee SH, Kang DR, Uhm JS, Shim J, Sung JH, Kim JY, Pak HN, Lee MH and Joung B. New-onset atrial fibrillation predicts long-term newly developed atrial fibrillation after coronary artery bypass graft. *Am Heart J.* 2014;167:593-600 e1.

989. Lin MH, Kamel H, Singer DE, Wu YL, Lee M and Ovbiagele B. Perioperative/Postoperative Atrial Fibrillation and Risk of Subsequent Stroke and/or Mortality. *Stroke.* 2019;50:1364-1371.

990. AlTurki A, Marafi M, Proietti R, Cardinale D, Blackwell R, Dorian P, Bessissow A, Vieira L, Greiss I, Essebag V, Healey JS and Huynh T. Major Adverse Cardiovascular Events Associated With Postoperative Atrial Fibrillation After Noncardiac Surgery: A Systematic Review and Meta-Analysis. *Circ Arrhythm Electrophysiol.* 2020;13:e007437.

991. Mathew JP, Fontes ML, Tudor IC, Ramsay J, Duke P, Mazer CD, Barash PG, Hsu PH, Mangano DT, Investigators of the Ischemia R, Education F and Multicenter Study of Perioperative Ischemia Research G. A multicenter risk index for atrial fibrillation after cardiac surgery. *JAMA.* 2004;291:1720-9.

992. Villareal RP, Hariharan R, Liu BC, Kar B, Lee VV, Elayda M, Lopez JA, Rasekh A, Wilson JM and Massumi A. Postoperative atrial fibrillation and mortality after coronary artery bypass surgery. *J Am Coll Cardiol.* 2004;43:742-8.

993. Cardinale D, Sandri MT, Colombo A, Salvatici M, Tedeschi I, Bacchiani G, Beggiato M, Meroni CA, Civelli M, Lamantia G, Colombo N, Veglia F, Casiraghi M, Spaggiari L, Venturino M and Cipolla CM. Prevention of Atrial Fibrillation in High-risk Patients Undergoing Lung Cancer Surgery: The PRESAGE Trial. *Ann Surg.* 2016;264:244-51.

994. Ojima T, Nakamori M, Nakamura M, Katsuda M, Hayata K, Kato T, Kitadani J, Tabata H, Takeuchi A and Yamaue H. Randomized clinical trial of landiolol hydrochloride for the prevention of atrial fibrillation and postoperative complications after oesophagectomy for cancer. *Br J Surg.* 2017;104:1003-1009.

995. Arsenault KA, Yusuf AM, Crystal E, Healey JS, Morillo CA, Nair GM and Whitlock RP. Interventions for preventing post-operative atrial fibrillation in patients undergoing heart surgery. *Cochrane Database Syst Rev.* 2013:CD003611.

996. Ozaydin M, Icli A, Yucel H, Akcay S, Peker O, Erdogan D, Varol E, Dogan A and Okutan H. Metoprolol vs. carvedilol or carvedilol plus N-acetyl cysteine on post-operative atrial fibrillation: a randomized, double-blind, placebo-controlled study. *Eur Heart J.* 2013;34:597-604.

997. O'Neal JB, Billings FTt, Liu X, Shotwell MS, Liang Y, Shah AS, Ehrenfeld JM, Wanderer JP and Shaw AD. Effect of Preoperative Beta-Blocker Use on Outcomes Following Cardiac Surgery. *Am J Cardiol.* 2017;120:1293-1297.

998. Group PS, Devereaux PJ, Yang H, Yusuf S, Guyatt G, Leslie K, Villar JC, Xavier D, Chrolavicius S, Greenspan L, Pogue J, Pais P, Liu L, Xu S, Malaga G, Avezum A, Chan M, Montori VM, Jacka M and Choi P. Effects of extended-release metoprolol succinate in patients undergoing non-cardiac surgery (POISE trial): a randomised controlled trial. *Lancet.* 2008;371:1839-47.

999. Zhu J, Wang C, Gao D, Zhang C, Zhang Y, Lu Y and Gao Y. Meta-analysis of amiodarone versus beta-blocker as a prophylactic therapy against atrial fibrillation following cardiac surgery. *Intern Med J.* 2012;42:1078-87.

1000. Auer J, Weber T, Berent R, Puschmann R, Hartl P, Ng CK, Schwarz C, Lehner E, Strasser U, Lassnig E, Lamm G, Eber B and Study of Prevention of Postoperative Atrial F. A comparison between oral antiarrhythmic drugs in the prevention of atrial fibrillation after cardiac surgery: the pilot study of prevention of postoperative atrial fibrillation (SPPAF), a randomized, placebo-controlled trial. *Am Heart J.* 2004;147:636-43.

1001. Buckley MS, Nolan PE, Jr., Slack MK, Tisdale JE, Hilleman DE and Copeland JG. Amiodarone prophylaxis for atrial fibrillation after cardiac surgery: meta-analysis of dose response and timing of initiation. *Pharmacotherapy.* 2007;27:360-8.

1002. Riber LP, Christensen TD, Jensen HK, Hoejsgaard A and Pilegaard HK. Amiodarone significantly decreases atrial fibrillation in patients undergoing surgery for lung cancer. *Ann Thorac Surg.* 2012;94:339-44; discussion 345-6.

1003. Tisdale JE, Wroblewski HA, Wall DS, Rieger KM, Hammoud ZT, Young JV and Kesler KA. A randomized trial evaluating amiodarone for prevention of atrial fibrillation after pulmonary resection. *Ann Thorac Surg.* 2009;88:886-93; discussion 894-5.

1004. Yuan X, Du J, Liu Q and Zhang L. Defining the role of perioperative statin treatment in patients after cardiac surgery: A meta-analysis and systematic review of 20 randomized controlled trials. *Int J Cardiol.* 2017;228:958-966.

1005. Zheng Z, Jayaram R, Jiang L, Emberson J, Zhao Y, Li Q, Du J, Guarguagli S, Hill M, Chen Z, Collins R and Casadei B. Perioperative Rosuvastatin in Cardiac Surgery. *N Engl J Med.* 2016;374:1744-53.

1006. Fairley JL, Zhang L, Glassford NJ and Bellomo R. Magnesium status and magnesium therapy in cardiac surgery: A systematic review and meta-analysis focusing on arrhythmia prevention. *J Crit Care.* 2017;42:69-77.

1007. Tabbalat RA, Hamad NM, Alhaddad IA, Hammoudeh A, Akasheh BF and Khader Y. Effect of ColchiciNe on the InciDence of Atrial Fibrillation in Open Heart Surgery Patients: END-AF Trial. *Am Heart J.* 2016;178:102-7.

1008. Ali-Hasan-Al-Saegh S, Mirhosseini SJ, Liakopoulos O, Sabashnikov A, Dehghan HR, Sedaghat-Hamedani F, Kayvanpour E, Ghaffari N, Vahabzadeh V, Aghabagheri M, Mozayan MR and Popov AF. Posterior pericardiotomy in cardiac surgery: systematic review and meta-analysis. *Asian Cardiovasc Thorac Ann.* 2015;23: 354-62.

1009. Hu XL, Chen Y, Zhou ZD, Ying J, Hu YH and Xu GH. Posterior pericardiotomy for the prevention of atrial fibrillation after coronary artery bypass grafting: A meta-analysis of randomized controlled trials. *Int J Cardiol.* 2016;215:252-6.

1010. Wang W, Mei YQ, Yuan XH and Feng XD. Clinical efficacy of epicardial application of drug-releasing hydrogels to prevent postoperative atrial fibrillation. *J Thorac Cardiovasc Surg.* 2016;151:80-5.

1011. Dieleman JM, Nierich AP, Rosseel PM, van der Maaten JM, Hofland J, Diephuis JC, Schepp RM, Boer C, Moons KG, van Herwerden LA, Tijssen JG, Numan SC, Kalkman CJ, van Dijk D and Dexamethasone for Cardiac Surgery Study G. Intraoperative high-dose dexamethasone for cardiac surgery: a randomized controlled trial. *JAMA.* 2012;308:1761-7.

1012. Whitlock RP, Devereaux PJ, Teoh KH, Lamy A, Vincent J, Pogue J, Paparella D, Sessler DI, Karthikeyan G, Villar JC, Zuo Y, Avezum A, Quantz M, Tagarakis GI,

Shah PJ, Abbasi SH, Zheng H, Pettit S, Chrolavicius S, Yusuf S and Investigators S. Methylprednisolone in patients undergoing cardiopulmonary bypass (SIRS): a randomised, double-blind, placebo-controlled trial. *Lancet.* 2015;386:1243-1253.

1013. Saxena A, Dinh DT, Smith JA, Shardey GC, Reid CM and Newcomb AE. Usefulness of postoperative atrial fibrillation as an independent predictor for worse early and late outcomes after isolated coronary artery bypass grafting (multicenter Australian study of 19,497 patients). *Am J Cardiol.* 2012;109:219-25.

1014. Almassi GH, Schowalter T, Nicolosi AC, Aggarwal A, Moritz TE, Henderson WG, Tarazi R, Shroyer AL, Sethi GK, Grover FL and Hammermeister KE. Atrial fibrillation after cardiac surgery: a major morbid event? *Ann Surg.* 1997;226: 501-11; discussion 511-3.

1015. Gialdini G, Nearing K, Bhave PD, Bonuccelli U, Iadecola C, Healey JS and Kamel H. Perioperative atrial fibrillation and the long-term risk of ischemic stroke. *JAMA.* 2014;312:616-22.

1016. Horwich P, Buth KJ and Legare JF. New onset postoperative atrial fibrillation is associated with a long-term risk for stroke and death following cardiac surgery. *J Card Surg.* 2013;28:8-13.

1017. Ahlsson A, Fengsrud E, Bodin L and Englund A. Postoperative atrial fibrillation in patients undergoing aortocoronary bypass surgery carries an eightfold risk of future atrial fibrillation and a doubled cardiovascular mortality. *Eur J Cardiothorac Surg.* 2010;37:1353-9.

1018. Rubin DA, Nieminski KE, Reed GE and Herman MV. Predictors, prevention, and long-term prognosis of atrial fibrillation after coronary artery bypass graft operations. *J Thorac Cardiovasc Surg.* 1987;94:331-5.

1019. Butt JH, Xian Y, Peterson ED, Olsen PS, Rorth R, Gundlund A, Olesen JB, Gislason GH, Torp-Pedersen C, Kober L and Fosbol EL. Long-term Thromboembolic Risk in Patients With Postoperative Atrial Fibrillation After Coronary Artery Bypass Graft Surgery and Patients With Nonvalvular Atrial Fibrillation. *JAMA Cardiol.* 2018;3:417-424.

1020. Butt JH, Olesen JB, Havers-Borgersen E, Gundlund A, Andersson C, Gislason GH, Torp-Pedersen C, Kober L and Fosbol EL. Risk of Thromboembolism Associated With Atrial Fibrillation Following Noncardiac Surgery. *J Am Coll Cardiol.* 2018;72:2027-2036.

1021. Lip GYH, Collet JP, de Caterina R, Fauchier L, Lane DA, Larsen TB, Marin F, Morais J, Narasimhan C, Olshansky B, Pierard L, Potpara T, Sarrafzadegan N, Sliwa K, Varela G, Vilahur G, Weiss T, Boriani G and Rocca B. Antithrombotic Therapy in Atrial Fibrillation Associated with Valvular Heart Disease: Executive Summary of a Joint Consensus Document from the European Heart Rhythm Association (EHRA) and European Society of Cardiology Working Group on Thrombosis, Endorsed by the ESC Working Group on Valvular Heart Disease, Cardiac Arrhythmia Society of Southern Africa (CASSA), Heart Rhythm Society (HRS), Asia Pacific Heart Rhythm Society (APHRS), South African Heart (SA Heart)

Association and Sociedad Latinoamericana de Estimulacion Cardiaca y Electrofisiologia (SOLEACE). *Thromb Haemost.* 2017;117:2215-2236.

1022. Gillinov AM, Bagiella E, Moskowitz AJ, Raiten JM, Groh MA, Bowdish ME, Ailawadi G, Kirkwood KA, Perrault LP, Parides MK, Smith RL, 2nd, Kern JA, Dussault G, Hackmann AE, Jeffries NO, Miller MA, Taddei-Peters WC, Rose EA, Weisel RD, Williams DL, Mangusan RF, Argenziano M, Moquete EG, O'Sullivan KL, Pellerin M, Shah KJ, Gammie JS, Mayer ML, Voisine P, Gelijns AC, O'Gara PT, Mack MJ and Ctsn. Rate Control versus Rhythm Control for Atrial Fibrillation after Cardiac Surgery. *N Engl J Med.* 2016;374:1911-21.

1023. Savelieva I, Kakouros N, Kourliouros A and Camm AJ. Upstream therapies for management of atrial fibrillation: review of clinical evidence and implications for European Society of Cardiology guidelines. Part II: secondary prevention. *Europace.* 2011;13:610-25.

1024. Leonardi M and Bissett J. Prevention of atrial fibrillation. *Curr Opin Cardiol.* 2005;20:417-23.

1025. Roberts JD, Dewland TA, Glidden DV, Hoffmann TJ, Arking DE, Chen LY, Psaty BM, Olgin JE, Alonso A, Heckbert SR and Marcus GM. Impact of genetic variants on the upstream efficacy of renin-angiotensin system inhibitors for the prevention of atrial fibrillation. *Am Heart J.* 2016;175:9-17.

1026. Pena JM, MacFadyen J, Glynn RJ and Ridker PM. High-sensitivity C-reactive protein, statin therapy, and risks of atrial fibrillation: an exploratory analysis of the JUPITER trial. *Eur Heart J.* 2012;33:531-7.

1027. Maggioni AP, Fabbri G, Lucci D, Marchioli R, Franzosi MG, Latini R, Nicolosi GL, Porcu M, Cosmi F, Stefanelli S, Tognoni G, Tavazzi L and Investigators G-H. Effects of rosuvastatin on atrial fibrillation occurrence: ancillary results of the GISSI-HF trial. *Eur Heart J.* 2009;30:2327-36.

1028. Zhou X, Du JL, Yuan J and Chen YQ. Statin therapy is beneficial for the prevention of atrial fibrillation in patients with coronary artery disease: a meta-analysis. *Eur J Pharmacol.* 2013;707:104-11.

1029. Fang WT, Li HJ, Zhang H and Jiang S. The role of statin therapy in the prevention of atrial fibrillation: a meta-analysis of randomized controlled trials. *Br J Clin Pharmacol.* 2012;74:744-56.

1030. Macfarlane PW, Murray H, Sattar N, Stott DJ, Ford I, Buckley B, Jukema JW, Westendorp RGJ and Shepherd J. The incidence and risk factors for new onset atrial fibrillation in the PROSPER study. *Europace.* 2011;13:634-639.

1031. Haywood LJ, Ford CE, Crow RS, Davis BR, Massie BM, Einhorn PT, Williard A and Group ACR. Atrial fibrillation at baseline and during follow-up in ALLHAT (Antihypertensive and Lipid-Lowering Treatment to Prevent Heart Attack Trial). *J Am Coll Cardiol.* 2009;54:2023-31.

1032. Schwartz GG, Chaitman BR, Goldberger JJ and Messig M. High-dose atorvastatin and risk of atrial fibrillation in patients with prior stroke or transient ischemic attack: analysis of the Stroke Prevention by Aggressive Reduction in Cholesterol

Levels (SPARCL) trial. *Am Heart J.* 2011;161:993-9.

1033. Fauchier L, Clementy N and Babuty D. Statin therapy and atrial fibrillation: systematic review and updated meta-analysis of published randomized controlled trials. *Curr Opin Cardiol.* 2013;28:7-18.

1034. Yang Q, Qi X and Li Y. The preventive effect of atorvastatin on atrial fibrillation: a meta-analysis of randomized controlled trials. *BMC Cardiovasc Disord.* 2014;14:99.

1035. Martino A, Pezzi L, Magnano R, Salustri E, Penco M and Calo L. Omega 3 and atrial fibrillation: Where are we? *World J Cardiol.* 2016;8:114-9.

1036. Diederichsen SZ, Haugan KJ, Brandes A, Lanng MB, Graff C, Krieger D, Kronborg C, Holst AG, Kober L, Hojberg S and Svendsen JH. Natural History of Subclinical Atrial Fibrillation Detected by Implanted Loop Recorders. *J Am Coll Cardiol.* 2019;74:2771-2781.

1037. Swiryn S, Orlov MV, Benditt DG, DiMarco JP, Lloyd-Jones DM, Karst E, Qu F, Slawsky MT, Turkel M and Waldo AL. Clinical Implications of Brief Device-Detected Atrial Tachyarrhythmias in a Cardiac Rhythm Management Device Population: Results from the Registry of Atrial Tachycardia and Atrial Fibrillation Episodes. *Circulation.* 2016;134:1130-1140.

1038. Healey JS, Connolly SJ, Gold MR, Israel CW, Van Gelder IC, Capucci A, Lau CP, Fain E, Yang S, Bailleul C, Morillo CA, Carlson M, Themeles E, Kaufman ES, Hohnloser SH and Investigators A. Subclinical atrial fibrillation and the risk of stroke. *N Engl J Med.* 2012;366:120-9.

1039. Pastori D, Miyazawa K, Li Y, Szekely O, Shahid F, Farcomeni A and Lip GYH. Atrial high-rate episodes and risk of major adverse cardiovascular events in patients with cardiac implantable electronic devices. *Clin Res Cardiol.* 2020; 109:96-102.

1040. Gonzalez M, Keating RJ, Markowitz SM, Liu CF, Thomas G, Ip JE, Lerman BB and Cheung JW. Newly detected atrial high rate episodes predict long-term mortality outcomes in patients with permanent pacemakers. *Heart Rhythm.* 2014;11:2214-21.

1041. Camm AJ, Simantirakis E, Goette A, Lip GYH, Vardas P, Calvert M, Chlouverakis G, Diener H-C and Kirchhof P. Atrial high-rate episodes and stroke prevention. *Europace : European pacing, arrhythmias, and cardiac electrophysiology : journal of the working groups on cardiac pacing, arrhythmias, and cardiac cellular electrophysiology of the European Society of Cardiology.* 2017;19:169-179.

1042. Gorenek BC, Bax J, Boriani G, Chen SA, Dagres N, Glotzer TV, Healey JS, Israel CW, Kudaiberdieva G, Levin L, Lip GYH, Martin D, Okumura K, Svendsen JH, Tse HF and Botto GLC-C. Device-detected subclinical atrial tachyarrhythmias: definition, implications and management-an European Heart Rhythm Association (EHRA) consensus document, endorsed by Heart Rhythm Society (HRS), Asia Pacific Heart Rhythm Society (APHRS) and Sociedad Latinoamericana de Estimulación Cardíaca y Electrofisiología (SOLEACE). *Europace.* 2017;19:1556-1578.

1043. Kaplan RM, Koehler J, Ziegler PD, Sarkar S, Zweibel S and Passman RS. Stroke Risk as a Function of Atrial Fibrillation Duration and CHA2DS2-VASc Score. *Circulation*. 2019;140:1639-1646.

1044. Reiffel JA, Verma A, Kowey PR, Halperin JL, Gersh BJ, Wachter R, Pouliot E, Ziegler PD and Investigators ftRA. Incidence of Previously Undiagnosed Atrial Fibrillation Using Insertable Cardiac Monitors in a High-Risk Population: The REVEAL AF Study. *JAMA Cardiology*. 2017;2:1120-1127.

1045. Nasir JM, Pomeroy W, Marler A, Hann M, Baykaner T, Jones R, Stoll R, Hursey K, Meadows A, Walker J and Kindsvater S. Predicting Determinants of Atrial Fibrillation or Flutter for Therapy Elucidation in Patients at Risk for Thromboembolic Events (PREDATE AF) Study. *Heart Rhythm*. 2017;14:955-961.

1046. Perino AC, Fan J, Askari M, Heidenreich PA, Keung E, Raitt MH, Piccini JP, Ziegler PD and Turakhia MP. Practice Variation in Anticoagulation Prescription and Outcomes After Device-Detected Atrial Fibrillation. *Circulation*. 2019;139: 2502-2512.

2021 대한부정맥학회
심방세동 진료 지침

인 쇄	2021년 9월 23일
발 행	2021년 9월 30일
펴낸이	심방세동 진료 지침 개발위원회
펴낸곳	대한부정맥학회 Korean Heart Rhythm Society
인 쇄	전남대학교출판문화원
등 록	1981. 5. 21. 제53호
주 소	61186 광주광역시 북구 용봉로 77
전 화	(062) 530-0571~2
마케팅	(062) 530-0573
팩 스	(062) 530-0579
홈페이지	http://www.cnup.co.kr
이메일	cnup0571@hanmail.net

값 25,000 원

ISBN 978-89-6849-834-3 (93510)

후원 : PACEN PAtient-CENtered Clinical Research Coordinating Center 환자중심 의료기술 최적화 연구사업단